간호과정과 비판적 사고

APPLYING NURSING PROCESS

A TOOL FOR CRITICAL THINKING

군자출판사

간호과정과 비판적 사고

APPLYING NURSING PROCESS
A TOOL FOR CRITICAL THINKING 6e

첫째판 1쇄 인쇄 | 2006년 12월 10일
첫째판 1쇄 발행 | 2006년 12월 15일
둘째판 2쇄 발행 | 2007년 9월 1일

지 은 이 Rosalinda Alfaro-LeFevre
옮 긴 이 용진선, 강희경, 김선희, 변혜선, 류은경, 윤혜봉, 정애화, 조규영, 홍영혜

발 행 인 장주연
편집디자인 김효자
표지디자인 고경선
발 행 처 군자출판사
등 록 제 4-139호(1991. 6. 24)

본 사 (110-717) 서울특별시 종로구 인의동 112-1 동원회관 BD 3층
Tel. (02) 762-9194/5 Fax. (02) 764-0209
대구지점 Tel. (053) 428-2748 Fax. (053) 428-2749
광주지점 Tel. (062) 228-0252 Fax. (062) 228-0251
부산지점 Tel. (051) 893-8989 Fax. (051) 893-8986

This is a translation of
Applying Nursing Process A Tool For Critical Thinking 6e

ISBN 89-7089-807-7

정가 30,000원

저자소개

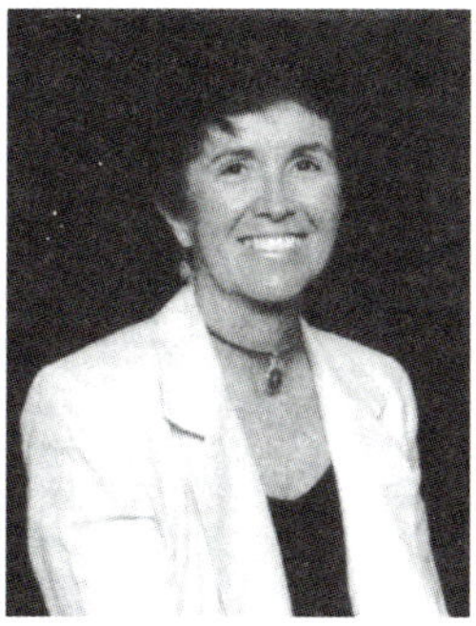

Known for making difficult content easy to understand, **ROSALINDA ALFARO-LEEEVRE, RN, MSN** is an energetic presenter and an *AJN Book of the Year* and a *Sigma Theta Tau Best Pick* award recipient. Rosalinda immigrated to the USA from Argentina via Canada at the age of ten, and is well Known nationally and internationally. Her work is available in seven languages. She has more than 20 years' s clinical experience(mostly in ICU, CCU, and ED) and has taught in associate degree and baccalaureate nursing programs. She currently is the president of Teaching Smart/Learning Easy in Stuart, Florida, a company dedicated to helping people to acquire the intellectual and interpersonal skills needed to deal with today' s personal and workplace challenges. You can learn more about Rosalinda at www.Alfaro TeachSmart.com.

역자소개

용진선	**가톨릭대학교 간호대학 교수 (대표역자)**
강희경	**제주한라대학 간호과 교수**
김선희	**안동과학대학 간호과 교수**
변혜선	**마산대학 간호과 교수**
류은경	**가톨릭상지대학 간호과 교수**
윤혜봉	**대동대학 간호과 교수**
정애화	**대구과학대학 간호과 교수**
조규영	**마산대학 간호과 교수**
홍영해	**춘해대학 간호과 교수**

역자서문

왜 이 시대 간호하는 우리들에게 간호과정과 비판적사고가 절실히 필요한가?

오늘날 우리는 포스트 모던 시대와 정보화시대에서 다양한 가치관과 입장을 대변하는 사람들 속에서 살고 있다. 우리 간호사는 수많은 정보 속에서 적절한 정보를 선택해야 하고, 복잡한 문제 해결을 위해 다른 사람과 효과적인 의사소통을 해야 하며, 또한 인본주의에 입각해서 대상자를 전인적으로 돌보는 책임을 지니고 있기 때문이다. 비판적 사고란 어떤 주장을 비난하고 흠 잡는 부정적인 사고가 아니다. 비판적 사고는 어떤 주장/견해를 깊이 있고 폭넓은 맥락에서 잘 이해 하려는 것으로 맹목적으로 어떤 주장을 하거나/받아들이는 것이 아니라, 분석하고 추론하여 근거를 제시할 수 있는 합당한 사고를 하는 것이다.

정보화시대에 사는 우리 간호사는 단순한 간호과정 모델에서 경험과 연구로 얻은 지식을 바탕으로 역동적, 능률적, 및 근거-기반적 접근으로 이동하여 비판적사고의 도구로서 간호과정을 사용하게 되었다. 미국간호협회의 새로운 실무 표준은 다음 두 가지 중요한 요점을 발표했다 (ANA, 2004). 첫째, 간호과정은 간호의 능력을 증진시키는 비판적 사고 모델로서 봉사한다. 둘째, 간호과정은 의사결정을 위한 기초를 만들고 간호사들에 의해 수행된 모든 중요한 활동을 포함한다.

21세기 간호과정은 기존의 틀에서 벗어나 창조적으로 정보화 시대에 맞게 적용될 수 있다. 우리는 간호과정에서 새로운 전략을 발견하게 될 것이다. 이 전략은 이론과 실무 모든 영역에 적용되고, 증가된 비판적 사고 내용, 및 비판적 사고 규칙과 전략이 작용하는 이유에 대한 확실한 설명을 이해할 수 있도록 한다.

즉, 이책을 통하여 오늘날 복잡하고 다양한 상황에서 비판적 사고를 도모하는 주요 원칙들을 확인하고 안내 받을 수 있을 것이다. 이책은 현대 간호의 도전과 요구에 적응하고, 돌보는 대상자의 유익을 추구하는 현명하고 독립적인 사고자가 되도록 도와줄 것이다. 또한 이책은 비판적 사고 도구로서 간호과정 사용법을 새롭게 배우고자 하는 전문간호사나, 임상에서 비판적사고를 도모하며 사례연구를 하는 모든 간호학생 들에게도 좋은 안내서가 될 것이다.

비판적 사고와 간호과정을 가르치면서 적절한 서적을 찾느라 고심하던 중 학생들에게 도움이 되는 최신의 이책을 발견할 수 있어서 감사하는 마음 가득하다. 끝으로, 더 나아가 비판적 사고가 돌보는 대상자의 삶의 질을 향상시켜주는데 도움이 될 뿐 아니라 우리의 두뇌활동을 자극하여 새로운 시각으로 삶을 바라보고 깨어 살도록 도와주기를 희망한다.깨어 사고함으로 인해 우리는 문제의 본질과 진실에 도달할 수 있고, 삶에 활력과 열정을 띠게 될 것이다.

2007년 9월

대표역자 **용 진 선**

Contents

Contents

Contents

CHAPTER 1

간호과정 개요

비판적 사고 연습

■ **비판적 사고 연습 Ⅰ** : 변화하는 세계에서 간호과정 사용하기

■ **비판적 사고 연습 Ⅱ** : 비판적 사고와 자발성과 돌볼 수 있는 능력

이 장의 개요

이 장에서는 "간호과정은 무엇이며, 왜 이것을 배워야 하는가?" 의 문제를 제기한다. 그리고 간호과정의 개요를 보여주고 간호과정이 어떻게 비판적 사고를 도모하기 위한 다양한 방법을 제공하는지 설명한다. 비판적 상황에서 간호과정을 사용하기 위한 단계를 세우기 위해 오늘날의 건강 돌봄의 현실에서 중요 요소들을 논의하는데 여기에는 국가적인 안전 목표와 관련된 것과 고도로 협동적인 우리의 실무에서 성공하기 위한 리더쉽 기술을 가지기 위해 모든 간호사들에게 필요한 정보를 포함한다. 환자 권리를 위한 대변을 강조하는 것은 인본주의적인 돌봄을 제공하는 것에 중심을 둔 윤리적 원칙을 주고, 돌봄에서 동반자로서 환자를 포함시킬 필요를 제기하고, 동시에 HIPAA(Health Insurance Portability and Accountability Act)규칙에도 맞는다. 마지막으로 "비판적 사고와 간호과정 사이의 차이는 무엇인가? 라는 질문을 제기하고, 비판적 사고의 지표들(비판적 사고를 도모하는 행동들)을 설명하며 충분한 간호과정(비판적 사고의 특징, 경험적, 이론적 지식, 대인 관계 기술, 기술적 기술, 돌봄에 대한 기꺼이 하고싶은 마음과 능력)을 적용할 것을 제기한다.

기대되는 학습 효과

이 장의 내용을 학습하고 나서 다음을 할 수 있다.

- 간호과정이 비판적 사고를 도모하기 위해 다양한 방법을 제공하는 것을 설명한다.
- 간호사가 고객과 고용주에게 그들의 가치를 증명할 수 있는 3가지 예를 제공한다.
- 최소한 4가지의 간호과정 사용의 유익함을 나열한다.
- 다른 건강 돌봄 전문가의 접근에 대한 보완으로 간호과정이 어떻게 초점을 맞추어야 하는지를 논의한다.
- 국가적인 안전 목표와 리더쉽 기술이 안전하고 효과적으로 간호과정을 사용하기 위한 능력에 얼마나 영향을 미치는지를 제시한다.
- 7가지 윤리적 원칙을 지명하고 대상자 권리를 옹호하기 위해 이것들을 어떻게 적용 해야 하는 지를 제시한다.
- HIPAA 지침에 속하면서 어떻게 돌봄에서 환자 동반자를 포함하는 지를 제시한다.
- 간호에서 자신의 용어로 비판적 사고를 논의한다.
- 최소한 5가지의 자신이 개발하거나 향상하기를 원하는 비판적 사고 지표(CTIs, Critical Thinking Indicators)를 결정한다.
- 왜 긍정적인 대인 관계가 비판적 사고의 열쇠인가를 설명한다.
- 무엇이 기꺼이, 돌볼 수 있는 능력인지를 설명한다.

간호과정은 무엇이고 왜 배워야 하는가?

두 가지 중요한 질문을 함으로써 간호과정에 대한 조사를 시작하자.
간호과정은 무엇인가? 그리고 왜 우리는 그것을 배울 필요가 있는가?

간호과정은 무엇인가?

간호과정은 서로 관련된 5가지 단계 - 사정, 진단, 계획, 중재 및 평가 - 로 구성되어 있고 간호사를 돕기 위해 고안되었다.

1. 환자 돌보기를 조직화하고 우선순위를 정한다.
2. 중요한 것에 초점을 맞춘다. - 환자의 건강 상태와 삶의 질
3. 임상에서 비판적으로 생각하는데 필요한 자신감과 기술을 얻도록 도와 주는 생각하는 습관을 형성한다.

미국간호사 협회(ANA, 2004)에 의하면 간호과정은 간호학을 위한 비판적 사고 모델로서 적용된다. 비판적 사고를 증진하는 간호과정의 다음 특성들을 생각해 보시오.

비판적 사고를 증진하는 간호과정의 특성들

목적적 그리고 계획적

각 단계는 특별한 목적을 달성하기 위하여 고안된 특정한 원칙과 규칙들을 가지고 있다. 예를 들면, 사정은 건강상태를 결정하고 복합적인 계획을 세우기 위해 필요한 모든 사실들을 모으는 것을 목적으로 한다.

인본주의적

우리가 반드시 고려해야 할 고유한 관심, 가치, 소망, 그리고 문화와 같은 신념에 기반을 두고, 간호과정은 신체와, 마음 및 영혼에 전인적으로 초점을 맞추도록 인도해 줄 것이다.

체계적

문제해결 방법과 같이, 다섯 가지 단계는 무엇이 가장 중요한지, 조직적으로 생각하도록 하고 효과를 최대화하고 장기적으로 유용한 결과를 얻기 위한 계획적인 단계들을 갖도록 안내한다.

단계적 그러나 역동적

초보자들과 익숙치 않은 상황을 위해, 간호과정은 중요한 것이 빠지지 않도록 확실히 하기 위한 단계적 접근을 제공한다. 예를 들면, 간호과정은 진단하기 전에 사정하도록 하고 수행하기 전에 계획을 세우도록 인도한다. 사정한 후에, 진단. 계획, 중재 그리고 평가가 습관이 되고, 역동적인 방법으로 간호과정을 사용한다. 예를 들어, ICU 간호사가 한 환자를 한번 보고 "뭔가 잘못되었다"고 결정한다. 그녀의 눈은 심장모니터 쪽으로 향하고, 심장 박동수와 리듬을 확인한다. 간호사는 이미 계획을 마음속에 시작했고, 침대 머리를 세워 호흡을 지지하고, 환자와 이야기 하면서 손에는 혈압기를 쥐고 지속적인 사정을 한다.

결과 중심적 그리고 비용 효과적

검토 과정은 가장 효과적인 방법으로 최상의 결과를 얻는데 중점을 두도록 돕기 위하여 고안되었다.

사전 행동적

간호과정은 문제를 치료할 뿐 아니라, 위험요소를 관리하고 건강한 습관들을 격려함으로써 건강을 최대화 할 필요성을 강조한다.

증거 기반적

간호과정에서 판단, 결정 및 행동은 추측보다는 가장 최적의 증거에 기반을 둘 것을 요구한다.

직관적이고 논리적

간호과정의 원리는 양식과 직관적인 예감을 인정하도록 하고 본인의 직관을 지지하는 증거를 찾도록 한다.

반영적, 창조적, 및 향상 지향적

간호과정은 지속적 평가, 환자반응(결과)과 실무(어떻게 돌보는가)간의 지속적인 반영의 필요성을 강조해서 조기에 수정을 할 수 있게 해준다. 이것은 또한 간호 돌봄을 지속적으로 향상시키고, 보다 쉽고 좀더 효과적이고 저 비용적인 방법으로 보다 나은 결과를 얻는 방법에 대하여 창조적으로 생각하도록 격려한다.

왜 간호과정에 대해 배우는가?

국가 실무 표준은 - 간호사가 유지할 책임이 있는 - 간호과정이 공인간호사에 의한 모든 중대한 수행을 포함하고, 결정을 하기 위한 기본을 형성한다고 진술한다(ANA, 2004, 4페이지). 간호과정은 자격증을 취득하기 위한 주시험을 위한 기초를 제공하고, 임상에서 비판적으로 사고하는 것을 도와주는 주요한 도구로써 이용된다. 사람을 끄는 지위(Magnetic status)를 얻기 위하여 - 미국 간호사 자격증명센터(ANCC)에 의해 질적인 피고용인들을 끌고 보유하기 위한 병원으로서 인정된 - 모든 간호사들은 간호과정 각 단계에 철저히 익숙해야 한다(ANCC, 2004). 가장 중요한 것은 다음 규칙을 기억하는 것이다.

> **규칙 : 우리가 결정을 안내할 컴퓨터화된 표준 계획을 계속 사용 하기 때문에 그들이 제공하는 정보를 안전하게 사용하기 위하여 간호과정 뒤에 있는 원칙을 반드시 알아야 한다.** 만약에 각 단계의 목적, 단계간의 관계, 각 단계가 어떻게 달성되는지에 대해 이해하지 못하면, 덧셈, 뺄셈, 곱셈, 나눗셈을 배우지 않고 계산기를 사용하는 것과 같다. 안전하고 효과적인 간호를 제공하고, 긍정적인 방법으로 기여하고, 현재 실무를 향상시키는 독립적인 사고가가 되기 위해서는, 이 책에서 제시하는 간호과정의 논법을 배워야 한다.

오직 간호과정의 논리를 이해할 때, 일 지향적이기 보다 사고 지향적으로 될 수 있고 다음 박스에 나열한 간호의 최종적인 목적을 성취하게 된다.

간호의 궁극적인 목표

- 질병을 예방하고 건강을 증진, 유지하거나 회복하기 위해(말기 질환에서 증상을 조절하고 임종 때까지 안위와 안녕을 도모하는 것)
- 희망하는 역할을 다하기 위해 안녕감과 능력을 최대화하기 위해
- 개인의 요구와 결핍에 주목하는 비용 효과적이고 효율적인 돌봄을 제공하기 위해
- 건강 돌봄 전달에서 고객 만족을 향상시키는 방법을 찾기 위해

간호과정의 단계들

간호과정의 각 단계에 무엇을 할 것인지에 대한 설명을 여기에 요약하였다.

1. **사정.** 다음을 할 수 있는 모든 정보를 수집하고 기록한다.
   - ◆ 건강 문제의 예견, 감지, 예방, 관리 또는 제거 할 수 있다.

- 예견되는 결과들을 명확히 설명 할 수 있다(결과).
- 포괄적인 계획을 개발할 수 있다.

2. 진단. 수집된 자료를 분석하고, 결론을 내리고 다음을 결정한다.
    - 실재적이고 잠재적인 문제와 그 원인들을 결정한다.
    - 존재하는 위험 요인들을 결정한다.
    - 자원, 강점, 건강한 행동의 이용을 결정한다.
    - 만족하지만 향상되어야 하는 건강 상태를 결정한다.

3. 계획. 예상되는 결과를 명확히 하고, 우선 순위를 정하고, 수행을 결정한다. 수행은 다음을 기획한다.
    - 건강 문제와 위험 인자를 감지하고 예방하고 관리한다.
    - 최적의 기능과 독립성, 안녕감을 증진한다.
    - 안전하고 효과적으로 예상되는 결과를 달성한다.

알림

왜 우리는 두개의 손을 가지고 있는가?

"신은 우리에게 두개의 손을 주었다 : 하나는 다른 사람들을 돕기 위해서 다른 한 손은 우리 자신을 돕기 위해서이다." Eileen Lupton, RN, BSN

(Fitzpatric, 2003)

4. 수행/중재. 계획을 행동으로 실행한다.
    - 수행의 적절성을 사정한다(준비성).
    - 중재를 수행하고, 초기 반응을 측정하기 위해 재사정한다.
    - 필요 시 즉시 변경한다.
    - 과정을 관찰하기 위해 기록한다.

5. 평가. 기대되는 결과를 달성하였는지 결정하기 위해 환자를 사정한다. 그리고 환자를 퇴원하게 할 지 혹은 적절히 계획을 변경할 것인지 결정하고, 지속적인 사정과 수행을 계속하기 위한 계획을 세운다.

표 1-1. 간호과정과 문제 해결 방법의 비교. 문제 해결 방법이 어떻게 문제에 직면하기를 시작하는지에 주목하고, 반면에 간호과정은 더 사전 행동적이고, 문제의 위험 요소에 대한 지속적인 사정을 강조한다.

간호과정의 각 단계들 사이의 관계

간호과정의 단계들이 중복되어있고 상호관련되어 있음을 이해하는 것은 중요하며 다음에 기록되어 있다.

표 1-1 간호과정 대 문제 해결 방법

간호과정	문제해결 방법
사정 : 건강 문제를 일으키는(예 - 흡연) 위험 인자와 건강 문제의 증후를 관찰하기 위해 건강 상태에 관한 지속적인 자료를 수집	**문제에 직면하기** : 문제에 관한 자료 수집
진단 : 실재적이고 잠재적인 건강 문제, 위험인자 및 강점에 관하여 명확하게 하기위한 자료 분석	**자료 분석** : 문제가 무엇인지를 정확하게 결정
계획 : 바람직한 결과(특별한 환자 목표)를 결정하고 결과를 달성하기 위한 중재를 결정한다.	**행동하기 위하여 계획 세우기**
수행 : 계획에 따른 행동을 실천하고 초기 반응을 관찰한다.	**계획을 행동으로 옮긴다.**
평가 : 결과가 어떤지를 결정하고 변화가 필요한지 판단한다. 더 좋게 할 수 있는 방법이 있는지 찾는다.	**결과를 평가한다.**

사정과 진단

사정과 진단은 밀접하게 연관되어 있으며 다음의 두 가지 이유로 중복된다.

1. 정확한 진단은 정확하고 포괄적인 사정에 의존한다.
2. 사정 동안에 자료를 수집하면서 완전한 간호진단의 그림을 그리지 못했다 해도 그것이 의미하는 것이 무엇인지를 분석하고 해석하기 시작한다. 예를 들어서 : 간호사가 누군가를 사정해서 불규칙한 맥박과, 발목 부정, 호흡 문제에 주목했다. 간호사는 사정을 계속하면서 시험적인 진단(이 환자가 심장 문제를 가졌을 것이다)을 내린다.

아래의 그림은 사정과 진단의 중복되는 관계를 나타낸다.

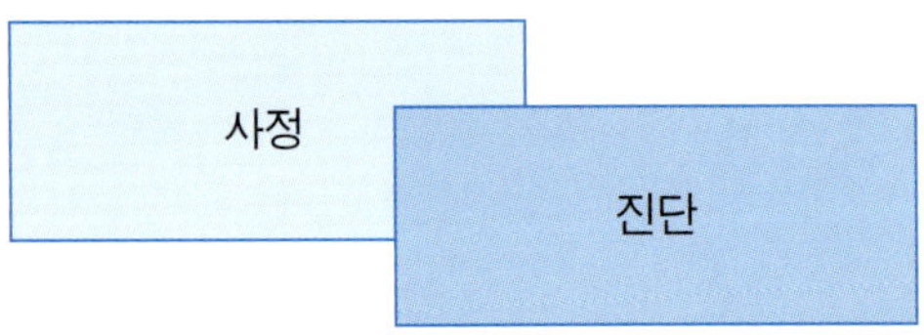

진단과 계획

진단과 계획은 몇 가지 이유로 관련되어 있다.

1. 정확한 계획은 정확한 진단을 요구한다. 문제를 놓치거나 잘못 이해한다면 잘못된 문제를 해결하기 위한 계획을 세우느라 시간을 낭비할 것이다. 실재 문제는 발견되지 못하고 무시되거나 부정확한 치료로 더 나빠진다.

2. 전체적으로 돌봄의 바람직한 결과를 얻기 위해 - 이것은 개인이 가능한 한 독립적이어야 한다는 것이다 - 간호사는 기대되는 퇴원을 위해 궤도에 머무르도록 관리되어야 하는 각각의 문제나 진단을 위한 특별한 결과를 개발해야만 한다. 만약 변비가 주요 문제라면, 적절한 결과로는 개인은 최소한 2일에 한번은 부드러운 장 운동을 해야 한다.

3. 계획 동안에 확인한 중재는 진단 동안에 확인된 문제를 예방, 해결, 조절할 수 있도록 짜여져야 한다. 예를 들어 변비라면 장 규칙성을 도모하는 중재를 계획해야 한다(예 - 충분한 수액 보충, 식이 섬유 등과 같은 것의 필요성에 대한 교육).

4. 모든 문제를 확인하기 전에 빠르게 행동하고 행동의 계획을 수행해야 한다. 예를 들어 생명을 위협하는 문제와 직면했다면 즉각 행동한다. 상황이 조절되고 난 후 깊이 있는 모든 자료의 분석을 통하여 진단을 완성한다.

5. 진단을 계획하는 동안 파악한 자원과 강점을 통합하는 것이 중요하다. 예를 들어 누군가가 식사 계획을 할 수 없는데 기꺼이 도울 친척이 있다면 자원으로서 친척을 이용한다(식이에서 고섬유질 식이를 어떻게 포함하는지에 대한 친척 교육).

생각해 보기

정확한 사정과 진단은 안전과 효율을 위한 열쇠이다.

사정 자료나 진단이 부정확하거나 불완전하거나 모호하다면 현실적으로 기대되는 결과나 안전, 효과적인 간호 행위를 파악할 수 없을 것이다.

다음은 진단과 계획이 중복되는 것을 보여주는 그림이다.

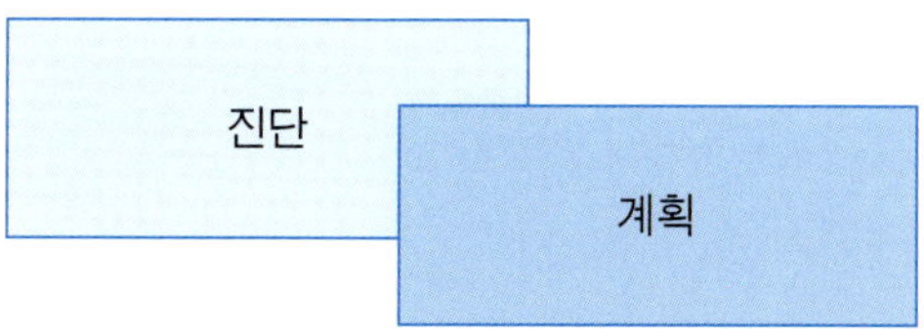

계획과 수행

계획과 수행은 두 가지 이유로 밀접하게 연관되고 중복된다.

1. 계획은 수행 동안 중재를 수행하는 지침이다.
2. 계획을 수행하는 동안 원하는 결과를 얻기 위해 계획을 미세하게 조정할 필요가 있다. 때때로 사정과 진단 정보가 정확한지를 다시 돌아보고 확인해야 한다.

다음은 계획과 수행이 중복되는 그림이다.

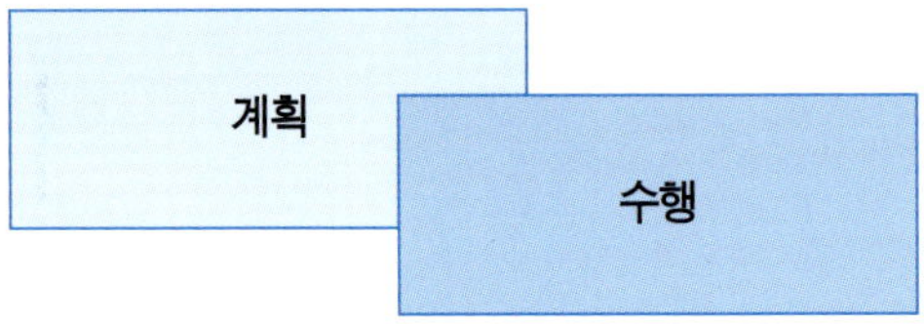

수행과 평가

수행과 평가는 명백한 이유로 중복된다. 환자의 초기 반응을 주의 깊게 관찰해야만 하고 필요하다면 처음 수행 동안에 변경해야 한다. 수행과 평가가 중복되는 것을 다음 그림으로 보여준다.

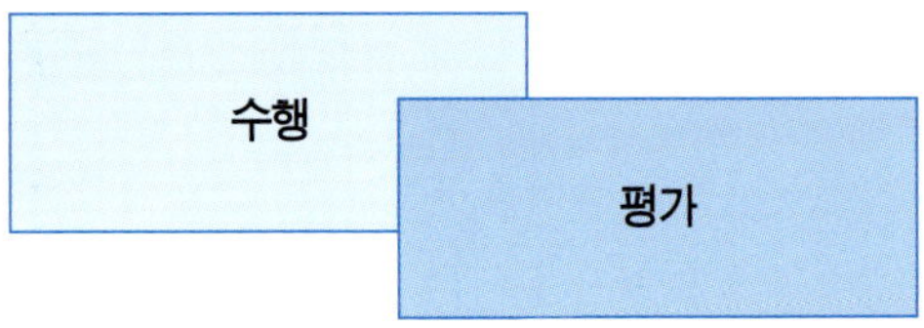

간호과정에서 평가와 다른 단계들

평가는 계획과 명백하게 관련되어 있는데 진단이 정확하고 결과가 적절하다고 생각되면 이 단계에서 "계획 동안에 결정한 결과를 달성하였는가?" 라는 근본적인 문제에 답을 해야 한다. 완전한 평가는 다른 모든 단계를 평가하는 것과 관련되며 다음의 그림으로 보여진다.

평 가

사정
건강상태에 변화가 있는지를 판별하고 모든 자료들이 정확하고 완전하도록 사정을 해야한다.

진단
결과를 얻기 위해 관리되어야 하는 진단. 문제, 위험 인자들이 돌봄의 계획에 목록화 되어있는지 판별하고, 강점과 자원을 확인한다.

계획
결과와 중재가 적절한지와 환자가 결과를 달성하기 위하여 어떤위치에 있는지 확인한다.

수행
지시한 대로 계획이 수행되었는지 판별하고 진행을 돕거나 방해하는 요인을 규명한다.

간호과정에 대한 이해를 높이기 위해 다음의 사례를 살펴보자.

사례

가정에 있는 노인을 돌보기 위하여 간호과정의 단계들을 적용한다.

사정. 김씨는 80세이고 혼자 살고있다. 그는 독립적이기를 원하며 집을 깨끗하게 유지하고 있다. 그러나 오늘 그는 감기에 걸렸고, 매우 피곤하다고 느끼고 있다. 그것을 제외하면 그의 건강은 변함 없다.

진단. 간호사는 위의 자료를 분석하고 김씨의 피곤이 낙상의 위험을 가지고 있음을 깨닫는다. 간호사는 그의 독립성에 대한 갈망이 강점임을 알지만 그가 도움을 요청하지 않을 수 있기 때문에 그의 약점도 될 수 있음을 알아야 한다. 간호사는 그의 약점이 큰 손상을 일으킬 수 있는 단순 낙상의 위험이 있음을 걱정하기 때문에 추가의 도움이 필요함을 그와 이야기 해야 한다.

계획. 김씨와 함께 간호사는 다음의 결과에 동의한다 : 김씨는 낙상의 위험 요인을 감소시켜 손상을 받지 않을 것이다. 그리고 간호사는 낙상을 예방하기 위해 계획을 세운다(예 - 가구를 배열하여 넘어지지 않게 하거나 균형을 유지하기 위해 잡기 쉽게 조정해주고, 감기에 적당한 영양과 수액 요법에 대해 강조하고 몇일 동안 와서 도움을 줄 수 있는 사람을 요청한다). 간호사는 저혈압이 낙상의 위험 인자이므로 그의 혈압을 관찰할 것을 결정한다.

수행. 간호사는 그를 주의 깊게 관찰하고 활력 증후를 측정하고 음식과 수분 섭취를 관찰하며 매일 그가 도움을 받는지 파악한다. 독립에 대한 그의 욕구를 알고 있으므로 다른 사람들의 도움을 받는 것의 중요성을 강조한다. 매일 침대에서 지내는 것을 피하는 것으로 그의 강함을 유지하도록 그를 격려한다.

평가. 김씨를 평가하고 손상으로부터 자유로운 지와 약함의 위험 요인과 피곤이 있는지를 측정한다. 그가 강함을 다시 얻었다면 그의 일상적인 독립된 생활 방식을 계속하도록 격려한다. 그렇지 않다면 간호사는 그의 건강 상태를 재사정하고 이 계획을 바꿔야 할지를 결정한다.

간호과정을 사용하는 이점은 무엇인가?

간호과정은 의료적인 문제만이 아니라 인간 반응(개인의 삶은 의료적 문제, 치료 계획 및 매일의 일상 활동 변화에 의해서 어떻게 영향을 받는지)을 언급함으로써 다른 건강 돌봄 전문가들을 보완한다. 예를 들어 어떤 사람이 다리가 부러졌다면 의사는 부러진 뼈를 치료하는데 중점을 두고 물리 치료사는 근육 강화와 균형을 도모하는데 중점을 둔다. 간호사는 전인적인 면에 중점을 둔다. 예를 들어 환자가 통증이 있거나 피부 통합성을 손상시킬 위험이나 문제가 있는지, 무력함으로 인한 불편감은 무엇인지 이다.

이 전인적 관점은 중재가 단지 질환이 아닌 개인에게 꼭 맞는 것임을 확실히 하도록 돕는다. 간호사가 두부 손상, 팔 골절, 신장 손상으로 입원해 있고 모두가 의료적 문제에만 집중한다면 간호사는 어떨지 생각할 수 있을까? 외과 의사가 머리를 확인하기 위해 매일 방문하고 정형 외과의가 팔을 관찰하고, 비뇨기과의가 신장을 검사하지만 아무도 간호사가 어떻게 지내는지, 간호사가 필요하고 원하는 것이 무엇인지 관심이 없는 것을 누워서 상상할 수 있는가?

의사와 간호사가 같은 환자에 대한 자료를 분석할 때의 차이점을 다음의 예에서 보라.

예

의사의 자료(질병 중심) : "박씨 부인은 모든 관절에 통증과 부종이 있다. 진단적 검사는 그녀가 류마티스성 관절염이 있음을 나타낸다. 류마치스성 관절염을 치료하기 위한 소염제를 시작할 것이다."(중심은 관절염의 치료이다.)

간호사의 자료(전인적 관점, 질병과 독립적으로 기능하는 개인의 능력에 미치는 질병의 영향을 모두 고려) : "박씨 부인은 모든 관절에 통증과 부종이 있는데 이것은 그녀 스스로 식사와 옷 입는 것을 어렵게 한다. 그녀는 스스로 식사를 할 수 없을 때 상당한 어려운 느낌을 표현했다. 그녀는 두 명의 어린 손자들을 보고싶어서 우울한 상태이다. 우리는 그녀의 통증을 완화하고, 식사와 의복을 돕고, 낮아진 자아 존중감을 돕고, 손자들이 특별하게 방문을 하도록 하는 계획을 세울 필요가 있다."(중심은 Garcia부인이다.)

제시 1-1은 간호과정을 사용하는 이점을 요약하였다. 표 1-2는 간호과정과 의학과정을 비교하였다.

오늘날의 변화하는 세계 상황에서의 간호과정

간호과정을 적용하는 것은 오늘날의 변화하는 세계 상황에서 그것의 사용에 대해 생각해보도록 요구한다. 예를 들어 모든 수준에서 간호사의 역할에 책임감이 더 확장되고 있다. 우리는 일 선상의 간호과정 모델 즉 모으는 것으로 부터 계획을 세우는 매우 특별한 단계를 따르는 역동적인 간호과정 모델로 이동하고 있는데 이것은 특별한 상태에 맞게 이미 만들어진 표준화된 계획에 적응하는 것이다. 이 변화를 반영하기 위해 이 책을 통해 우리는 두개의 시각으로부터 간호과정 사용을 접근할 것이다.

1. 시작부터 마칠 때까지 사정, 진단, 계획, 수행 및 평가의 5단계를 이용하여 돌봄의 포괄적인 계획을 세우는 방법. 깊이 있는 각 단계의 연구는 더 역동적인 방법으로 간호과정을 사용하여 진행할 수 있는 시야를 얻도록 도울 것이다. (미국 간호 협회 표준[2004]은 진단과 계획 사이에 결과 규명을 넣은 6단계를 제시한다. 우리의 목적을 위해 결과 규명은 4번째 단계, 계획이 핵심 요소로 다루어진다.)

2. 환자의 자료를 수집하고 분석하고 존재하는 계획을 각각의 독특한 개인을 위해 적용하는 방법.

제시 1-1 간호과정을 사용하는 것의 이점

- 실재적이거나 잠재적인 건강 문제의 진단과 치료를 빠르게 하고, 병원 입원 빈도와 재원기간을 감소시킨다.
- 인간의 고통과 경제적인 소비 양면 모두에서 비용 효과적인 계획을 세운다.
- 삶의 질을 도모한다.
- 정확한 기록 요구는 다음을 의도한다.
  - 의사 소통을 향상하고 실수와 탈락 및 불필요한 반복을 예방한다.
  - 나중에 환자 돌봄을 평가하고 간호를 발전시키고 건강 돌봄의 효과와 질을 향상시키기 위한 연구를 수행할 목적으로 문서 기록을 남긴다.
- 임상의사가 인간 요소의 중요성을 놓치는 것을 예방한다.
- 사고의 유연성과 독립성을 도모한다.
- 개인에 맞는 중재를 만든다(단지 질병이 아니라).
- 도움 :
  - 환자와 가족들이 그들의 투입이 중요하고 강점은 자산임을 알게 한다.
  - 간호사는 얻는 결과에 만족한다.

표 1-2 간호과정과 의료 과정의 비교

간호과정	의료과정
광범위하고 전인적 접근으로 신체, 정신, 영혼을 사정하고 개인에게 중요한 활동을 수행할 능력을 극대화하는데 목표를 둔다.	비교적 좁은 접근으로 해부, 생리 및 병태 생리학에 초점을 둔다.
주로 개인의 삶이 몸의 조직과 체계 기능의 문제로 어떻게 영향을 받는지를 고려한다(인간 반응).	주로 몸의 조직과 체계의 문제를 고려한다.
기능과 독립을 최대화하는 것에 초점 질병이나 손상을 치료하기 위해 의료 자문의뢰	질병과 손상을 치료하는 것에 초점 매일의 일상 활동을 계획하기 위해 간호 자문 의뢰

오늘날 간호과정의 사용에 영향을 미치는 요인에 대한 큰 그림을 주기위해 다음 부분은 오늘날 건강 돌봄 전달의 몇 가지 중요한 점을 제공한다.

오늘날의 건강 돌봄 현실

다양한 책임. 병원, 집, 훈련된 간호 시설, 양로원, 지역 사회내의 모든 수준에서 간호사는 다양한 건강 문제의 진단, 예방, 관리에 더 많은 책임이 있다. 다른 책임은 1차 건강 간호, 환자 교육, 건강 도모, 재활, 자가 간호, 치유를 위한 대체 방법 등을 포함한다. 많은 경우에 간호사는 면허가 없는 보조 인력에 의해 행하여진 간호를 감독할 책임이 있다. 이 모든 요소들은 간호사에게 다양한 기술을 가질 것을 요구한다(제시 1-2)

제시 1-2 오늘날의 간호사에게 요구되는 다양한 기술들

간호사는 다음을 할 수 있어야 한다.

- **유연한 적응**은 능숙하게 실무를 하기 위해 다양한 상황과 환경, 새로운 지식과 기술, 시각들을 파악하는데 필요하다.
- **문제를 해결하고, 비판적이고 창조적으로 사고하고,** 그리고 임상적인 복합성에 대응할 수 있다.
- **독립적이 되고 결정을 나눈다.** 비용과 대상자 및 그 가족을 동반자로서 고려 할 수 있다.
- **기한을 지키고,** 책임감, 자아 존중감, 자기 확신, 자기 관리, 사교성, 통합성을 보일 수 있다.
- **협력하기,** 즉 의사 소통, 대인 관계, 집단 사고 기술의 개발을 통하여 전문가, 동료, 환자, 가족 및 다른 건강 돌봄 요원과 협력할 수 있다.
- **전인적으로 생각하기.** 전체로서 환자를 바라본 후 질병 과정과 개인의 생활 양식과 관련된 문제와 질병의 밀접함을 모두 고려 할 수 있다.
- 교육, 건강 검진, 위험 인자의 감소, 증상과 원인 인자의 조절을 통해 **안녕을 증진 할 수 있다.**

계속

- 윤리적 원칙에 근거한 **윤리적 판단을 내릴 수 있다.**
- 개인적인 학습의 선호 양식의 이점을 이용하여 **교육과 학습을 효과적으로 할 수 있다.**
- 개성의 민감성을 통하여 가능한 한 다양한 개인에 맞는 다양한 문화와 인종 군의 **다양한 요구**와 가치를 **사정하고 반응 할 수 있다.**
- 비용을 지불할 능력을 개의치 말고, 모든 사람들이 건강 간호를 받을 수 있도록 도모하는 책임과 다른 사람들의 요구들 경청하고, 사례를 제시할 수 있는 능력으로 **대상자와 가족을 대변 할 수 있다.**
- 동료들의 요구를 **이끌고, 감독하며 경청하고 이해 할 수 있다.**
- 정보의 판독과 과정에서 도움을 줄 컴퓨터를 이용하여 파일의 **정보를 관리하고,** 조직화하고 유지 할 수 있다.
- **기술 사용 :** 기구와 도구를 선택하고, 기구의 유지와 고장 수리, 직무에 기술을 적용하고, 복잡하고 비싼 기구의 유용성을 평가 할 수 있다.
- **자원 이용 :** 돌봄의 프로그램과 분배를 개발하는데 있어서 시간, 비용, 물질, 공간, 인간 자원을 배분 할 수 있다.
- **사회적, 조직적 체계를 사정하기 :** 수행을 관찰하고 교정한다; 체계를 설계하고 향상시킬 수 있다.
- 건강 돌봄 전달에서 **지역 사회 서비스의 역할을 결정하고,** 필요하다면 지원을 제공 할 수 있다.
- 고객에게 무엇이 중요한지를 명확하게 이해하여 **고객에게 서비스를 제공할 수 있다.**

간호사 역할의 확대. 전문 간호사(APNs, Advanced Practice Nurses)의 책임이 증가하였는데, 석사 수준이고 임상적, 교육적으로 연구와 관리 역할에서 특별한 기술을 가지고 있어야 한다. 박스 1-1은 다양한 APNs의 역할을 세부적으로 기술하였다.

진단과 치료 : 자격과 권한의 문제. 간호사는 때때로 자격(지식, 기술, 자격증)과 권한(법률과 기관의 정책에 근거해서 무엇이 허용되는지)에 의거하여 의료 영역에서 진단과 치료를 한다. 예를 들어 중환자실에서 간호사는 잘 분류된 임상적 지침을 이용하여 고혈압, 울혈성 심부전, 다수의 다른 문제들을 진단하고 치료한다.

간호사는 가치를 증명해야만 한다. 규정 요구는 간호사가 고객과 그들의 고용주 모두에게 그들의 가치를 증명해야만 한다고 강조하는데, 그것은 그들이 환자 결과에 어떻게 영향을 미쳤는지를 보여주는 것이다(예 - 간호사가 어떻게 건강과 독립성을 증진하는지; 어떻게 건강 돌봄 비용을 줄이는지). 건강 돌봄 기관이 비자격자를 고용하는 것으로 비용을 줄인다면 간호사들은 환자 돌봄과 고객 만족에서 그들의 영향을 보여주고 평가하기 위한 새로운 틀을 개발해야 하는 도전을 받는다(제시 1-3).

핵심적인 지도자와 관리자로서의 간호사의 역할. 간호사는 부족한 자원(인원, 공급, 기구)의 효과적인 관리에서 중심 역할을 하는데 조직화하는 기술 - 리더쉽, 비판적 사고, 위임, 감독 및 의사 소통 기술 - 은 새로 졸업하거나 노련한 간호사 모두에게 요구된다.

고도의 협조적인 실무. 환자의 예민함과 시기 적절한 문제 제기의 필요 때문에 고도의 협조적인 접근이 요구된다. 몇몇 기관들은 계획과 돌봄 제공에서, 퇴원 계획을 세우는데 있어서 다학제간의 노력의 기록을 요구한다. 건강 돌봄 전문가 간의 경계는 유연하며 결과를 향상시키기 위해 다른 분야와 함께 일하는 간호사로서의 변화가 계속된다.

관리를 나누고 협조적인 의사 결정. 관리를 나누는 것(돌봄의 규칙, 시술, 다른 부분에 관해 의사 결정을 하는데 간호사를 포함) 은 결과를 얻는데 있어서 점점 중요해지고 있다.

협력을 키운다. 공통의 목표에 집중한 협력 개발 강조와 함께 전문가, 교육자 - 피교육자, 간호사 - 환자 관계는 더 평등해 지고 있다.

강조된 역할을 관찰한다. 조기에 잠재적인 합병증을 발견하고 예방하고 치료하기 위하여 증상과 징후를 감시하는데 나타나는 숙련된 기술을 가진 간호사의 중요성이 강조된다. 환자들은 돌봄이란 기술적이고 주의 깊게 지키며 그들의 상태를 면밀히 관찰하는 것을 의미한다고 표현한다.

새로운 질병과 치료 등장. 국제적인 여행은 흔해졌고, 질병의 전파가 더욱 국제적인 관심이 되었다. 예를 들어 미국인들은 여행자를 통해 질병이 전염되므로 아프리카에서 새로이 나타난 질병에 관해 관심을 가진다. 세계 도처의 전문가들은 세계로 퍼지는 질병을 예방하기 위해 나타나는 질병에 빠르게 반응한다. 연구자들은 질병을 예방하고 새로운 치료를 찾기 위해 백신과 유전자 조작의 사용과 같은 새로운 진단과 치료 양식을 연구한다.

생물학적 테러와 다른 테러리스트의 공격. 건강 돌봄 전문가들은 생물학적 테러, 방사선 테러, 다른 테러리스트의 공격을 조기에 감지하고 반응하기 위해 계획하여야 한다.

박스 1-1 전문 간호사(APNs)의 4가지 역할

정의 : RN(Registered Nurse, 등록 간호사)은 3-4년의 교육 과정을 마치고 국가 시험을 통과한 간호사를 가리키는 용어인데 반해, 전문 간호사(APNs)는 등록간호사가 발전된 단계로 준비된 간호사를 가리키는데 사용되는 '포괄적인 용어' 이다. APNs은 아래 목록의 어느 역할에서나 기능한다. 독립적인 실무를 하기 위한 자격 요구와 권한은 특별영역과 주(미국)마다 다양하다.

- **임상 전문 간호사(Clinical Nurse Specialists, CNSs)[1] :** CNSs로서 석사나 박사 학위를 가지고 면허를 가진 등록된 간호사와 특별한 간호 영역에서 임상 전문가이다. 예를 들면 대상자(예 - 소아, 노인, 여성의 건강); 환경(예 - 중환자실, 응급실); 질환이나 의학적 전문영역(예 - 당뇨, 종양); 돌봄의 유형(예 - 정신과, 재활); 문제의 유형(예 - 통증, 상처, 스트레스). 직접적인 돌봄 제공에 추가로 CNSs는 간호사들에게 전문적인 자문

계속

을 제공하고, 간호사 교육으로 지지하고, 건강 돌봄 체계를 향상시키는 것을 통해 환자의 성과에 영향을 준다. CNSs 실무에 관한 연구는 다음과 같은 결과 향상을 보여준다; 병원 비용과 재원 기간의 단축; 환자 만족도 증가; 입원 환자들의 의학적 합병증의 감소.

- **실무 전문 간호사(Nurse Practitioners, NPs)[2] :** 간호 실무자로서 석사나 박사 자격을 가지고 면허를 가진 등록된 간호사와, 독립적으로 혹은 건강 돌봄 팀의 일원으로서 가장 흔하고 많은 만성 질환의 진단과 관리를 할 수 있는 발전된 임상 경험을 가진 간호사. **NPs는 의사에 의해 이미 제공된 어떤 돌봄을 제공하며 대부분의 주에서 약물의 처방권이 있다.** 의사와 협조적으로 일하며 실무 전문 간호사는 수명에 따른 환자의 특별한 요구에 따라 질 높고, 비용 효과적이며 개별화된 돌봄을 제공한다. **그들은 광범위하고 다양한 상황에서 주로 건강 유지, 질병 예방, 상담, 환자 교육에 중점을 둔다.** 1차 간호에 강한 강조와 함께, 실무 전문 간호사는 신생아학, 간호-조산사, 아동학, 학교 건강, 가족과 성인 건강, 여성 건강, 정신 건강, 가정 간호, 노인학 및 급성 돌봄을 포함하는 몇 가지 특수 영역에서 일한다.

- **마취 전문 간호사(Certified Registered Nurse Anesthetists, CRNAs)[3] :** 마취 분야에서 석사 과정을 가진 면허가 있는 등록된 간호사이다. 외과의, 마취과 의사, 치과 의사, 족부 전문가, 다른 건강 돌봄 전문가와 협력하여 환자에게 마취를 제공한다. 마취가 간호 마취사에 의해 시행되었을 때 간호 실무로서 인식되고, 마취 의사에 의해 시행되면 의학 실무로 인식된다. CRNAs는 미국에서 매년 모든 마취 환자의 65%가량을 시행한다.

- **간호 조산사(Certified Nurse - Midwives, CNMs)[4] :** 고급 학위(조산술 자격증이나 석사 학위)를 가진 등록된 면허가 있는 간호사. 여성과 신생아에게 건강 돌봄을 제공하는데, 신체적 돌봄, 정서적, 사회적 지지 및 문화적 가치와 개인의 선호도에 따라 적극적으로 관여하며 개인과 가족의 요구에 중점을 둔다. **간호 - 조산사와 조산사의 실무에 대한 법과 규제는 빠르게 변화하고 있다.** 각 주마다 규제 기관에 확인한다(보통 간호국이나 의학, 공중보건, 약물, 조산, 건강 행위, 대체 건강 돌봄, 인간 자원 또는 건강과 환경적 통제 국들).

[1] Data from : Association of Clinical Nurse Specialists. *What is a clinical nurse specialist?* Retrieved from ; http://www.nacns.org/faq/

[2] Data from : American College of Nurse Practitioners, *What is a nurse practitioner?* Retrieved from ; http://www.nurs.org/acnp/facts/whatis.shtml

[3] Data from : American Association of Nurse Anesthetists, *Questions and answers : A career in nurse anesthesia*, Retrieved from ; http://www.aana.com/cma/qualifications.asp

[4] Data from : American College of Nurse-Midwives, *A career in midwifery*, Retrieved from ; http://www.midwife.org/edu/career.cfm

제시 1-3 소비자 만족 증진

고객 만족을 도모하기 위해 다음을 고려한다 :

- **증상의 중증도 :** 증상이 빈도, 기간, 강도에서 호전되거나 나빠지는지
- **기능의 정도 :** 일상적인 활동을 수행할 수 있는 능력(신체적, 정신 사회적, 인지 기능과 관련)
- **치료적 관계 :** 고객과 간호사 사이에 긍정적인 관계의 정도
- **서비스의 사용 :** 사용되는 간호 서비스의 양과 적당성
- **대상자 만족 :** 간호사 - 대상자 경험의 다양한 면과 결과에 대한 고객의 만족
- **위험 감소 :** 질병, 손상, 질병 합병증이나 진행의 감소를 위한 고객과 돌봄 제공자에 의해 사용된 긍정적 행동의 유형과 질
- **보호적 요소 :** 건강의 악화를 예방하는 환자나 돌봄 제공자의 환경에서의 변화의 유형과 지속성

자료 출처 : Mastal, 2000

환자 돌봄을 위협하는 간호 부족. 적은 수의 간호사에게 대한 더 많은 요구는 환자 돌봄을 위협한다. 건강 돌봄에서 간호와 다른 핵심 요원들은 적극적으로 사람들을 그 전문직으로 보충하고 간호 업무 환경이 더 좋아지도록 하는 방법을 찾는다. 간호 교육자는 특히 더 필요하다.

간호 교육은 온라인으로 한다. 질적인 교육에 대한 접근을 증가시키기 위해 더 많은 과정들이 온라인으로 제공되어야 한다.

평생 교육이 요구된다. 변화의 속도는 일생동안 배우고 전문적인 개발을 하도록 요구한다. 간호사는 정보를 관리할 수 있는 지식 있는 사람이 되고, 복잡한 임상적 판단을 가능한 한 잘하는 기술을 가질 것이 요구된다. 컴퓨터나 인터넷을 통한 독립적인 학습은 일상화 될 것이다.

소비자와 지역 요구에 의해 추진되는 건강 돌봄. 성공을 목표로 하는 건강 돌봄 조직은 그들 대상자의 돈과 경쟁해야 함을 인식해야 하고, 서비스는 고객 요구와 고객 만족에 의해 추진되어야만 한다. 보험 회사와 고객은 똑같이 그들의 돈 가치에 맞는 최상의 것을 얻고 있음을 알고 싶어한다.

생각해 보기

"걱정을 많이 하는 사람"과 "걸을 수 있는 부상자"를 위한 돌봄

오늘날 많은 환자들은 "걱정을 많이 하는 사람들"(의사가 필요 없지만 본인은 필요하다고 생각하는 사람들)과 "걸을 수 있는 부상자"(집에서 복잡한 손상이나 만성적인 질환을 가지고 또는 회복하며 사는 사람들) 이다. 고도의 숙련된 사고와 의사 소통, 그리고 지도 능력이 있는 지적인 간호사는 비용 효과적인 지도자로 집에서 그들의 건강을 관리하도록 돕고 따라서 비용을 절감하고 삶의 질을 향상한다.

알림

누가 환자를 지킬 것인가?

"안전은 우리가 제공하는 돌봄의 요점이다. 그러나 우리는 아직도 환자 안전에 영향을 주는 많은 요소가 있음을 우리는 안다. 이것은 최소한 부적절한 직원배치를 통한 체제구조 문제에 따른 의사 소통의 혼란이다. 간호사는 진행되는 모든 팀에 의해 제공되는 환자 돌봄을 조정하고 수행하고 평가하기 때문에 건강 돌봄 상황에서 중요한 역할을 한다." Rebecca B. Rice, RN, EdD, MPH
(Rice, 2004)

건강한 국민 2010(Healthy People 2010). 국가적인 건강 증진과 질병 예방 발단은 정부, 주, 지역 정부 기관; 비영리적 자발적이며 전문적인 조직; 사업; 지역 사회; 및 국가의 건강을 향상 시키기 위한 주요 조치를 취하려는 개인들을 함께하도록 하였다(제시 1-4).

제시 1-4 건강한 국민 2010(Healthy People 2010)*

이는 무엇인가? 건강한 국민 2010은 가장 중요하고 예방할 수 있는 건강의 위협 징후를 규명하기 위하여 일련의 국가적인 건강 목표를 수립하고 2010년까지 이 위협들을 감소시키기 위한 국가 목표를 세우는 것이다. 이것은 우리 모두가(개인과 전문가 - 국가, 주, 지방 정부 기관 비영리적이고 자발적이며 전문적인 조직들 - 사업과 지역사회) 문화나 사회 경제적 상태와 상관 없이 모든 연령의 사람들이 건강하고 장수하며 인생을 즐기도록 협조하며 특별한 조치를 취하도록 하기 위한 도전이다.

어떻게 진척을 측정할 것인가? 아래에 목록화 한 주요 건강 지표(Leading Health Indicators, LHIs)는 다음 10년간 국가의 건강을 측정하는데 사용될 것이다. LHIs는 - 진척을 보기 위해 관찰할 영역들 - 행동을 동기화 하는 능력에 기초하여 선택되었다; 경과를 측정하기 위한 자료의 유용성; 공중 보건 문제로서의 중요성.

주요 건강 지표들

신체 활동	정신 건강
과체중과 비만	상해와 폭력
흡연	환경의 질
약물 남용	면역
책임이 있는 성적 행동	건강 돌봄의 접근성

* 자료출처 : U.S. Dept. of Health and Human Service. Healthy people 2010.http://www.healthypeople.gov

근거 중심 간호와 가장 좋은 실무가 강조됨. 연구와 임상 실험 덕분에 우리는 결과와 비용적인 면에서 특별한 상태에 가장 좋은 접근이 무엇인지에 대한 합의를 할 수 있는 근거들을 축적해왔다. 이러한 가장 좋은 접근은 종종 기준이나 가장 좋은 실무로 언급된다. 오늘날의 고객은 "이것이 나에게 가장 좋은 접근이라고 할 수 있는 근거는 무엇인가?" 에 대한 답을 알고 싶어한다.

사례 관리, 질병 관리, 원거리 건강 돌봄 확대. 만성적인 질병과 복잡한 치료 섭생을 가진 사람들이 점점 더 많이 가정에서 그리고 더 원거리의 집에 거주하면서 간호사와 의사와 전화, 텔레비전 모니터 및 다른 원거리 의사 소통 방법을 이용하여 돌봄을 관리한다. 더 많은 간호사들이 질병 관리와 사례 관리(밀접한 관찰과 조기 중재, 자원의 활용을 통하여 만성 질환을 가진 사람들이 건강 상태를 향상하도록 도와 비용을 절감하는 것을 목표로 하는 돌봄 전달 모형)에 관여한다.

예견적인 건강 돌봄 모형으로 이동. 건강 돌봄 관리는 진단 - 치료(DT)접근(치료하기 위하여 증상을 기다리는 적용)에서 예견, 예방, 관리 및 증진(PPMP)의 면으로 이동하고 있다 - 이것은 명백한 증상이 생기기 전에 문제를 예방하고 건강 행위 증진의 중요성을 강조한다(예측적 PPMP 모형에 대한 자세한 내용은 3장에 있다).

임상 진료 지침과 양식의 개선. 임상 진료 지침(임상 과정 또는 CareMap으로 알려진)은 어떤 문제에 대한 돌봄을 예견하고 결정하기 위해 사용되는 표준화된 다학제간 계획으로 재정비되고 향상되었다(185-188 페이지의 예를 보라). 우리는 치료와 결과 자료 추적을 계속하여 더 근거 중심적인 지침을 가지게 되었다. 예를 들어 당신이 폐렴이라면 당신은 사람과 비용면에서 더 효과적이라고 증명된 특별한 항생제를 투여 받게 될 것이다.

표준과 실무 지침. 연방, 주, 지역, 관리된 돌봄 및 사조직들은 불필요하거나 해로운 실무를 감소시키기 위해 표준, 프로토콜 및 지침을 세운다. 예를 들어 양로원은 욕창의 관찰, 예방, 치료를 위한 특별한 지침을 따르도록 요구된다. 건강 돌봄 연구와 질을 위한 단체(Agency for Healthcare Research and Qualtiy, AHRQ)(박스 1-2)는 근거 중심 실무 지침을 개발하기 위해 국가를 이끈다.

생각해 보기

절약이 아닌 비용 절감

비용을 줄이는 것은 "절약하는 것"을 의미하지 않는다. 그보다는 예산 내에서 같은 결과를 얻도록 하는 것을 의미한다. 예를 들어 하루에 단지 세 번을 먹지만 더 비싼 유명 상품 항생제 대신에 하루에 다섯 번 먹어야 하는 일반 항생제를 처방해야 할 것인지 검토해야 할 것이다. 다른 한 편으로 하루 다섯 번 일반 약을 먹는 것이 너무 어려워서 원하는 결과를 얻을 수 없다면, 더 비싸지만 먹기에 편한 유명 상품명의 약으로 바꾸는 것이 장기적으로 보아서는 더 저렴 할 수 있음을 지적 할 수 있다(유명 상품명의 약에서 일반약으로 바꾸는 데에 1차 건강 돌봄 제공자의 승인을 얻어야 함을 명심하라).

박스 1-2 건강 돌봄 연구와 질을 위한 기관(AHRQ)은 무엇인가?

AHRQ는 건강 돌봄 질, 비용, 결과 및 환자 안전에 대한 연구를 위한 국가선도 연방 기관이다. 이것은 미국 건강과 인간 봉사(DHHS) 부서로서 인간 서비스 연구의 힘이고 자매 기관인 국립 보건원(NIH)의 생의학 연구 임무를 보완한다. 미국의 선도 대학들과 다른 기관에서 건강 서비스 연구와 연구 훈련을 위한 주요 기금과 기술적 지원의 주요 관계당국으로, AHRQ는 건강과 건강 돌봄에서 무엇이 효과가 있고 없는지에 대한 지식의 기초을 세우기 위해 공공과 개인영역과 함께 일하는 과학의 한 동반자이고 이 지식을 매일의 실무와 정책 결정에 옮긴다.

AHRQ의 홈페이지(http://www.ahrq.gov/**)에서 다음을 찾을 수 있다.**

1.다음의 연구 센터의 홈과 연결되어 있다.

- ◆질 향상과 환자 안전
- ◆돌봄의 결과와 효과
- ◆임상 실무와 기술적 사정
- ◆건강 돌봄 조직과 분배 체계
- ◆1차 간호(예방적 서비스를 포함)
- ◆건강 돌봄 비용과 지불 자원

2.다음의 주제에 대한 AHRQ의 효과와 관련된 프로그램과 정보의 연결

- ◆만성 질환과 장애가 있는 아동
- ◆성인에서 만성 질환
- ◆건강 돌봄에서의 불균형
- ◆장애가 있는 미국인을 위한 건강 돌봄의 향상
- ◆장기 간호
- ◆남성의 건강 돌봄
- ◆정신 건강
- ◆환자 안전
- ◆제약 연구
- ◆예방 연구의 초점
- ◆농촌의 건강 돌봄

3. 환자 안전 지표에 대한 연결(http://www.qualtiyindicators.ahrq.gov/). 병원과 외래, 다른 임상 현장에서 환자의 안전을 향상하기 위한 AHRQ의 주요 프로그램의 한 부분. 이 프로그램은 의료 사고를 예방하고 의료 사고의 실재 사례로부터 배우는 웹에 기초한 의학 잡지를 개발하기 위한 연구를 포함한다.

더 나이 들고 만성적인 질환을 가진 사람. 사람들은 질병과 장애를 가지고 더 오래 산다. 간호사는 건강 문제가 있는 상태에서 건강을 증진하는데 중점을 두어야 한다. 예를 들어 폐 질환이 있는 사람의 운동능력을 최대화 하기 위해 어떻게 도울 것인가 하는 것이다. 그들은 또한 다양한 건강 문제를 가진 환자를 다루도록 준비되어야 한다. 예를 들어 당뇨와 고혈압, 만성 폐질환 및 관절염이 있는 환자의 경우 이다.

H.M.O.(도와주세요)®

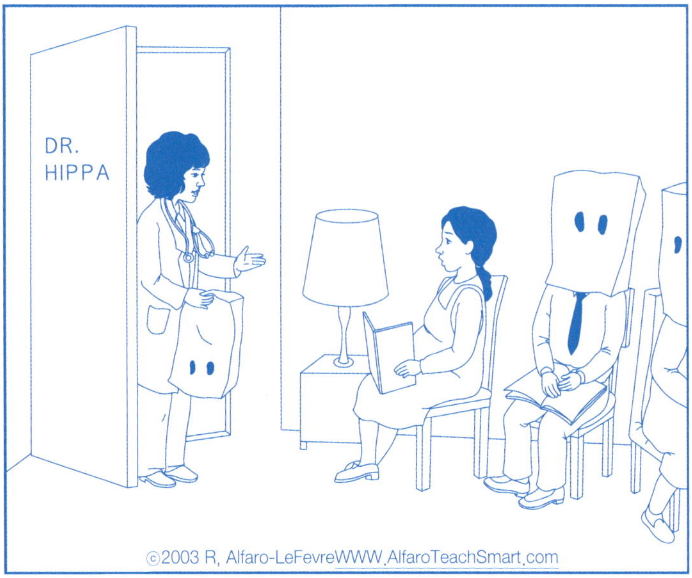

"이 봉지를 머리위에 쓰세요. 그것이 개인의 사생활을 보호하는 우리의 방법입니다"

환자의 사생활 보호는 법이다. 환자의 정보는 고용과 건강 보험에 영향을 줄 수 있으므로 전면적인 연방정부의 개인 비밀 표준은 1996년 건강보험휴대와 책임조례(Health Insurance Portability and Accountability Act, HIPAA)에 의해서 지정되었다. 개인 건강 정보의 남용은 처벌된다 - 시민 벌금이 부과되는데 매년 25,000달러이고, 형사상 벌금은 1년 구금과 50,000달러에서부터 250,000달러와 10년의 금고형 이다(Kumekawa, 2002). 제시 1-5는 HIPAA의 책임을 요약하였다.

환자 권리와 문화적, 영적 요구가 제기됨. 환자가 그들의 문화적, 의사 소통 및 영적 요구를 가질 권리를 가지고 있다는 것이 기술된 표준이 필요하다. 예를 들어 환자 권리 선언(24페이지)은 환자에게 주어져야만 한다. 간호사는 믿음, 가치 및 영적 지향과 같은 문화적 영향을 사정해야만 한다.

건강 돌봄 전달에서 컴퓨터와 기술의 변화. 새로운 기술은 진단, 의사 결정 및 연구를 쉽게 했다. 이 기술들을 우리가 항상 배워야 하지만 궁극적인 향상은 시간을 절약하고 돌봄의 질을 향상하는 것이다. 더 많은 기록이 컴퓨터에 직접적으로 되고, 종종 환자 침상 옆에서도 된다. 선이 없는 휴대용 컴퓨터는 의사와 간호사가 바로 가까이 있도록 하였고, 멀리 떨어져서도 가능하다. 사적 단말기(PDAs, personal digital assistant)와 다른 전자 기기는 간호사가 정보를 이용하고 시간을 관리하도록 돕는다. 컴퓨터화 된 기록들, 비공식적으로 부르는 CPR(컴퓨터화 된 환자 기록, computerized patient records), CMR(computerized medical records), 또는 OLPR(On-line Patient Records)은 공통이다.

제시 1-5 건강 보험 휴대와 책임 조례(HIPAA)

목적 : HIPAA 사생활 보호 규칙은 개인의 건강 정보를 지키기 위한 국가적인 표준을 제공한다. 조례에서 "휴대(portability)" 부분은 일하는 사람들의 건강 적용 범위의 장애를 최소화하기 위하여 만들어졌다.

간호사 역할 : 환자의 사생활을 유지하고 시민의 징계적 손해배상금과 가능한 형사상의 책임을 피하기 위해, HIPAA 절차를 면밀히 따라 주의 깊게 모든 환자 개인 정보의 비밀을 지킨다.

건강 돌봄 조직은 반드시 :
- 서면화 된 사적인 비밀 절차를 채택한다.
- 사생활 보호 관리를 고용한다.
- 보안에 대한 직원 훈련을 한다.
- 확장된 사생활 보호를 제3 분야 사업 관련자들에게 확장하여 법적인 동의를 전개한다.
- 보호된 건강 정보의 발표를 위해 환자에게 동의서를 받는다(구두, 서면, 전자 정보포함)
- 필요한 최소량의 정보 제공으로 요청에 응한다.

권장 :
- American Nurses Association. (2004). *HIPAA privacy essentials with applied nursing exercises : An online learning experience*, Retrieved from http://nursingworld.org/hipaa/
- Frank-Stromborg, M. (2004) *They' re real and they' re here : The new federally regulated privacy rules under HIPAA*, Retrieved from http://medscape.com/viewarticle/470163?mpid=27030
- Kumekawa, J. (2002). *Health information privacy protection : Crisis or common sense?* Retrieved from http://nursingworld.org/mods/mod351/cethfull.htm

표준화되고 동일한 언어를 위한 정보학과 노력들. 임상과 연구 목적을 위해 자료를 더 잘 변환하도록 컴퓨터를 사용하는 방법을 연구하는 정보학은 발전한다. 적절한 컴퓨터화된 기록은 공통의 용어의 사용에 대한 동의 없이는 불가능하므로 몇 개의 조직이 건강 돌봄 전문가들에 의해 사용되는 용어를 표준화하기 위해 일한다(이 주제는 3장, 96-99 페이지에서 자세히 논의된다).

새로운 윤리적 관심. 말기 간호와 불임, 질병, 질환의 치료에서의 기술적 진보는 임신, 출산, 사망, 죽음에 관한 전통적인 윤리와 사회적 가치에 도전이 된다. 사회는 고식적 치료의 윤리(치료가 아니라 신체적, 정신적 안위를 증진하고 통증과 고통을 덜기 위한 돌봄)에 더 관심을 갖는다. 간호사는 때때로 환자와 가족의 이익을 조정하거나 윤리적 결정에 관한 정보를 제공하기 위해 돕는과정에서, 그들 스스로가 윤리적 딜레마에 빠져있음을 발견한다.

건강 센터, 전인적인 대체 요법. 전인적인 대체요법(예 - 식이 요법, 운동, 침, 마사지 및 약물과 향기요법과 같은 스트레스를 관리하기 위한 다른 방법)을 통하여 신체의 자연적인 치유력를 높이거나 건강을 증진하는데 더 큰 관심이 있다.

환자의 권리

친애하는 고객여러분 :

주의 법은 당신의 건강 돌봄 제공자나 기관이 의학적 돌봄을 받는 동안에 고객 권리를 인식하고 환자는 어떤 행동을 기대하는 제공자의 권리를 존중 할 것을 요구합니다. 고객 건강 돌봄 제공자나 기관으로부터 이 법의 전문을 복사해주도록 요구할 수 있습니다.

고객은 다음의 권리가 있다 :

- ◆사생활에 대한 요구의 보호와 존엄성에 대한 이해와 함께 예의와 존경으로 치료 받기
- ◆질문과 요구에 대한 합당하고 즉각적인 답변
- ◆다음의 정보를 얻는다.
  - 의학적 서비스를 제공하는 사람이 누구인 지와 돌봄에 누가 책임이 있는지
  - 의사 소통에 문제가 있다면 통역이 가능한지를 포함한 어떤 환자지원 서비스를 이용할 수 있는지
  - 진단, 계획된 치료 과정, 대안, 위험 및 예후
  - 실험연구의 목적으로 치료를 하는지(이러한 연구에 당신이 참여하는 것을 동의하거나 거부할 수 있다.)

- ◆법에 의해서 제공된 다른 것을 제외하고 치료를 거부할 수 있다.
- ◆인종, 종교적 신념, 신체적 장애, 지불 자원에 관계없이 의료적 치료나 병원 침대를 공평하게 이용할 수 있다.
- ◆치료 받기에 태만하여 악화될 수 있는 어떤 응급 상황에서도 치료 받을 수 있다.
- ◆주 법에 의해서 명시된 고객의 권리를 위반하는 어떤 불만이 있다면 건강 돌봄 제공자나 기관에 대한 불만절차와 적절한 주 면허 기관을 통해 표현하라.
- ◆건강 돌봄 관리 기관(각 주의 기관에 어떻게 연락하는지에 대한 정보는 여기에 목록화 하였다)에 건강 돌봄 전문가, 병원 또는 통원 수술 센터에 대한 불만을 제기하라.
- ◆받아라(요구에 따라)
  - 돌봄에 관한 경제적 자원의 이용성에 대한 모든 정보와 필요한 상담
  - 치료 전에 의학적 돌봄을 위한 비용의 합리적 측정
  - 건강 돌봄 제공자나 기관이 치료 전에 메티케어 할당을 수용하는 지에 대한 정보

- ◆합리적으로 명백하고 이해할 수 있고 항목별로 쓰여진 영수증의 복사본이 주어지고, 설명을 요구하면 들을 수 있다.

고객은 다음의 책임이 있다 :

- ◆건강 돌봄 제공자에게 호소, 과거력, 입원력, 약물 복용, 당신의 건강과 관련된 다른 사항에 대해 최대한 정확하고 완전한 정보를 제공한다.
- ◆제공자에 의해 추천된 치료 계획을 따른다.
- ◆건강 돌봄 제공자에게 당신의 상태에서 기대하지 않은 변화를 알려준다.
- ◆약속을 지키고, 지킬 수 없다면 제공자나 기관에 알려라.
- ◆건강 돌봄에 대한 재정적 책임을 확실히 하고 가능한 한 이행하라.
- ◆환자 행위에 영향을 주는 건강 돌봄 제공자와 기관의 규칙과 규제를 따른다.

H.M.O.(도와주세요)®

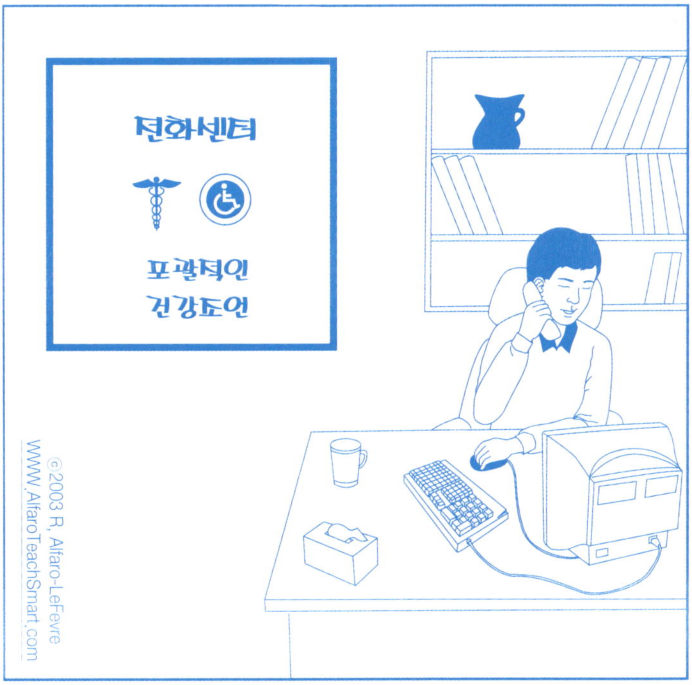

"아스피린 2알 드시고, 수분을 많이 섭취하시고, 따뜻하게 하세요. 그리고 휴식을 충분히 취하시고 뒤뜰에 감자를 묻으세요."

간호 건강과 건강한 작업 환경이 강조됨. 많은 조직과 기관들은 간호사가 건강하게 쉬도록 하고, 간호사들에게 스트레스를 줄이는 교육과 무료(또는 할인가격) 건강 센터 회원이 되도록 하는 것의 필요성을 인식하였다. 건강한 간호사는 안전하고 효과적인 간호 돌봄의 중심이다. 장시간의 근무 교대에 대한 관심, 환자 과중, 스트레스 많은 업무 환경이 더 주목되고 있다. 새로운 접근, 규칙 및 법은 이와 같은 부족한 간호사 - 환자 비율과 초과 근무의 문제에 대한 제기를 계속한다.

교육된 소비자. 간호사는 문맹에서부터 그들의 질병에 관해 최신의 정보로 전문가가 되도록 하는 인터넷 서핑을 하는 사람까지의 양 극단에 있는 "지식 범위"를 가진 모든 고객을 도와야만 한다. 오늘날 많은 소비자들은 그들을 보살피는 사람들보다 그들의 문제에 대해 더 많이 아는 잘 정보화된 사람들이다.

환자 안전이 최 우선순위

IOM(Institute of Medicine)의 한 보고서 "To Err Is Human(IOM, 2000)"에서 연간 98,000명 정도의 미국 인구가 의료사고로 사망한다고 보고됨에 따라 아래의 박스에 열거된 사립, 주 및 국가 단체 등은 국가적인 차원에서 환자 안전을 최고 우선순위로 정할 것을 촉구하게 되었다.

사고 방지를 위한 주요 기관

- Institute of Medicine(IOM) : http://www.iom.edu
- Joint Commission on Accreditation of Healthcare Organizations(JCAHO) : http//www.jcaho.org
- Leapfrog Group : http://www.leapfroggroup.org
- National Center for Patient Safety : http://www.patientsafety.gov/
- National Patient Safety Foundation : http://www.npsf.org/
- Quality Interagency Coordination Task Force(QuIC) : http://www.quic.gov/

국제 안전 목표의 예

1. 틀린 - 부위, 틀린 - 환자, 틀린 - 절차의 수술을 없앤다.
2. 철저한 손씻기, 사용자가 친숙한 보호 장비 사용 및 표준 감염방지법을 통하여 감염을 감소시킨다.
3. 다음을 개선한다.
   - 환자 파악의 정확성
   - 간호제공자들 간의 효율적인 의사소통
   - "high-alert" 약물 사용 시 안전과 정맥주입펌프의 사용
   - 임상 경보 시스템의 효율성

IOM은 사고를 줄이기 위해서는 "문책 문화"를 "안전 문화"로 변화시킬 필요가 있다고 강조한다. 문책 문화에서 투약과오를 행한 간호사에게는 과오에 대한 문책이 가해지며 처벌이나 교정조치가 취해진다. 안전 문화에서 강조되어지는 것은 사고의 근본 원인에 해당하는 구조적 문제이다. 예로, 의료사고의 근본 원인은 태만이나 몰인식에 있기 보다는 겹겹이 보관된 비슷한 약물들, 빠른 주입을 막을 수 있는 정맥주입 펌프의 부재, 간호 인력의 부족이나 과로와 같은 구조적 문제에 있다. 세수장비에 접근이 용이하지 않아 손씻기가 제대로 행해지지 않거나 빠르게 착용할 수 없는 보호 장비로 인해 발생된 감염과 같은 경우도 이를 설명한다. 안전문화에서는 과실이 발생했을 때 근본 원인 분석이 행해지며 차후의 과실을 예방할 수 있는 전략과 절차를 결정하기 위해 전체 구조가 연구된다. 다음의 박스에는 주요 국가 기관에서 사고를 예방하고 안전문화(유해한 결과를 보고할 수 있도록 고무하고 처벌에 대한 공포심 없는 근무환경)를 촉진하기 위해 설정한 목표가 나와 있다.

윤리 : 환자 권리를 위한 옹호

환자를 옹호하고 전문적이고 윤리적인 태도로 활동하는 간호사의 역할을 인식시키려면 간호과정을 사용해야 한다. 간호사는 모든 의사결정을 윤리적으로 해야 하는 책임에 대해 확실히 인식하고 있어야 하며, 다음의 윤리 원칙을 고수하는 것은 매우 중요하다.

생각해 보기

파트너쉽의 위력 *

환자와 가족은 과오 예방과 적정 수준의 간호를 위한 열쇠를 쥐고 있으며, 모든 의사 결정에 있어서 중요한 부분을 차지하게 된다. 대상자를 간호 계획에 따라 정보를 제공하거나 능동적으로 참여시키는 과정에서, 환자의 건강수준과 만족도 및 건강관리의 효율성을 극대화 하려 한다면 간호사는 그들에게 힘을 실어주어야 한다.
상호 신뢰를 갖는 파트너쉽을 쌓는 방법을 배워야 한다. "내가 당신을 돌본다."라는 것에서 "나는 당신이 내가 없는 동안 무엇을 하는지 알고 싶다."라는 메시지를 전달한다고 생각을 변화시켜야 한다. 환자 스스로 그들 자신을 잘 알도록 해야 한다. "당신에 대해서는 당신이 가장 잘 알고 있습니다 - 당신이 알고 싶어 하는 것이 무엇인지 제게 말해주세요." 와 같은 설명을 사용함으로써 그들을 참여 시켜야 한다. "당신에게 가장 중요한 것이 무엇입니까?", "저는 정보에 근거한 대안을 마련하고자 합니다. - 우리는 공동의 목표를 갖고 있으며 지금 일어나고 있는 일에 대해서도 책임을 같이해야 합니다."

* 이 글은 영국의 한 조산사가 처음으로 사용한 이래 여러 문헌에서 인용되어졌다(The National Patient Safety Foundation, 2003).

7가지 윤리 원칙

자율성 Autonomy

대상자는 다음을 근거로 결정할 권리를 갖는다.
- 그들 자신의 가치와 신념
- 강압이 없는 상태에서의 적절한 정보 제공
- 모든 선택의 여지를 고려한 올바른 설명

선행 Beneficience

유익한 것을 행하고 해로운 것을 피하도록 한다.

정의 Justice

대상자를 공정하게 대우 한다 ; 공평성의 원리에 따름

성실 Fidelity

약속을 지키거나 지킬 수 없는 약속을 하지 않는다.

정직 Veracity

진실을 말한다. 환자, 가족 및 동료들에게 정직해야 한다.

책임 Accountability

자신의 행동의 결과에 대한 책임을 진다.

신의 Confidentiality

비밀을 지킨다.

알림

사람인가? 자동차 부속인가?

"간호에 있어서 전인적 관점의 중요성이 지금보다 중요하게 여겨져 온 적은 없었다. 이는 환자를 중고 자동차의 조각이나 부속으로가 아니라 간호사들의 과학적이고 사려 깊은 관찰과 간호 하에 전인적으로 대하는 것을 강조한다." - Harriet Forman, RN, EdD, CNAA, Omni Management Consultants

(Forman, 2004)

제시 1-6 간호윤리 강령의 핵심[1]

간호사는 다음의 의무를 지켜야 한다.

- **대상자의 존엄성, 가치 및 유일성을 존중하여 간호를 행한다.** 이는 건강문제의 특성, 사회, 경제, 문화적 배경에 제한을 두지 않고, 환자, 가족 및 동료들에게 적용된다. 즉, 인간은 스스로 결정할 권리 - 충분한 정보에 기초하여 그들 자신의 고유한 가치와 신념에 의해 판단할 - 가 있다는 것을 이해해야 한다.

- **간호사의 일차적 의무는 대상자(환자, 가족, 집단과 지역사회)를 위하는 것이다.** 대상자의 건강, 안전, 프라이버시 및 권리를 증진, 옹호 및 예방하는 것이 간호사의 책임이다. 간호사는 관심의 차이를 받아들이고(간호사 자신의 가치나 신념이 대상자나 다른 의료요원과 다를 때) 대상자의 최고 관심사에 대해 옹호해야 한다.

- **전문적 관계를 유지해야 한다.** 간호가 개인적이기는 하나 - 종종 친근한 태도를 요구하는 - 전문적 영역 내에서 관계를 유지해야 한다. 간호사는 전문인이며 환자는 간호사의 친구가 아니다.

- **다른 건강 전문인과 협동하고, 전문적 견해를 구하며, 필요시 적절하게 업무를 변별하여 수행함으로써, 안전하고, 효과적이고, 효율적인 그리고 윤리적인 간호를 보장해야 한다.** 의사결정 시 대상자와 주요 간호 요원을 참여시키고 공동의 목표를 세워야 한다. 윤리적 딜레마에 빠졌을 때는 권위 있는 윤리전문가의 도움을 받도록 한다. 연구 대상이 되는 환자에게는 충분한 정보를 제공한 후 동의를 구하여야 한다.

- **간호사는 자신의 가치와 존엄성을 존중해야 한다.** 간호사는 자신의 생활양식에 건강 행위를 적용해야 한다. 개인적이고 전문적인 성장을 위해 노력해야 한다. 자신의 간호행위(이는 환자에게 행하는 직접간호뿐만

계속

아니라 간호전문직에 대한 전반적인 책임을 포함한다)에 대해 책임질 수 있어야 한다. 간호사는 자신의 지식을 확장시켜야 하며 학습경험을 추구해야 한다. 간호실무, 교육, 행정 및 지식 개발(이는 환자 간호를 개선시키는 것 뿐만 아니라 간호사 자신의 가치와 고용 잠재력을 키우게 될 것이다)에 기여함으로써 간호 전문직을 신장시켜야 한다.

◆ **건강 관리 환경을 구축하고, 유지하며 향상시켜야 한다.** 건강 관리의 질을 높일 수 있는 물리적 환경과 고용 조건이 보장될 수 있도록 주장해야 한다.

◆ **전문직 조직 활동에 참여해야 한다.** 간호의 가치를 함양하고, 정책을 만들고, 전문직과 실무의 통합을 위해 노력해야 한다.

[1] American Nurse Association. (2001). *Code of ethics for nurses with interpretive statements*(pp. 5-25). Washington, DC : American Nurses Publishing(nursesbooks.org).로부터 발췌함

제시 1-6은 간호 제공시 간호사의 책임에 대한 요지를 간호사를 위한 윤리 강령 [Code of Ethics for Nurses(ANA, 2001)]의 윤리적 방안에 따라 설명한 것이다.

HIPAA 규범을 따르는 동안 환자 파트너를 포함하기

점차로, 조직들은 보다 긍정적인 결과를 가져오는 환자와 가족과의 파트너쉽 결속 및 공동의 의사결정에 대한 중요성을 인정하고 있다.

다음의 "알림"을 참조하시오.

알림

힘과 권위를 환자에게 주는 것이 효과를 높인다.

"환자 중심 접근법은 힘과 권위를 건강 전문인으로부터 환자에게로 돌린다. 우리는 간호사를 건강관리가 환자의 삶에 초점을 맞출 수 있도록 변화시키는데 지도자적 역할을 수행할 수 있도록 고무해야 한다.......이의 목적은 건강 관리 처방이 단순히 환자의 건강상태뿐만 아니라 환자의 삶에 이르기까지 어떠한 영향을 미치는 지를 간호사가 학습하도록 하는 데 있다.

HIPAA의 사생활 보호 지침에 따르면 간호사가 건강 관리에 대한 의사결정시 누구를 포함시킬 것인지에 대한 부분에서 다소 혼동될 수 있는 여지가 있다. 그러나 주요 조직 - 예로, IOM, AHRQ 및 National patient Safety Foundation - 은 간호사가 의사결정시 환자와 그 가족 모두를 참여 시키는 경우에 과오를 줄이고 최선의 결과를 낳을 수 있다고 강조한다. 상식적으로 생각하라. HIPAA의 지침이나 간호사 각자가 속한 기관의 정책에 따르면서, 환자 간호시 그들이 자신의 "개인적 파트너"라고 생각하

는 사람이 누구인지 확인하도록 격려해야 한다. 그 다음에, 확인된 사람들을 환자 기록지에 올리도록 한다. 이로써 이들을 주요 의사결정이나 계획에 참여시킬 수 있게 된다.

비판적 사고 연습 Ⅰ

주의 : 이 책 전반에 걸쳐 제시되는 비판적 사고 연습의 목적은 시간 낭비의 필기시험을 치르고자 하는 것이 아니라 비판적 사고 기술의 내용과 실제를 기억하도록 돕는데 있다. 각자 해답을 써보기도 하고, 다른 사람에게 설명해 보기도 하고, 당신 자신에게 큰 소리로 말해 보기도 하고 녹음도 해 볼 수 있다. 연습이 필요 없으면 이 부분은 전적으로 하지 않아도 된다. 모범 답안의 예는 책의 뒷 쪽에 제시되어 있다. 이는 각자의 생각을 평가하거나 수정하는데 도움이 될 것이다. 모범 답안에 대한 확신이 들지 않을 경우에는 동료나 교육자와 논의하도록 한다.

간호과정의 활용과 변화하는 세계

2-30페이지을 읽고 나서 하시오. 모범답안은 267페이지을 참조하시오.

1. 일반인들이 이해할 수 있는 용어를 사용하여 설명하시오 :
   a. 간호과정의 단계들
   b. 간호과정 활용시 5가지 이점
   c. 간호과정이 타 분야에서 하는 것을 어떻게 보완 하는지

2. 간호과정 활용이 요구되는 세 가지 이유를 제시하시오.

3. 간호과정의 각 단계의 정확성이 그 이전 단계의 정확성에 달려있는지 그 이유를 설명하시오.

4. **이 문장에서 잘못된 부분은 무엇인가?** *그 간호사는 진단에 능숙하다. 그러나 사정 기술에 있어서는 개선할 부분이 있다.*

5. 당신이 병원에서 일하고 있다고 상상해보시오. 제시 1-7(환자 만족 : 최고 순위 10가지 이슈)을 고려하여 간호사를 환자의 입장에 설 수 있도록 도울 수 있는 방법 3가지를 생각해 보시오.

스스로 해 보기

제시 1-4(19페이지)에 있는 Healthy People 2010에 실린 '주요 건강지표들' 을 살펴보시오. 당신과 당신의 동료, 그리고 지역사회가 건강증진을 위해 어떤 노력과 활동들을 할 수 있는지 기술해 봅시다.

제시 1-7 환자 만족 : 최고 순위 10가지 이슈 *

다음의 10가지 이슈는 환자가 다른 사람들에게 병원을 추천하는 가장 중요한 이유들이다.

- ◆건강문제와 입원으로부터 발생되는 불편감에 대한 병원직원의 민감성
- ◆전반적으로 밝은 병원 분위기
- ◆환자의 사생활을 보호하는 직원
- ◆환자의 특별하고 개인적인 요구에 주의를 기울이는 정도
- ◆간호사가 환자의 건강문제를 얼마나 심각하게 받아들이는지
- ◆간호사의 숙련된 기술
- ◆환자의 호출에 응대하는 간호사의 태도
- ◆검사, 치료 및 장비에 대한 정보를 간호사가 환자에게 지속적으로 적절하게 제공하는지
- ◆간호사의 친근함
- ◆호출 벨에 대한 신속한 응대

* McIntosh, T. (1977). Empathy : Why patients recommend hospitals.*Healthcare Benchmarks,* 4, 39.에서 발췌함

간호과정과 비판적 사고 간의 차이점은 무엇인가?

미국간호사협회 표준(2004)에 진술된 바에 따르면, 간호과정은 간호에 있어서 비판적 사고의 도구로 활용된다. 그것은 단순한 도구일 뿐만 아니라, 비판적 사고를 위한 출발점으로써의 주요 도구가 된다(비판적 사고 도구의 다른 예 - 부록 B에 있는 "Dead On"이라 불리는 게임을 참고). 사람이 가고자 하는 곳으로 실어다 주는 주요 도구인 자동차와 같이 간호과정은 환자간호가 필요한 곳으로 안내할 수 있다. 그러나 자동차건 간호과정이건 간에 두뇌를 사용하지 않으면 그 것을 사용할 수 없다. 자동차건 간호과정이건 간에 두뇌를 사용하면 할수록 그 도구를 더욱 잘 활용할 수 있는 것이다. 비판적사고의 기술 중 가장 중요한 것 : 두뇌를 사용하는 법에 대해 살펴보자.

우리가 일상적으로 하는 칫솔질하기에서 이루어지는 생각 없는 사고와 달리, 비판적 사고란 신중하고, 목적을 갖으며, 그리고 정보를 근거로 한다(Alfaro-LeFevre, 2004a). 다음의 설명에 대해 생각해 보시오.

간호에서의 비판적 사고

- 목적이 있고, 정보에 근거하며, 성과 - 중심의 사고이며 이는 주요 문제, 이슈 및 위험 요인들을 신중하게 확인할 것을 요한다.
- 환자, 가족 및 지역사회의 요구에 의해 촉구된다.*
- 간호과정의 원칙이나 과학적 방법(예로, 직관을 사용하지만, 이는 추측 보다는 증거를 기반으로 판단하는 것)을 기초로 한다.
- 특정 지식, 기술 및 경험을 요구한다.
- 전문적 표준과 윤리 강령을 지침으로 한다.
- 인간의 잠재력을 극대화하거나(예로, 개인의 강점을 활용하는 것), 인간 본성에 의해 만들어지는 문제를 보상하는(예로, 개인적 관점에 의한 강력한 영향력을 극복하는 것) 전략을 요구한다.
- 이는 지속적인 재평가, 자기 수정 및 개선을 위한 노력이다.

* 비판적으로 생각하기 위해서, 간호사는 환자와 대상자의 요구 충족을 위한 것에 기반을 두고 있어야 한다. 그러나, 간호사나 다른 전문인의 요구를 주장하는 것은 종종 환자와 대상자의 요구를 충족시킬 수 있는 중요한 열쇠가 된다. 예로, 용이한 기록방법이 의사소통을 증진시키고 환자 간호를 위한 시간을 늘릴 수 있게 된다.

비판적으로 사고하는 방법

보기에 따라서, 비판적 사고는 다른 기술과 마찬가지다 : 연습하면, 자동적으로 된다. 이 책에 나오는 연습문제를 통해, 다양한 간호 상황의 맥락에서 비판적으로 생각할 수 있는 능력을 개발하고, 다듬고 훈련할 수 있을 것이다. 각 장을 마칠 때마다 간호과정의 원칙과 규칙을 학습하고 적용해보면서 여러 가지 간호상황에 자동적으로 접근하는 습관을 개발하게 될 것이다. 지금, 비판적 사고 지표(Critical Thinking Indicators CTIs) - 간호에서 비판적 사고를 증진시킨다고 제안된 행동(Alfaro-LeFevre, 2004b) - 이 열거되어 있는 박스 1-3, 1-4, 1-5를 공부하시오. 당신이 비판적 사고라고 생각해서 각각의 지표를 보고 당신의 능력을 0-10 척도를 사용하여 등급을 표시하시오(0= "나는 전혀 이런 지표를 나타내지 못한다", 10= "나는 항상 이런 지표를 나타낸다").

비판적 사고에 대한 이해

아래의 4-Circle CT 모형은 비판적으로 생각한다는 것을 하나의 "상"으로 제시하고 있다.

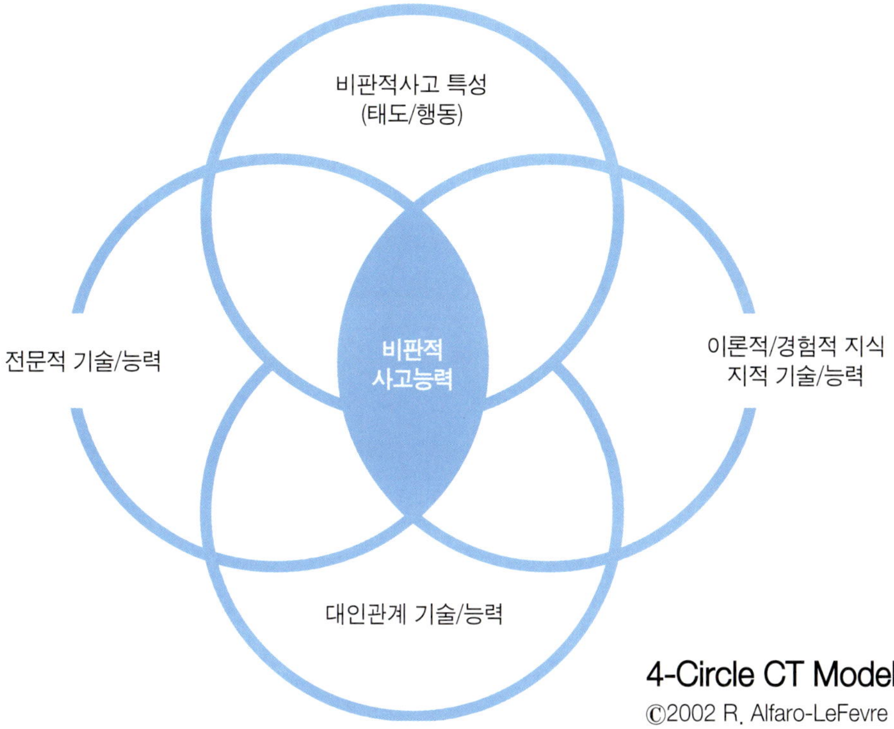

4-Circle CT Model
©2002 R. Alfaro-LeFevre
www.AlfaroTeachSmart.com

위의 그림에서 시계방향으로 돌면 해야할 필요한 것이 있다 :

1. CT 태도, 특성 및 행동을 개발한다(박스 1-3 : 34페이지에 있는 정의적 CTIs). CT 특성이 개발되었을 때 다른 원에 있는 기술들은 쉽게 달성된다.

2. 지적 기술뿐만 아니라 이론적이고 경험적인 지식을 습득한다(위에 있는 박스 1-4 : 지식 CTIs와 35페이지에 있는 박스 1-5 : 지적 기술 CTIs 참조).

3. 대인관계 기술을 습득한다. 만약 누군가가 다른 사람들과 어울릴 수 없다면 비판적으로 생각하기가 어렵다. 왜냐하면 의사결정 과정에서 빠지게 될 것이기 때문이다(사람들이 그를 피할 것이기 때문이다). 또 다른 쪽으로 만약 대하기에 "너무 뛰어난" 사람이거나 비판을 일 삼는다면, 다른 사람들의 비판적 사고에 기여하는 바가 많지 않거나 두뇌집단을 상실하게 될 것이다. 표 1-3에는 대인관계 기술을 증진시키거나 방해할 수 있는 행동들이 설명되어 있다.

4. 전문적인 기술(technical skill)을 연습한다. 전문적 기술이 제 2의 천성이 될 때까지는, 비판적 사고를 위한 지적 능력을 보다 적게 갖게 될 것이다(전문적 기술의 연마를 위한 '두뇌의 소모' 때문에).

박스 1-3 비판적 사고 성향 지표(CTIs)
(CT 특성/태도를 나타내는 행동)

정의적 CTIs 는 비판적 사고를 촉진하는 특성을 나타내는 행동에 대한 요약 설명이다.

- ◆자각 Self-aware : 편견, 기호 및 강점과 한계를 분명히 한다; 사고가 감정이나 자기 관심사에 따라 영향을 받는다고 여겨질 때 이를 인정한다.
- ◆참됨 Genuine : 진정한 자신을 나타낸다; 분명한 가치를 나타내는 행동을 보여준다.
- ◆자제력 Self disciplined : 필요한 만큼 일을 견딘다; 우선순위 중심으로 시간을 관리한다.
- ◆건강 Health : 건강한 생활양식을 지닌다; 스트레스를 관리하는데 건강 행위를 활용한다.
- ◆자율성과 책임감 Autonomous and responsible : 독자적인 사고와 행동을 보여준다; 일의 시작에서 완성까지 조언을 구하지 않고 수행한다.
- ◆신중하고 세심함 Careful and prudent : 필요시 도움을 요청한다; 자료가 새롭게 발생하거나 불완전한 경우에 이에 따른 판단을 보류하거나 수정한다.
- ◆자신감과 재기력 Confident and resilient : 설득하고 학습하는 능력에 신념을 나타낸다; 실망을 극복한다.
- ◆정직과 올바름 Honest and upright : 설령 원하지 않는 결과를 가져오는 경우라 하더라도, 진리를 추구한다 ; 표준을 받들어야 한다; 사고의 결점을 인정한다.
- ◆호기심과 탐구심 Curious and inquisitive : 이유, 설명, 의미를 탐색한다; 이해의 폭을 넓히기 위해 새로운 정보를 찾는다.
- ◆상황적 맥락에 민감함 Alert to context : 사고나 접근방식을 수정할 필요가 있다고 알리는 상황의 변화를 확인한다.
- ◆분석적이고 통찰력 있는 Analytical and insightful : 관계를 확인한다; 깊이 있는 이해를 나타낸다.
- ◆논리적이고 직관적인 Logical and intuitive : 논리적인 결론을 이끈다(만약 이것이 그렇다면, ... 될 것이다. 왜냐하면...); 증거를 찾기 위한 지침으로 직관을 사용한다; 지식 추구에 있어서 직관만을 쫓는 것은 위험하다.
- ◆개방적이고 편견 없는 Open and fair-minded : 다른 관점을 수용한다; 자신의 관점이 사고에 어떻게 영향을 미치는지 의문을 갖는다.
- ◆다양성에 민감함 Sensitive to diversity : 가치, 문화, 성격, 학습방식의 선호에 있어서 차이를 인정한다.
- ◆창의적 Creative : 문제해결 방식이나 접근법에 대한 대안을 제시한다; 유용한 아이디어를 만들어 낸다.
- ◆현실적이고 실제적인 Realistic and practical : 일이 현실적이지 않을 때 이를 인정한다; 사용자가 친숙한 방법을 모색한다.
- ◆반영적이고 자기-수정의 Reflective and self-corrective : 자료의 의미, 대인관계, 피드백을 신중하게 고려한다; 자신의 사고를 수정하며, 자신과 타인에 의한 잠재적 실수에 민감해야 하고, 차후의 실수를 예방하기 위한 방안을 강구한다.
- ◆선견의 Proactive : 결과를 미리 예측하고, 계획을 먼저 세우고 기회가 오면 행동한다.
- ◆용기 있는 Courageous : 신념이 확고해야 하며 이를 다른 사람들에게 주장할 수 있어야 하며 도전을 피하지 않는다.
- ◆인내력 있고 끈기 있는 Patient and persistent : 적절한 때를 기다린다; 최상의 결과가 나타날 때까지 기다린다.

계속

- **융통성 있는 Flexible :** 최상의 결과를 위하여 필요시 접근방법을 바꾼다.
- **공감의 Empathetic :** 잘 듣는다; 다른 사람의 감정과 어려움을 상상할 수 있는 능력을 보여준다.
- **진보-위주(자신, 환자, 구조)Improvement-oriented(self, patient, systems) :** 자신 - 정체성을 찾기 위한 학습에 대한 요구를 확인한다; 한계를 극복하기 위한 방법을 모색하며, 새로운 지식을 탐구한다. 환자 - 건강을 증진시킨다; 기능, 안위, 편리성을 극대화한다. 구조 - 건강관리구조의 위험과 문제를 확인한다; 안전, 질, 만족도 및 비용부담을 개선시킨다 .

주의 : 위에 있는 것은 이상적인 것이며 아무도 완전할 수 없다. 심지어 최고의 사고가라 하더라도 같이하는 사람들이나 접한 환경의 편안함이나 친숙함에 따라 특성이 달라진다. 당신이 비판적 사고가라면 위에서 3개 이상의 특성을 고를 수 있을 것이다.

출처 : *Critical Thinking Indicators*™© 2004 R. Alfaro-LeFevre. 동의 없이 무단 복제를 금함. www.AlfaroTeachSmart.com에서 다운로드하여 개인적으로 사용할 수 있음.

박스 1-4 비판적 사고 지식 지표(CTIs)
(상황적 맥락에 따라 다르게 요구됨[예로, 전문적인 실제])

다음을 확인한다 :

- 간호 및 의학 용어
- 간호 vs. 의학 및 타학문의 모델, 역할 및 책임
- 흔히 발생하는 문제 및 합병증의 증상과 징후
- 해부, 생리 및 병리적 관련 지식
- 정상적이거나 비정상적 기능(생물학적 - 심리적 - 사회적 - 문화적 - 영적)
- 정상적 기능을 방해하는 요인(생물학적 - 심리적 - 사회적 - 문화적 - 영적)
- 약리적 관련 지식(작용, 적응증, 부작용, 간호)
- 중재의 근거 및 진단적 검사
- 정상 및 비정상적 성장 발달
- 간호과정, 간호이론 및 연구의 원칙
- 적용해야할 표준, 법, 실무 강령
- 정책과 절차 및 이의 근거
- 윤리적 및 법적 원리
- 영적, 사회적 및 문화적 개념
- 정보의 출처를 어디서 찾을 것인지
- 자신의 사고, 성격 및 학습 방식의 선호가 다른 사람과 어떻게 다른지
- 개인의 가치, 신념 및 요구
- 조직의 사명과 가치

계속

다음을 나타낸다 :

- 약물투여와 관련된 수학적 문제를 해결할 수 있는 능력
- 간호사정 기술에 초점을 둠(예 - 호흡음이나 정맥주사 부위 사정)
- 관련된 전문적 기술(예 - 비위관 튜브나 기타 다른 장비 관리)

출처 : *Critical Thinking Indicators™*© 2004 R. Alfaro-LeFevre. 동의 없이 무단 복제를 금함. www.AlfaroTeachSmart.com에서 다운로드하여 개인적으로 사용할 수 있음

박스 1-5 비판적 사고 지적기술 지표(CTIs)
(지적 능력을 나타내는 행동)

간호과정과 의사결정 기술 :

- 간호를 계획하고, 중재하고, 조정할 때 표준이나 원칙을 적용함
- 체계적이고 완전하게 사정함; 간호문제를 확인하기 위해서는 간호 이론적 틀을 사용하며, 의학적 문제를 확인하기 위해서는 해부학적 틀을 사용한다.
- 편견을 인식 한다; 정보 출처의 신뢰성을 결정한다.
- 정상과 비정상을 구분한다; 비정상의 위험을 확인한다.
- 자료의 중요성을 확인한다; 관련 있는 것과 없는 것을 구분한다; 관련 있는 자료끼리 묶을 수 있다.
- 가정이나 모순을 확인한다; 정확성과 신뢰도를 확인한다; 빠트린 정보를 인지한다; 지시중심으로 사정한다.
- 알려진 것과 알려지지 않은 것 모두를 포함한다; 논리적인 추론(결론)과 결정을 한다. 그들을 지지할 수 있는 증거를 제시한다.
- 다양한 설명과 해결책을 고려한다.
- 문제와 그 것의 원인 모두를, 그리고 관련요인을 확인한다; 환자와 가족의 견해를 고려한다.
- 개별적인 성과를 결정한다; 결과에 초점을 둠
- 위험 요인을 관리하고, 합병증을 예방하고, 건강, 기능 및 안녕감을 증진시킨다; 결과와 관계를 예측한다 - 이에 따라 미리 계획한다.
- 적합한 방법으로 우선 순위를 정하여 의사결정을 한다; 의사결정 시 주요 이해 관계자를 참석시킨다.
- 위험과 이점을 계산한다; 중재를 개별화한다.
- 반응을 확인하기 위하여 재사정하고 결과(성과)를 모니터한다.
- 구두로나 서면으로 효과적인 의사소통을 한다.
- 윤리적 이슈를 확인하고 적절하게 행동한다.
- 공학적 기술, 정보, 인적 자원을 확보하고 활용한다.

부가적인 관련 기술 :

- 환자, 가족, 동료 및 협조자와 든든한 파트너쉽을 결성한다.
- 환자, 자신 그리고 다른 사람들을 교육한다.
- 갈등을 공정하게 해결한다; 긍정적인 인간관계를 조성한다.

계속

◆변화를 촉진하고 조정한다.
◆시간과 환경을 조직하고 관리한다.
◆비판을 건설적으로 하거나 받는다.
◆팀워크를 촉진한다(공동의 목표를 중심으로; 다른 사람들이 그들 자신의 고유한 방식으로 기여할 수 있도록 그들을 돕고 격려한다).
◆적절하게 이끈다; 지도하고, 영감을 불어 넣거나, 동기를 부여한다.
◆체제적 사고를 보여준다(건강관리 체제 내에 있거나 속해 있다는 것을 인식하게 한다).

돌봄 의지와 능력

비판적 사고의 중요성을 설명하려고 하는 지금 이 시점에서, 질적 간호의 주요 특성인 '돌봄' 에 대해 주목해 보자. '돌봄' 을 주로 선천적인 특성이라고 보지만, 또한 그것도 어떻게 책임을 요구하는지 보자.

생각해 보기

비판적 사고는 맥락적이다 - 그것은 환경에 따라 변화한다.

비판적으로 사고하는 것은 종종 맥락이나 상황에 따라 접근방식을 바꿀 것을 요구한다. 예로 병원에서 일하다가(여기서는 당신이 책임을 맡고 있으며, 장비와 자원이 풍부하다) 가정 간호(여기서 당신은 다른 사람의 집에 방문한 손님이며, 여기서는 모든 것을 즉석에서 해결해야 한다)를 하게 되었을 때, 규칙과 접근방식을 다시 생각해야할 필요가 있다.

돌봄에 대한 의지

돌봄 의지가 있다는 것은 타인을 돕는 일을 선택하는 것을 의미한다. 이것은 다음과 같은 것을 선택하는 것을 포함한다 :

◆대상자(환자, 가족, 지역사회)를 위해 최선의 것을 행하는데 중점을 둔다.
◆프라이버시, 가치, 신념 및 타인의 개인적 특성을 존중한다.
◆문제가 만성화되거나 심각해진다 하더라도 열심히 보살펴 준다.
◆건강한 생활을 유지하여 도울 수 있는 능력을 기른다.

이러한 사항에 덧붙여, 돌봄 의지가 있다는 것은 일상 실무의 일부인 다음의 전문적 행위에 대한 의무를 갖는다는 것을 의미한다.

ANA(2004) 전문적 실무 행위

- 최근의 실무와 관련된 지식, 기술 및 능력을 유지해야 한다.
- 자신이 수행한 것과 간호실무의 질과 효율성을 전문직 표준, 규칙 및 규정과 관련하여 평가한다.
- 조직적으로 일함으로써, 동료와 조직원들의 전문적 개발에 기여한다.
- 환자, 가족, 동료, 전문인들 및 타인과 협동한다.
- 연구 결과를 실무에 통합시킨다.
- 환자 간호의 계획과 수행에 있어서 안전, 효율성, 비용 및 실무에 미치는 영향을 개선 시키기 위해 자원을 활용한다.

제시 1-8(40페이지)은 10가지 돌봄 행위를 보여준다.

표 1-3 대인관계에 영향을 미치는 행위

대인관계를 촉진하는 행위	대인관계를 방해하는 행위
개방됨, 수용적임, 편견이 없음을 나타내는 태도를 보임	의심, 불신 및 부정적 판단을 나타내는 태도를 보임
정직함	잘못된 정보를 제공함
솔선수범하고 책임감이 있음; 다른 사람의 관심거리에 반응함	"그것은 나의 일이 아니야"와 같은 태도를 보임
신뢰를 보임	책임을 이행하지 않음, 부분적으로만 책임을 수행함. 시간을 지키지 않음
겸손한 태도를 보임	거만한 태도를 보임
다른 사람을 존중하는 것이, 존중해 온 것, 혹은 존중할 것을 보임	"낮추어 말하다" 혹은 무례한 것 같음
책임을 수용함 진정한 관심을 보임	변명하거나 책임을 다른 데로 돌림 일로써만 그것을 행하는 것처럼 보임
다른 사람이 시간을 허용한데 대한 감사를 표시함	다른 사람은 자신만큼 바쁘지 않다고 여김
긍정적이거나 부정적인 감정의 표현을 수용함	부정적 감정을 표현하는 경우에 화를 냄

계속

명백하고 솔직함	다른 사람이 듣고자 하는 것을 생각하면서 말하기 때문에 복합적인 메시지를 보내거나, 다른 사람의 뒤에서 이야기함
잘못을 인정함	잘못을 부정하거나 숨김
고통이나 불편함을 끼쳤을 경우 사과함	변명하거나 아무렇지도 않은 것처럼 행동함
용서하거나 잊으려고 함	유감을 품는다.
긍정적 자세를 보임 유머감각을 내보인다.	"나는 결코 일하지 않을 것이다."라는 태도를 보인다. "심각한 업무"를 하는 것처럼 행동한다.
다른 사람의 통제를 허용한다.	다른 사람을 통제하려 한다.
공을 세웠을 때 칭찬을 한다.	우리와 관련 없는 것에 대한 공을 세웠을 때 이를 무시한다.

알림

신나고 즐겁게 일하는 것은 환자의 성과를 증진시킨다.

"(연구 결과 입증된 바에 따르면) 간호사와 긍정적인 만남을 가졌던 환자들은 처방된 지시나, 투약 및 추후관리를 더욱 잘 이행한다...... [그러나, 만약] 부정적인 감정 상태에 있는 건강관리 요원과 만났다면, 환자는 부정적인 행동을 나타내는 동기를 갖게 될 것이다. 결국, 그들 자신의 성과는 고통스럽고, 회복은 잘 되지 않는다.....업무 환경을 가능한 즐겁게 만들어 보자. 만약, 당신이 우울한 기분의 직원을 보면, 그 기분이 전파되기 전에 거기서 탈피하도록 한다." -Howard Weiss, PhD(Farella, 2000)

제시 1-8 10가지 돌봄 행위

1. 환자를 면밀히 모니터하고, 환자가 당신이 그렇게 하고 있다는 것을 알게 하라(예 - "나는 당신을 15분마다 확인하고 있습니다.")
2. 누군가에게 영감을 주고, 희망과 확신을 주도록 한다("될 수 있다" 라는 비젼을 제시한다).
3. 인내, 연민 그리고 쾌히 돌보고 있다는 것을 보여준다.
4. 일을 해내는 것에만 급급해하지 말고 시간을 들여라.
5. 정보를 계속적으로 준다.
6. 동료애를 보여준다.
7. 그의 삶의 긍정적인 면에서 영향을 줄 수 있는 것들과 접촉하도록 돕는다(예 - 중요한 사람, 애완동물, 특별한 관심사나 취미에 대해 묻는다).
8. 사려 깊음을 보여준다(예 - 당신이 그녀를 생각하고 있다는 것을 알게 하는 것은 별다른 이유 없이 전화하거나 방문하는 것 밖에 없다).
9. 정말로 필요할 때는 규칙을 바꾼다(예 - 애완동물이 방문하도록 배려해 줌).
10. 유머를 나누고 일상적인 이야기를 들려줌으로써 당신에게 인간적인 면이 있다는 것을 보여준다.

생각해 보기

돌봄-지식과 기술 없이는 행할 수 없다.

돌봄이 지식, 기술 및 능력으로 채워지지 않는다면 그것이 환자에게 의미하는 바는 적어진다. 환자는 간호사가 지식이 풍부하고, 임상적으로 유능하며, 기꺼이 그들을 지켜주는 간호의 중요한 역할을 해 주기를 기대한다. 당신은 미소 지을 수 있으며, 원한다면 친절할 수 있다. 하지만, 중요한 기술을 습득하는 것을 포기하거나, 환자를 면밀히 관찰하지 않는다면, 환자는 당신을 더 이상 돌보는 존재로 여기지 않을 것이다.

돌볼 수 있는 능력

돌볼 수 있다는 것에 있어서 중요한 부분은 우리 자신에 대한 이해와 타인에 대한 이해이다.

우리자신에 대한 이해

우리 자신의 이해에 대한 학습은 평생 지속된다. 자신에 대한 통찰력을 갖는다는 것은 자라고 성숙함에 따라 변화하는 자신의 성향, 반응과 습관에 대해 학습하는 것을 포함한다. 우리가 자신에 대해 학습하고, 자신의 가치와 관계적 틀이 사고와 타인을 이해하는 능력에 어떻게 영향을 미치는지 인식함으로써, 사고를 더욱 객관적이고 유용한 수준으로 발전시킬 수 있을 것이다.

타인에 대한 이해

타인을 이해하는 것은 어떻게 공감적으로 듣는가를 학습하는 것이다-다른 누군가의 인식을 완전히 이해하려는 의도를 가지고 듣는 것이다. - "타인의 안경을 쓰고 세상을 보다" 혹은 "다른 사람의 신발을 신고 일마일을 걸어본다"를 요한다. 이 둘 모두 거의 불가능하다, 그러나 아래의 몇 단계는 도움이 될 것이다. 다음의 박스에 나와 있는 단계를 읽고, 그 다음에 나오는 시나리오에 어떻게 적용할 수 있는지 생각해 보시오.

공감하며 경청하기

1. 당신이 그 상황을 어떻게 보는지에 대한 생각을 떨쳐버린다.
2. 타인이 그의 상황을 어떻게 인지하는지 확인하면서. 감정에 대해 주의 깊게 듣는다. 당신이 어떻게 느끼는지, 거기에 어떻게 반응할지에 대한 생각은 하지 않는다; 당신이 들은 내용에 대해서만 생각한다.
3. 당신이 들은 것을 반영한다. 그리고 나서 들었던 감정을 고쳐 생각해 본다.
4. 당신이 메시지, 내용 및 감정을 정확하게 이해했는지 근거를 확실히 찾는다.
5. 분리하고, 당신의 평가기준으로 다시 돌아온다. 그리고 개입된 감정으로부터 벗어나라.

사례 시나리오

공감하며 듣는 경청은 사실적 문제에 대한 이해와 인간 반응에 대한 돌봄의 조성을 증진시킨다.

오늘 페트는 샤론을 돌보고 있는데 그녀는 다섯 번째 건강한 여자아기를 방금 분만하였다. 페트는 항상 임신을 원했지만, 여태껏 한 번도 임신을 해본 적이 없었다. 그래서 두 아들과 세(현재) 딸을 둔 샤론의 가족을 약간 부러워하고 있다.
페트는 샤론이 매우 조용하다고 생각했다. 공감적인 청취자가 된다는 것의 중요성을 인식하면서, 페트는 샤론과 다음의 대화를 나눈다.

페트 : "당신은 내가 들어온 이후로 아무 말도 안하고 있군요."

샤론 : "어쩔 수가 없어요, 나는 행복할 거라 생각 했어요, 그런데 정말 실망했어요 - 나는 아들일거라 확신했었거든요."

페트(그녀는 어떤 아기라도 행복할 거라는 사실에 대한 생각을 버리려고 의식적으로 노력 하면서, 샤론이 느끼고 있는 감정을 고쳐 다시 생각해 본다) : "당신이 행복할거라 생각했던 것과 다르게, 지금 좀 우울하신가봐요?"

샤론 : "네"

페트는 슬픈 감정을 반영하기 위하여 잠깐 간격을 두고 나서 샤론이 계속 애기할 수 있도록 격려하였다.

샤론 : "나는 이 아기에게 우리 아버지의 이름을 붙여주려 했어요. 그는 두 달 전에 돌아가셨거든요."

페트(샤론이 느낄 수밖에 없는 감정을 연결하면서) : "유감이군요. 정말 실망스럽겠어요. 아기에게 이름을 붙여줄 수 있다는 건 정말 아름다운 일이었을텐데요."

샤론(운다) : "네, 나는 마음 속에 모든 것을 그려 놓고 있었거든요."

페트, 수용과 이해를 전달하며, 조용히 앉아, 샤론이 울도록 놔둔다.
페트(여기서 벗어나 이제 그녀 자신의 평가의 기준으로 되 돌아 온다) : "샤론, 나는 당신이 울 수밖에 없다고 생각해요, 그리고 또 다시 울게 될지 모르겠어요. 그러나 지금 당신은 정말 예쁜 아기를 낳았어요. 그 아기는 여태 한 번도 보지 못했던 긴 머리를 가졌어요. 그리고 그 아기는 엄마를 보고 싶어 한답니다. 내가 그 아기를 데리고 오면 당신 기분이 어떻겠어요?"

샤론(미소지으며) : "네. 내가 5분이 지나도록 그녀를 보지 못 했군요, 데려오도록 하세요, 나는 항상 아들보다 딸과 더 잘 어울린답니다."

비판적 사고 연습 II

비판적 사고와 돌봄 의지와 능력

이 장을 마치면서, 31-42페이지를 읽으시오. 번호 뒤에 *표시가 없는 것에 한해서, 모범답안은 267페이지에 있다.

1. 습득하고자 하거나 개선하고자 하는 비판적 사고 지표 5가지를 열거 하시오.
2. 다음 문장을 선택할 수 있는 만큼 많은 낱말을 사용하여 완성하시오 : 만약 내가 누군가에게 내가 생각하는 것을 말했다면, 나는 내가.....이라고 말했을 것이다...*
3. 5개 내외의 문장으로, 비판적 사고가 자신에게 의미하는 것이 무엇인지 설명 하시오.*
4. 돌봄 행위 예 3가지를 쓰시오.
5. 아래의 성명은 이 장과 어떤 관련이 있는가를 설명하시오.*

간호의 개념 : 사회적 정책 성명(ANA, 2003)

- 건강과 질병은 인간 경험이다.
- 질병이 있다고 해서 건강할 수 없는 것이 아니며 적정수준의 건강이라 해서 질병이 발생하지 않는 것도 아니다.
- 현대 간호 실무의 특징은 치유를 촉진하는 돌봄 관계를 조성하는 것이다.
- 인간은 마음, 신체 및 영혼이 통합된 독특한 존재이다.
- 인간 경험은 맥락적이고 문화적으로 규정되어진다.

계속

6. 41페이지에 있는 사례 시나리오를 참고하여, 자신이 객관적인 조력자가 되기에 너무 감정적으로 치우쳐 있었던 때를 확인하시오.*

스스로 해 보기

1. **당신의 천성과 '까다로운' 사람들과 함께 하는 방법에 대한 학습을 통해 당신의 대인관계 기술을 향상시킨다.** 나의 논고 "Don't Worry! Be Happy! Harmonize Diversity Through Personality Sensitivity," 를 확인하시오. 다음을 이용하시오. http://nsweb.nursingspectrum.com/ce/ce236.htm *

2. **당신은 스트레스로부터 벗어나려고 합니까?** 스트레스 관리는 건강을 유지하는 중요한 방법 중 하나이다. 일상생활 스트레스 검사를 해보시오. 다음을 이용하시오. http:www.cliving.org/lifstrstst.htm. 자신 스스로 스트레스 수준을 감소시킬 수 있는 것들을 몇 가지 생각해 보시오.*

3. **공감하며 듣기를 연습한다.** 누군가에게 그의 어린시절에 있었던 흥분된 경험에 대해 당신에게 말해 달라고 한 다음, 41페이지에 열거된 공감하며 듣기의 단계를 활용하여 들어보시오. 환자의 상황에 지나치게 몰입되었을때 일어날 수 있는 것에 대해 토론해 보시오. 공감적이나 객관적이고 논리적인 상태를 유지하는 감정을 관리할 수 있는 방법을 확인하시오.*

요 약

간호과정은 목적이 있고, 인간적이며, 체계적이고, 역동적이며 성과 - 중심적(결과 - 중심)이다. 그것은 국제표준에 의해 요구되며, 주 면허 시험 문제의 근거를 제공하며, 임상실무에서 비판적으로 사고하도록 돕는다. 이것의 5단계 - 사정, 진단, 계획, 수행, 평가 - 는 서로 중복되거나 관련성을 갖는다. 모든 단계의 정확성은 사실적이고 관련성 있는, 그리고 완전한 사정 자료에 달려 있다. 간호과정의 각 단계의 정확성은 그 이전 단계정확성에 달려 있다 - 예로, 진단의 정확성은 사정의 정확성에, 계획의 정확성은 진단의 정확성에 달려 있다.

간호과정의 활용은 의학적 문제나 의학적 문제의 영향, 치료 계획 및 개인의 일상생활 활동에 변화(인간 반응) 모두에 중점을 둠으로써 다른 건강 전문인의 일을 보충한다. 간호과정은 독립성을 극대화하고, 안녕감을 증진시키고, 질병이나 불구가 있건 없건 간에 기능을 향상시킴으로써 건강을 증진 시키는데 그 목적이 있다. 간호과정의 활용을 능숙하게 하기 위해서는 비판적 사고 지표(34-36페이지 참조), 강력한 대인관계 기술과 전문적 기술, 그리고 일상 업무에 전문직 수행 기준(부록 A)을 통합할 수 있는 의지와 능력을 개발하여야 한다. 4 circle CT model(33페이지)은 당신에게 비판적으로 사고할 수 있도록 하는 "상"을 제시한다.

이 장에 대한 당신의 지식을 평가하시오. 3페이지에 있는 학습목표를 성취할 수 있는지 확인하시오.

CHAPTER 2

사정

비판적 사고 연습

- 비판적 사고 연습 III : 간호 면담과 신체사정
- 비판적 사고 연습 IV : 주관적, 객관적 자료; 단서와 추론; 자료확인
- 비판적 사고 연습 V : 자료를 조직화(묶음)
- 비판적 사고 연습 VI : 비정상적인 자료 확인; 관련 사항 결정

이 장의 개요

이 장에서 전적인 간호의 계획은 사정의 정확성과 완성도에 달려있다는 점을 강조하면서, 비판적 사고를 키우고 사정과 관련된 비판적 사고의 지표를 제시하는 사정의 특성을 기술한다. 결론적으로, 환자를 면담하고 사정하기 위한 조언을 제시하고 사정을 하는 6단계 방법과 이유를 설명한다.

1. 자료수집
2. 단서를 확인하고 추론하기
3. 자료확인
4. 자료를 묶음
5. 유형을 확인
6. 자료를 보고하고 기록

ANA 표준

표준1 : **사정.** 간호사는 환자의 건강 상태에 적합한 자료를 수집한다.

기대되는 학습 효과

이 장의 내용을 학습하고 난 후에는, 다음과 같은 것을 할 수 있어야 한다.

- 비판적 사고를 증진시키는 사정의 5가지 특성을 알고, 사정의 5단계가 어떻게 비판적 사고를 증진시키는가를 설명할 수 있어야 한다.
- 불완전하거나 부정확한 사정 자료가 간호 계획 전체에 영향을 미치는 이유를 설명할 수 있다.
- 기초 자료를 사정하는 용어와 사정의 핵심을 비교할 수 있다.
- 사정과 관련된 윤리적, 문화적, 영적인 면의 중요성에 대해서 논의할 수 있다.
- 면담하고 신체 사정하는 방법을 설명하고 명확히 할 수 있다.
- 개방형 질문, 폐쇄형 질문, 유도적인 질문, 탐구적인 진술의 예를 들 수 있다.
- 임상에 있을 때 면담과 신체사정을 어떻게 할 것인지를 설명할 수 있다.
- 간호사정에 있어서 주관적, 객관적 자료를 구별할 수 있고, 그 두 가지가 필요한 이유를 설명할 수 있다.
- 단서와 추론을 구별할 수 있다.
- 한 가지 이상의 방법으로 자료를 조직화하는 것(즉, 신체 계통 모델과 간호 모델의 두 가지 방법)이 비판적 사고를 향상시키는 이유를 설명할 수 있다.
- 이 다음에 임상에 있을 때 보고하고 기록할 정보를 어떻게 결정할 것인지 설명할 수 있다.

사정 : 건강상태를 확인하는 첫 번째 단계

건강상태를 확인하는 첫 번째 단계인 사정은 환자를 면담하고 관찰하고 환자의 건강 상태라고 하는 그림을 그리기 위해서 "필요한 퍼즐 조각들"을 발견하여 자료를 수집하는 시간이다. 전체적인 계획이 이 단계에서 수집하는 자료에 좌우되기 때문에, 사실적이고 완전하고 조직화된 정보를 수집해야만 한다.

이 장의 분위기를 파악하기 위해서, 비판적 사고를 향상 시키는 사정의 특성들에 대해서 생각해 보자.

비판적 사고를 향상 시키는 사정의 특성들

목적적

비판적 사고를 향상시키기 위해서는, 사정에 대한 접근이 변화해야 하는데 이는 환자의 상황이라고 하는 환경과 당신의 목적에 따라 다르기 때문이다. 예를 들면 : 당신은 간호의 모든 면을 사정하려고 하는 것인지, 그렇지 않으면 하나의 특별한 문제만을 조사하려고 하는 것인지? 당신은 입원환자를 사정하려고 하는 것인지, 그렇지 않으면 집에 있는 사람을 사정하려고 하는 것인지? 그 대상이 성인인지, 그렇지 않으면 어린아이인지? 목표는 환자가 그들의 특별한 상황(즉, 나이, 문화, 독립성의 정도)을 고려하여, 가능한 최상의 방법으로 결과를 이루어내도록 돕기 위한 개별화된 계획이 있다는 것을 확인하는데 필요한 모든 정보를 얻는 것이다.

중점적 및 관련적

위에서 기술한 것처럼, 사정은 목적과 내용에 달려있기 때문에 관련된 정보를 얻는 것에 초점을 맞추어야만 한다.

체계적

사정에 대한 체계적인 접근을 하면 중요한 사항에 주의를 기울이고, 우선순위를 결정하는 방법을 배우고, 이해하고, 빠뜨리는 것과 같은 실수를 하는 것을 피하는데 도움이 된다.

이해가 되고 정확한

비판적 사고를 하는데 있어서 가장 흔한 실수는 불충분하거나 그릇된 정보에 기초하여 문제를 확인하거나 판단을 하는 것이다. 정보는 사실적이고, 목적을 뒷받침할 만큼 완전해야만 한다. 예를 들면, 어떤 특별한 문제에 대한 정보를 얻기 위한 목적으로 사정을 하는 것은 모든 면에 대한 복합적인 자료를 얻기 위한 목적으로 사정을 하는 것보다는 짧아야만 한다.

표준화된 방법으로 기록

(기억에 의존하는 대신) 컴퓨터화 되거나 미리 인쇄된 체크리스트대로 따라서 하는 안내서처럼, 목적이 있고, 관련성이 있고, 체계적이고, 완성도가 있는 사정을 하기 위해서 작성된 표준화된 도구의 중요성을 인정해야 한다. 아무리 경험이 풍부하다 할지라도 전적으로 두뇌에 의존해서는 안 된다. 도구를 사용하는 것이 도움이 된다. 사정한 것을 기록하기 위해서 표준화 된 도구를 사용하는 것이 다른 팀 멤버들이 비판적으로 사고하는데 도움이 된다.

제시 2-1에 사정과 관련된 비판적 사고의 지표가 나와 있다.

제시 2-1 사정과 관련된 중요한 지적인 비판적 사고 기술들

비판적 사고를 하는 간호사는 :

- 기준과 원칙을 준수한다.
- 체계적이고 이해 가능한 방법으로 사정한다; 간호의 관심사를 확인하기 위해서 간호의 짜여진 틀을 사용한다; 의학적 관심사를 확인하기 위해서 신체 체계의 짜여진 틀을 사용한다.
- 편견을 발견한다; 정보 제공의 신빙성을 확인하다.
- 정상과 비정상을 구별한다; 비정상에 대한 위험성을 확인한다.
- 중요한 자료를 확인한다; 관련이 있는 것과 없는 것을 구별 한다; 관련이 있는 자료들을 함께 묶는다.
- 가정과 일관성이 없음을 확인한다; 정확성과 신빙성을 체크한다; 그릇된 정보를 찾는다; 기술된 사정에 초점을 맞춘다.
- 말과 글로써 효과적으로 의사소통한다.
- 환자, 가족, 동료, 같이 일하는 사람들과 협력한다.
- 적절한 방법으로 우선순위를 정하고 결정을 내린다; 결정을 내릴 때 제 삼자도 참여시킨다.
- 득과 실을 따진다; 중재를 개별화한다.
- 윤리적 중요성을 확인하고 적절한 행동을 취한다.
- 기술, 정보 및 인적 자원을 확인하고 사용한다.
- 갈등을 공정하게 기술한다; 긍정적인 상호인간 관계를 조성한다.
- 변화를 촉진하고 인쇄하다.
- 시간과 환경을 조직화하고 관리한다.
- 팀웍을 촉진한다(공통된 목표에 초점을 맞춘다).
- 조직적 사고의 모범을 보인다.

사정의 6가지 활동들

이 장에서는 사정의 6가지 활동들에 대해서 언급하려고 한다. 이러한 활동들은 종종 겹치거나 동시에 행해진다. 예를 들면, 아래의 1, 2, 3번은 사정을 시작할 때 동시에 발생한다 - 혈압을 측정(1), 고혈압의 가능성을 의심할 만큼 혈압이 충분히 상승되었는지를 결정하고(2), 올바르게 혈압을 측정하였는지 확인하기 위해서 다른 팔에서 다시 한번 혈압을 측정한다(3).

1. **자료수집** : 건강 상태에 대한 자료를 수집하는 것
2. **단서 확인과 추론하기** : 의미 있는 자료를 찾아내서 그 자료가 암시하는 것에 대한 결론을 도출하는 것
3. **자료 확인** : 자료가 정확하고 완전하다는 것을 확신하기 위해서 다시 한번 확인하는 것
4. **조직화(자료를 묶음)** : 건강이나 질병의 유형을 확인하는데 도움을 주기 위해서 관련된 정보의 조각들을 그룹 짓는 것(즉, 영양에 관한 자료를 함께 묶고, 휴식에 관한 자료를 함께 묶고 등등)
5. **유형을 확인/처음 받은 느낌을 시험** : 즉각적으로 상황을 더 잘 이해하기 위한 더 많은 정보를 얻기 위해서 유형을 살펴보고 사정에 초점을 맞추는 것. 예를 들면, 다른 사람의 자료가 영양불량의 유형을 나타낸다는 것을 의심하고 이러한 유형의 원인(잘 안 먹으려고 하는 습관이 있거나 사 먹기 위한 충분한 돈이 없다거나와 같은 다른 이유가 있을 수 있다) 이 무엇인가를 찾으려고 한다.
6. **자료를 보고하고 기록** : 중요한 자료를 보고(즉, 고열)하고, 기록하는 것

그림 2-1 사정이 어떻게 진단의 단계를 정하는지를 보여준다. 다음의 규칙을 기억하라 :

> **규칙 :** 사실적, 관련적 및 복합적인 사정이 정확한 진단과 안전하고, 효과적이고 효율적인 개별화된 계획을 세우는 열쇠이다.

자료수집

자료수집은 계속적인 과정이다. 처음 환자를 만났을 때부터 시작해서 그 환자가 퇴원할 때까지 계속된다. 환자의 건강에 관한 정보를 모으기 위해서 사용하는 정보와 방법을 한번 살펴보고자 한다.

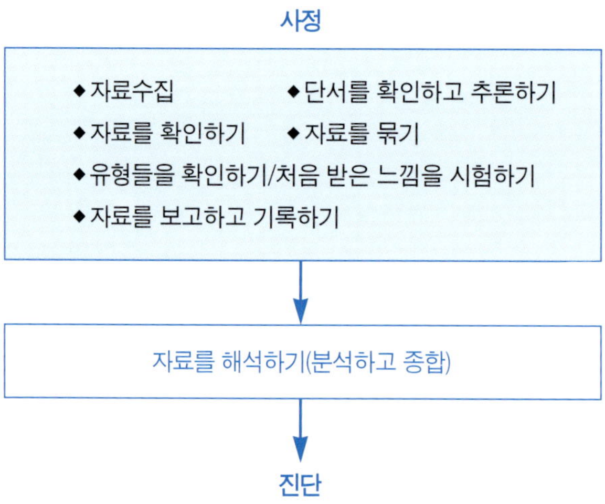

그림 2-1 위의 그림은 진단을 내리기 위한 전략인 사정의 단계를 보여주고 있다.

어떤 자료들을 사용해야 하는가?

다음의 내용은 자료 수집을 할 때 고려해야 하는 자원들을 요약한 것이다.

- ◆ 대상자(환자, 가족, 지역사회)
- ◆ 중요한 다른 사람들
- ◆ 간호, 의학적 기록
- ◆ 구두와 서면으로 하는 의뢰서
- ◆ 진단적 검사

위의 내용들이 중요하다고 할지라도, 다음의 규칙을 기억해야 한다.

규칙 : 가장 최신의 정보는 당신이 직접 환자를 사정하는 것에서 얻을 수 있다.

포괄적인 자료 수집을 하는 방법

포괄적인 자료 수집은 세 단계에서 발생한다 :

1. **환자를 보기 전 :** 당신이 할 수 있는 것을 발견한다. 이러한 정보는 단지 이름과 나이 정도로 제한적인 것이거나 또는 의학적 기록처럼 좀더 확장적일 수 있다.
2. **환자를 볼 때 :** 환자를 면담하고 신체사정을 실시한다.
3. **환자를 보고 난 후 :** 당신이 사용한 정보들을 다시 살펴보고 다른 추가적인 정보를 제공하는 자료들이 무엇인지를 결정한다(즉, 약 처방에 관한 더 많은 정보를 얻기 위하여 약사에게 물어볼 수도 있다).

포괄적인 자료 수집을 하기 위해서, 사정 도구를 계획하는 방법과 필요로 하는 정보가 무엇인지에 영향을 주는 네 가지 중요한 요소들이 있다.

1. **사정의 목적.** 예를 들면, 포괄적인 자료 수집을 하는 것인지 또는 중점적인 사정을 하는 것인지.
2. **특별한 임상 환경에서 흔하게 부딪히게 되는 욕구와 문제들.** 예를 들면, 성인을 사정하는 도구는 유아를 사정하는 도구와 다르고, 급성기 환자치료에 사용되는 사정 도구는 정신적인 간호를 하기 위해서 사용되는 도구와는 다르다.
3. **협회에서 정의내린 사정을 위한 기준**(예를 들면, the Joint Commission for Accrediation of Healthcare Organization [JACHO],the Community Health Accrediation Program [CHAP], the American Nurses Association [ANA], the American Association of Critical-Care Nurses [AACN]).
4. **학교에서 채택한 간호 모델이나 이론.** 예를 들면, Gorden의 기능적 건강 패턴이나 Oream의 자가 간호 이론.
5. **보험회사에서 필요로 하는 정보**는 도구가 필요로 하는 정보에 영향을 미칠 수 있다.

기초자료(간호의 시작) 대 중점적 사정

사정의 주된 유형에는 두 가지가 있다.

1. 기초자료(간호의 시작)의 사정 : 포괄적인 정보는 사정할 대상자와 처음 접촉하면서 건강 상태에 대한 모든 면을 모으는 것이다.
2. 중점적 사정 : 특별한 건강 상태를 확인하기 위해서 자료를 모으는 것이다.

기초자료(간호의 시작) 사정

환경에 따라서 - 예를 들면, 응급 간호 대 장기 간호 - 정부와 통제 기관들은 간호사들이 표준화 된 환자 사정 도구를 완수해야 한다고 요구한다. 예를 들면, 의료보험과 의료보호 상환을 받는 장기 환자를 간호하는 기관들은 다음의 내용들을 이행해야 한다.

- ◆표준화되고 재생 가능한 기초적이고 정확한 자료 사정을 계획한다(82-85 페이지, 그림 2-2의 보기를 참조).
- ◆표준화된 방법으로 최소한의 일련의 자료를 수집한다(87 페이지, 그림 2-4의 보기를 참조).

중점적 사정

기초자료 사정의 부분으로써 또는 간호의 특별한 부분을 관찰하기 위한 그 자체로써 중점적 사정을 할 수도 있다. 예를 들면, 입원 시 기초 자료의 부분으로써 두부손상을 입은 환자의 신경학적 상태를 확인하기 위해서 중점적 사정을 할 수도 있다. 나중에는 매 시간마다 상태의 변화를 체크하기 위해서 신경학적으로 중점적 사정을 계속할 것이다. 86 페이지의 그림 2-3은 환자가 의료진을 만나기 전에 그들의 증상에 관해서 생각해 보도록 권유하는 중점적 사고를 보여주고 있다. 다음은 중점적 사정을 하는 동안 당신이 의문을 가져야만 하는 질문의 유형들이다.

중점적 사정을 처음 할 때 하는 질문들의 보기

- 증상들은 무엇인가?
- 아픈 곳을 한 손가락으로 지적할 수 있는가?
- 언제부터 아프기 시작하였는가?
- 완화시키는 것은 무엇인가?
- 악화시키는 것은 무엇인가?
- 이러한 증상들의 원인이 되는 약을 복용하고 있는가?
- 이러한 증상들의 원인이 되는 다른 무엇인가가 있다고 생각하는가?

중점적 사정을 계속 할 때 하는 질문들의 보기

- 문제의 현재 상태는 어떠한가?
- 기초 자료와 비교해 볼 때, 그 정보는 문제가 더 나아지거나 더 나빠지거나, 또는 같다는 것을 암시 하는가?
- 어떤 요소들이 문제에 영향을 미치는가?
- 문제의 현재 상태에 대해서 환자의 기대는 무엇이고 어떻게 치료할 것인가?

다음의 중점적 사정의 보기는 변비라는 문제를 사정하기 위해서 선행해야 하는 질문들을 보여주고 있다.

변비에 대한 중점적 사정의 보기

1. 배변활동의 현재 유형은 무엇인가? 변비의 증상, 징후나 위험요인의 증거가 있는가?
2. 기초 자료와 비교해 볼 때, 현재의 상태가 변비를 유발했다는 것을 암시하는가?
3. 어떤 요소들이 변비에 영향을 미치는가?(즉, 부족한 식사, 수분 섭취 부족, 약의 부작용, 부동)
4. 현재 상태와 변비를 예방하고 치료하는 것에 대한 환자의 견해는 무엇인가?

건강증진 : 예방과 조기 진단을 위한 선별작업

당신이 일하고 있는 곳이 어디냐에 따라서 시행하는 사정이 흔한 건강 문제들을 예방하고 조기 진단하는데 도움이 될 수도 있다.

일반적으로 선별작업은 인생의 주기에 있어서 중요한 시점에 행해진다. 예를 들면 다음과 같다.

- ◆표준화 된 척도(scale)를 사용해서 유아 발달을 사정하는 것
- ◆학령기 아동의 신장, 체중, 시력을 재는 것
- ◆청소년기에 알콜과 우울을 사정하는 것
- ◆성인기에 콜레스테롤과 잠혈 검사를 하는 것

사람들의 삶의 질과 수명 연장을 지향하는 Healthy People 2010의 목표를 충족시키기 위해서, 모든 건강관리 제공자들은 모든 중요한 접촉을 하는 동안 일어나는 건강증진 상담에 관해서 기록할 것을 권고 받는다.

환자들에게 정보를 제공하고, 함께 결정하도록 돕는 것

사정의 중요한 일부분은 환자에게 정보를 제공하고 그들이 따라야만 하는 예방적인 방법들과 선별작업에 대한 결정을 하도록 돕는 것이다. The U.S. Preventive Services Task Force(USPSTF)에 따르면,

건강 문제의 선별작업에 대한 논의 기간과 질병을 예방하기 위한 약의 사용은 다음의 내용에 따라서 다양하다.

- ◆그 서비스가 얼마나 유용한지를 설명하는 과학적인 근거
- ◆각 환자의 건강, 선호하는 것, 관심사
- ◆의료진의 의사 결정 스타일
- ◆사용할 수 있는 시간의 양과 같은 실제적인 제한

USPSTF는 환자가 다음과 같다면 정보를 제공하고 상호 협조적으로 결정할 수 있다고 지적한다.

1. 예방해야 하는 질병의 심각성이나 위험을 이해한다.
2. 예방적 서비스가 포함하고 있는 것이 무엇인지를 이해한다(위험, 이득, 대체 가능한 것들, 불확실한 것을 포함).
3. 서비스와 관련된 잠재적인 해와 득에 관한 그들의 가치에 무게를 둔다.
4. 환자가 원하고 편안함을 느끼는 수준에서 의사 결정을 내린다.

USPSTF는 모든 의료진들이 균형 잡히고, 치우치지 않고, 근거에 기초를 둔 정보에 대한 환자의 욕구에 반응할 준비가 되어있어야 한다고 제안한다.

건강증진에 대하여 좀더 검색하기를 원한다면?

Acess these helpful articles on the Web : 1)Fielo, S. *Screening : How to change world health*. Retrieved from http://nsweb.nursingspectrum.com/ce/ce211.htm; 2)Agency for Healthcare Research and Quality. (2004). *Shared decision-making about screening and chemoprevention : A suggested approach from the U.S. Preventive Services Task Force*, Retrieved from http://www.ahrq.gov/clinic/3rduspstf/shared/sharedba.htm. Article originaly published in 2004 in *American Journal of preventive Medicine*, 26(1), 56-66.

면담과 신체사정

면담으로부터 얻은 정보가 신체사정에서 얻은 것을 보완한다는 것을 다음의 보기에서 확인할 수 있다.

예

"숨쉬는 것이 편안하지 않아요." 라고 말하는 여성을 면담한다. 그 다음에 당신은 청진기로 그녀의 폐음을 청진한다. 청진한 것(호흡음이 정상이건 비정상이건 간에)은 당신이 들은 이야기를 명확하게 하고 보완해 주는 추가적인 정보를 제공한다.

제시 2-2 미국의 예방 의학팀(USPSTF)은 건강증진을 위한 선별검사를 할 것을 권유한다.*

미국의 예방 의학팀(USPSTF)은 사전 선별 검사, 상담, 예방접종, 예방적 투약을 포함하는 예방의학의 장점을 사정하기 위하여 임상 연구를 엄격하게 심사한다. http://www.ahcpr.gov/clinic/gcpspu.htm#screening에서 근거에 기초한 조언, 이론, 다음의 임상 상태에 대한 서류를 다운로드 받을 수 있을 것이다.

- ◆종양
- ◆심혈관 질환
- ◆손상
- ◆감염성 질환(에이즈를 포함)
- ◆정신 건강과 약물 남용
- ◆대사, 영양, 내분비 질환(비만 포함)
- ◆근,골격계 질환
- ◆소아 질환
- ◆시력과 청력 질환

*자료는 http://www.ahcpr.gov/clinic/gcpspu.htm#screening로부터 인용함.

윤리적, 문화적, 정신적인 문제들

윤리적, 문화적, 정신적인 문제들은 면담과 검진이 성공하는데 영향을 미친다. 간호사로서 당신은 :

1. 인간의 존엄성과 환자의 유일성을 존중하면서, 사회적 또는 경제적 상태, 개인의 재산, 건강 문제의 특성에 구애되지 않는 서비스를 제공해야만 한다.
2. 정보를 보호하면서 공정하게 사생활에 대한 환자의 권리를 보호해야만 한다.
3. 정직해야 한다. 당신이 자료를 어떻게 사용할 것인지에 관해서 진실 되게 말해야만 한다.
4. 개인의 문화적이고 종교적인 신념을 존중하고 문화와 관련된 신체적 경향을 알아야만 한다.
   - ◆**생물학적 다양성.** 예를 들면, 인종간의 차이(즉, 피부색과 결, 고혈압과 같은 질환에 민감성)
   - ◆**편안한 의사소통 유형.** 예를 들면, 어떤 언어와 몸동작들이 쓰이는지, 눈맞춤이 받아들여지는지, 다른 사람에게 가까이 접근하는 것이 위협적인지.
   - ◆**가족 구조.** 다양한 가족의 단위가 있다.
   - ◆**사람들이 자연을 지배할 수 있고 건강에 대한 그들의 능력에 영향을 미치는 것에 대한 믿음.**
   - ◆**사람들의 신에 대한 개념과 정신적인 믿음과 건강상태의 관계에 대한 믿음.**

면담

관계를 형성하고, 질문하고, 경청하고, 관찰하는 능력은 치료적인 관계형성에 요구되는 긍정적인 간호사 - 환자 관계를 수립하는데 중요하다. 의료적 도움을 구하는 환자들은 매우 상처받기 쉬운 위치에 놓여있다. 환자들은 간호사들의 훌륭한 도움의 손길 안에 있고 자신들의 걱정거리가 해결될 것이라는 것을 알기를 원한다. 다음의 지침들은 당신이 믿음을 가지고, 긍정적인 자세를 가지고, 걱정을 더는데 도움이 될 수 있을 것이다.

지침 : 돌봄적 면담을 증진시키기

관계를 형성하는 방법

면담하기 전 :

- **조직화 한다** : 당신이 할 일이 무엇인지를 안다면, 당신은 좀더 자신감 있고 그 사람에게 집중할 수 있을 것이다.
- **기억에 의존하지 않는다** : 당신이 할 질문의 지침을 쓰거나 프린트하라. 어떤 간호사들은 지침에 따른 자료를 사용한다.
- **충분한 시간을 계획한다** : 입원 시 면담은 보통 30분에서 1시간 정도 걸린다.
- **사생활을 보호한다** : 조용하고, 방해받지 않고, 사생활을 보호하는 환경을 갖추도록 한다.

알림

영적 요구는 중요하다

영적인 것은 인간의 모든 것을 포함한다. 많은 사람들이 믿음의 조직화된 체계 - 기존의 종교 - 에 대해서 동의하지 않는다 할지라도, 실제적으로 모든 인간은 정신적인 존재이고 어떤 개인적인 원칙을 가지고 있다. 이러한 원칙들은 그들 자신, 세계, 신이나 더 높은 힘에 대한 시각을 형성하게 한다. - Susan Richardson,RN,MS,CS

(Richardson,2001)

- **집중한다** : 다른 관심사들은 잊고 이 시간 만을 갖는다.
- 당신이 확신에 차있고, 따뜻하고 도움이 되는 사람으로 보이도록 한다 :

면담을 시작할 때 :

- **이름과 지위를 설명한다.** 이렇게 하는 것은 당신이 책임을 가지고 당신의 행동에 대하여 기꺼이 설명할 준비가 되어있다는 메시지를 전해준다.
- **환자의 이름을 확인한다.** 그리고 그를 어떻게 부르는 것이 좋을지를 묻는다. 그가 좋아하는 이름을 불러주는 것은 그를 더욱 편안하게 하는데 도움이 되고 좋아하고 싫어하는 것이 있는 개인으로 그를 인정한다는 메시지를 전해준다.
- **의도를 간략하게 설명한다**(즉, "당신을 간호하기 위한 계획을 세우기 위해서 입원 시 면담을 하러 왔다.").

면담을 하는 동안 :

- **그 사람에게 집중하라.** 공책이나 사정 도구에 한눈을 팔지 마라.

◆서두르지 마라. 서두르는 것은 그가 하고 있는 말에 관심이 없다는 의사표현이다.

◆앉아라. 이렇게 하는 것은 시간을 기꺼이 투자할 것이라는 의사표현이다.

경청하는 방법

◆열정적으로 경청하라.

◆간단한 어구를 사용한다.

◆말 뿐만 아니라 감정에 귀 기울인다.

◆말하는 것과는 일치하지 않는 메시지를 암시하는 몸짓을 보았다면 그에게 알려라(즉, "당신은 아프지 않다고 말하지만, 내가 보기에는 당신이 불편해 보인다.").

◆환자가 기억을 잘 하지 못하더라도 인내심을 가져라. 나중에 당신에게 관련된 질문을 한다면 이러한 정보는 기억이 날 수도 있다.

◆방해하지 마라. 만약 면담이 다른 길로 벗어날지라도, 환자가 그가 하던 문장을 끝까지 말할 수 있게 하고, 그 다음에 "우리가 샛길로 빠진 것 같은데요. 다시 제 자리로 돌아갈까요?" 라고 말한다.

◆대화하는 도중에 잠깐의 틈을 준다. 침묵은 당신과 환자에게 함께 생각할 시간을 제공 하고, 환자가 제공한 정보의 정확성에 대해서 당신이 생각할 시간을 준다.

질문하는 방법

◆환자에게 중요한 문제를 먼저 질문한다(즉, "이 곳에 온 주된 이유는 무엇입니까?").

◆증상과 징후에 관한 특별한 정보를 얻기 위한 질문에 중점을 둔다.

예를 들면 : "어디가 문제인지를 나에게 알려주세요." "이것을 어떻게 느끼는지를 더 자세하게 설명해주세요." "이것이 언제 시작되었지요?" "이것이 언제 발생한 것 같은가요?" "완화시키는 방법이 있나요?" "악화시키는 것은 무엇인가요?"

◆유도하는 질문을 하지 않는다(즉, "술을 마시지 않지요, 그렇지요?" 라는 질문은 환자에게 "네" 라는 대답을 유도한다).

◆탐색적 진술을 사용한다. 특별한 상태에 대해 좀더 자세히 말하도록 말하세요, 설명하세요, 좀더 상세히 설명하세요 같은 말을 사용한다(예 - 수면양상에 대하여 좀더 말해주세요). 이는 유도하는 질문과는 다르기 때문에 나는 탐색적 질문이라고 한다.

◆비판적으로 생각할 수 있는 능력을 증진시키고 사실을 알아내는 의사소통 기술을 사용한다.

- 당신이 다른 사람의 견해에서 바라보는데 도움이 되는 구문을 사용한다(즉, "당신의 관점에서 본다면 가장 큰 문제가 무엇입니까?").
- 환자가 한 말을 그대로 반복한다. 이러한 테크닉은 의미를 명확하게 한다(즉, "당신이 말할 때..., 이러한 뜻이지요...?" 또는 "내가 정확하게 이해하기 위해서 당신이 한 말을 다시 한번 반복해 볼께요.").
- 개방형 질문을 사용한다("기분이 좋아요?" 라는 질문보다는 "기분이 어때요?" 와 같은 한 단어 이상의 대답을 요하는 질문).

◆환자가 너무 아파서 힘들어하는 경우가 아니거나 예 또는 아니오의 대답을 들음으로써 반응을 명확히 하려고 하는 것이 아니라면(한 단어의 대답을 요하는) **폐쇄형 질문은 피한다.**

관찰하는 방법

◆**말로 불편하다고 표현하는 것과 관련된 부분을 주의 깊게 사정한다.** 예를 들면, 만약 누군가가 복통을 호소한다면, 복부를 주의 깊게 사정하는데 초점을 맞춘다.

◆**감각을 사용한다.** 비정상적인 것을 보고, 듣고, 냄새 맡을 수 있는가?

◆**전반적인 외양을 살펴본다.** 그 사람의 옷차림은 깨끗한지, 건강해 보이는지, 영양적으로 균형 잡힌 것처럼 보이는가?

◆**신체 언어를 관찰한다.** 그 사람이 편안해 보이는가? 긴장되어 보이는가? 위축되어 보이는가? 어떤 행동들을 보는가?

◆**상호작용 유형을 주목한다.** 면담 형태에 대한 반응에 주의를 기울인다(즉, 때때로 문화적이고 개인적인 차이가 의사소통의 장벽을 초래한다.).

표 2-1 개방형 질문과 폐쇄형 질문

폐쇄형 질문	개방형 질문
이것 때문에 기분이 좋습니까?	이것 때문에 어떤 감정을 느끼나요?
남편과 사이가 좋습니까?	남편과의 관계는 어떤가요?
이것이 위를 아프게 하나요?	이것이 위에 어떤 영향을 미치나요?

표 2-2 개방형 질문과 폐쇄형 질문의 이로운 점과 해로운 점

이로운 점	해로운 점
개방형 질문	
단지 한 마디의 대답만을 요구하는 질문보다는 더 많은 정보를 가져온다. 사람들에게 말할 기회를 주고 대화에 참여 하게 한다. 좀 더 정직한 대답을 하게 한다. 일반적으로 덜 위협적이고 부정적인 판단을 하지 않게 한다. 중요한 관심사를 암시하는 것으로 종종 해석된다.	질문에서 벗어나게 할 수도 있다. 더 많은 단어의 대답을 필요로 한다. 이것은 응급 상황이나 환자가 혼돈, 통증, 숨쉬기 어려울 때에는 바람직하지 않을 수 있다. 제 자리에서 벗어나는 기회를 제공한다.
폐쇄형 질문	
개방형 질문에 대한 반응을 명확하게 한다. 응급 상황일 때 시간이 절약된다. 특별한 자료에 대해서 면담을 할 때 도움이 된다. 혼돈, 통증, 숨쉬기 어려운 환자에게 도움이 된다.	좀 더 위협적일 수도 있다. 제공된 정보의 양이 제한적이다. 환자의 관점에서 관심사를 표현하는 것을 방해한다. 간호사와 환자 사이의 활발한 대화를 방해한다.

면담과 사정을 종결하는 방법

- **기간이 길어진다면, 미리 알려 준다 :** "끝나려면 5분 남았습니다."
- **환자가 그녀에게 있어서 가장 중요한 관심사를 요약하도록 요청한다.** 그 다음에 그들을 볼 때 가장 중요하게 여겨지는 것을 요약한다. 예를 들면, "좋아요, 지금까지 많은 것에 관해서 대화를 나누었어요. 내가 정확히 이해했는지 확인하기 위해서, 내가 당신을 도울 수 있는 가장 중요한 것 세 가지만 이야기해 주세요."
- **논의하지 않은 중요한 관심사가 있는지 물어본다.** 예를 들면, "나에게 더하고 싶은 이야기가 있나요?"
- **질문에 대한 대답과 자원으로써 자신을 제공한다.** 예를 들면, "나는 당신이 하는 일에 대해서 알기를 원합니다. 바뀐 것이 있거나 궁금한 것이 있으면 저에게 알려주세요."
- **일상적인 돌봄에 대해서 설명하고 간호를 결정하는데 책임이 있는 사람에게 대신 정보를 제공한다.**
- **적극적인 관심을 가지고 종결을 하고 활동적으로 참여하도록 격려한다.**

제시 2-3 의사소통 시 범하기 쉬운 실수

- 허락도 없이 이름을 부르는 것. 어떤 사람에게 있어서는, 가까운 친구나 가족이 아닌 사람이 이름을 부르는 것이 경시하는 것으로 느낄 수도 있다.
- 귀여운 이름을 부르는 것. 가까운 가족이 아닌 사람이 "허니, 자기, 귀여운 것, 할멈" 이라고 부르는 것이 경시하는 것으로 느껴질 수도 있다.
- 낮추어 이야기 하는 것
- 일반사람들에게 의학 용어를 사용하는 것. 많은 사람들은 활력징후와 같은 의학 용어를 알지 못한다.
- 그 사람의 반응에는 주의를 기울이지 않고, 당신이 편안한 의사소통 기술을 사용하는 것. 예를 들면, 격려하기 위해서 누군가를 만지는데 그가 움츠려드는 것을 알아차리지 못하는 것. 그가 움츠려드는 것은 누군가가 나를 만지는 것을 싫어한다는 메시지이다.
- 중요한 상황임에도 불구하고 활동적인 전략보다는 수동적인 전략을 쓰는 것

생각해 보기

관련된 질문을 묻기 위한 학습

특정한 상황에서 특정한 정보를 얻기 위한 전체적인 사정 도구는 관련된 완벽한 자료를 얻기 위해서 중요하다. 도구가 이끌어 가는 모든 정보의 조각들이 왜 필요한지를 자신에게 묻는 것은 관련된 질문을 묻는 비판적 사고 기술을 습득하는데 도움이 된다.

신체사정

신체사정을 하는데 있어서 중요한 점은 철저하고, 체계적이고, 능숙한 기술이다. 신체사정 기술은 다음의 내용을 포함한다.

- ◆ 시진 : 당신의 손가락, 눈, 귀, 코의 감각을 사용해서 주의 깊게 관찰하는 것
- ◆ 청진 : 청진기로 듣는 것
- ◆ 촉진 : 통증을 시험하기 위해서 만지고 누르면서 간과 같은 내부 구조물들을 느끼는 것
- ◆ 타진 : 반사를 확인하고 물이 찬 곳이 있는지 확인하기 위해서 직접 또는 간접적으로 몸의 표면을 두드리는 것

신체사정을 하는데 있어서 철저하고 체계적인 최상의 방법은 당신의 접근을 조직화 하는 좋은 방법을 선택하고 그것을 꾸준하게 사용해서 자동적으로 되게 하는 것이다.

다음의 두 가지가 사정을 조직화하는데 영향을 미친다.

1. 환자의 상태 : 환자가 아프거나 특별한 불편감이 있다면, 신체의 다른 부분으로 가기 전에 문제가 있는 영역에서 먼저 시작한다. 예를 들면 복통이 있다면, 배를 먼저 살핀다; 만약 의식이 없다면, 신경과 호흡과 심혈관의 상태를 먼저 사정한다.
2. 당신이 선호하는 것 : 예를 들면, 머리와 목을 먼저 사정하기 시작해서 흉곽, 배, 다리, 발의 순서대로 아래를 향해서 계속 진행하는 머리 - 발의 접근 방법을 선택할 수 있다. 그렇지 않으면 호흡계를 시작으로 해서 심장, 순환, 신경, 위장, 비뇨생식기, 근골격, 피부의 순서대로 진행하는 체계별 접근법을 선택할 수도 있다.

신체사정을 실시하는 지침

- ◆ 당신과 환자 사이의 의사소통을 증진시킨다. 침묵 속에서 일하기보다는 프라이버시를 지키면서 관계형성을 하고, 좋은 면담 기술을 사용한다.
- ◆ 프라이버시 제공. 검진을 시행하는 신체의 부분만 드러내게 하고, 신체의 나머지 부분은 가려준다. 환자가 볼 수 없는 부분을 만지기 전에는 먼저 말해준다.
- ◆ 기억에 의존하지 마라. 정확성을 위해서 기록한다.
- ◆ 사정을 조직화하는 방법을 선택해서 계속적으로 사용한다.

제시 2-4 체계적인 머리에서 발끝까지의 신체 사정

- **신경계.** 정신상태, 지남력, 동공반응, 시력과 눈의 움직임, 구개반사, 청력, 미각, 감각, 후각, 걸음걸이, 협응력, 팔과 다리의 반상, 통증이나 두통과 같은 불편감이 있는지를 체크한다.
- **호흡계.** 목구멍, 기도, 숨소리, 호흡률과 깊이를 사정한다.
- **심혈관계.** 심첨맥박, 리듬, 심음, 맥박의 질, 말초부종, 통증이나 흉통이나 사지의 통증과 같은 불편감이 있는지를 체크한다.
- **피부.** 색, 온도, 피부의 긴장도, 부종, 병변, 발진, 덩어리, 모발의 분포를 체크한다. 특히 남성과 여성의 유방에는 덩어리나 유두의 분비물이 있는지 살핀다. 가려움, 통증, 불편감이 있는지 체크한다.
- **근골격계.** 근육의 톤, 힘, 움직임의 범위, 근육통이나 경련 같은 통증, 불편감이 있는지 체크한다.
- **위장관계.** 입술, 혀, 치주, 치아, 장음, 복부팽만, 매복, 치질복통과 같은 통증이나 불편감이 있는지 체크한다. 구토 시에는 색과 피가 섞였는지를 체크한다.
- **비뇨생식계.** 소변의 색과 양을 체크한다. 방광용적이 늘어났는지, 대음순의 상태, 고환검사, 통증이나 불편감이 있는지 체크한다.

생각해 보기

통증과 기침 - 다섯 번째와 여섯 번째 활력징후

통증은 다섯 번째 활력징후이다. 네 가지 활력징후(체온, 맥박, 호흡, 혈압)를 측정할 때, 통증이나 불편함이 있는지 묻고 정확한 원인이 무엇인지 알기 위하여 가까이서 사정한다. 기침은 여섯 번째 활력징후이다. 폐음을 완벽하게 사정하는 것이 중요하지만, 단지 몇 분 일지라도 이러한 간단한 접촉에서 당신은 많은 것을 얻을 수 있을 것이다.
"소리가 어떻게 들리는지 제가 한번 들어볼 수 있게 기침을 해 보세요?" 당신이 이렇게 요청하는 것에 대해 환자가 할 수 있는(또는 할 수 없는) 능력을 보면, 그 사람이 기침을 할 때 통증이 있는지, 울혈이 있는지, 기침을 해서 가래를 충분히 뱉을 수 있는지와 같은 많은 정보를 얻을 수 있다. 이러한 간단한 만남을 통해 더 깊은 사정이 필요한지 판단하는데 도움이 될 수 있다(어떤 병원에서는 pulse oxymetry를 여섯 번째 활력징후라고도 한다. pulse oxymetry는 혈색소의 산소 포화도 수치를 측정하기 위한 비침해적인 방법이다. pulse oxymetery는 컴퓨터화 된 장치에 연결되는 환자의 손이나 귓바퀴에 부착하는 접촉 부위로 구성되어 있다.

진단적 검사를 체크

진단적 검사를 체크하는 것은 완전한 사정을 하는데 있어서 필수적이다. 이러한 검사들은 신체가 어떻게 기능하는가에 대한 "보고 카드"와 같다. 그것은 건강상태를 결정하는데 도움을 주는 중요한 증거를 제공한다. 예를 들면; 면담과 사정에서 얻은 환자의 자료는 완벽하게 정상적일 수 있지만, 검사실 검사를 시행하지 않는 경우, 혈중 칼륨 수치의 감소와 같은 심각한 문제를 놓칠 수도 있다. 검사실 검사는 미심쩍은 것에 대한 확신을 줄 수 있다. 예를 들면, 감염이 의심된다면 혈액검사를 함으로써 확인할 수 있다.

비판적 사고 연습 III

면담과 신체사정

이 장을 마치기 위해서, 46-61페이지를 읽어라. 보기의 해답은 267페이지에 나와 있다.

Part 1 : 면담

1. 개방형 질문을 묻는 연습을 한다. 아래의 질문들을 개방형 질문으로 바꾸어 본다.
   a. "기분이 좀 나아지셨어요?"
   b. "저녁식사는 즐거웠어요?"
   c. "이곳에서 지내는 것이 좋으세요?"
   d. "통증이 있으세요?"
2. 당신이 들은 것을 반복함으로써 생각을 명확히 하는 연습을 한다. 아래의 진술은 당신이 들은 것들을 명확히 하는데 도움이 되는 개방형 질문과 반복적인 진술로 바꾸어 본다.
   a. "나는 한 달 동안 아팠어요."
   b. "제대로 되는 일이 없어요."
   c. "옆구리의 통증이 있다 없다 해요."
   d. "일주일 동안 이러한 즐거운 기분이었어요."
3. 의사소통 기술에 대한 지식을 테스트 한다. 다음 페이지의 각 문장을 읽고 그것이 개방형 질문(O)인지, 폐쇄형 질문(C)인지, 유도형 질문(L)인지, 탐색적 질문(E)인지, 말을 계속할 수 있도록 도와주는 지지적 질문(S)인지를 구별한다.
   a. "죽음이 두려우세요?"
   b. "이것이 처음 시작된 때를 저에게 말해주세요."
   c. "알겠어요."
   d. "Hector를 먹이는 것이 두렵지 않지요, 그렇지요?"
   e. "집에서 이것을 하는 것에 대해서 어떻게 생각하세요?"
   f. "고혈압의 가족력이 있습니까?"
   g. "그리고요...?"
   h. "가족이 면회 오기를 원하는 거지요, 그렇지요?"
   i. "이곳에 있는 것에 대해서 어떻게 느끼세요?"
   j. "더 이상 연습할 필요가 없어요, 그렇지요?"
   k. "의도하고 있는 것을 설명해 주세요."
4. 개방형 질문을 묻기 위해서 3번에서 확인한 각각의 질문을 반복해 본다.

Part 2 : 신체사정

1. 신체사정과 면담은 서로 조화를 이루어야 하는 것이기 때문에, 신체사정을 하는 동안 중요한 관심 영역에 대한 면담 질문에 초점을 두면서 연습하기 위해서 다음의 상황을 활용한다.

계속

a. 검진하여서 발견한다 : 다른 부분들이 깨끗하다고 할지라도 손과 손가락이 더럽다. 무엇이라고 말할 것인지 또는 무엇을 질문할 것인가?
b. 검진하여서 발견한다 : 머리 뒤에 혹이 있다. 무엇이라고 말할 것인지 또는 무엇을 질문할 것인가?
c. 검진하여서 발견한다 : 호흡이 40회이다. 무엇이라고 말할 것인지 또는 무엇을 질문할 것인가?
d. 검진하여서 발견한다 : 오른쪽 눈이 빨갛고, 눈물이 고여 있고, 감염되어 있다. 무엇이라고 말할 것인지 또는 무엇을 질문할 것인가?

2. 환자가 호소한 부분에 대한 신체사정에 초점을 맞추어서 연습한다.
a. "발진이 돋았다 사라졌다 해요." 라고 환자가 말한다. 어떻게 반응하고 신체사정을 할 것인가?
b. "배가 아파요." 라고 환자가 말한다. 어떻게 반응하고 신체사정을 할 것인가?
c. "소변볼 때 화끈거려요." 라고 환자가 말한다. 어떻게 반응하고 신체사정을 할 것인가?
d. "이전보다 체중이 증가한 것 같고, 물에 떠 있는 것 같은 느낌이예요." 라고 환자가 말한다. 어떻게 반응하고 신체사정을 할 것인가?

3. 면담하고 신체사정 하는 것은 다음에 의해서 영향을 받는다.
a. 당신이 우선시 여기는 것
b. 환자의 상태
c. 위의 두 가지 모두 해당
d. 위의 두 가지 어느 것도 해당 없음

스스로 해 보기

동료, 친구, 또는 가족들에게 82-85페이지에 나와 있는 사정도구를 사용하여서 가짜로 면담과 신체사정을 해 봄으로써 신체사정과 함께 면담기술을 연습해본다.

주관적 자료와 객관적 자료를 확인하기

주관적 자료와 객관적 자료를 고려하는 것은 서로를 보완하면서 명확하게 하기 때문에 비판적 사고에 도움이 된다.

예를 들면, 당신의 기록이 다음과 같을 수 있다 :

- ◆**주관적 자료 :** "내 심장이 뛰고 있는 것처럼 느껴져요." 라고 진술한다.
- ◆**객관적 자료 :** 오른쪽 요골 맥박이 분당 150회 일정하게 강하게 뛴다.

위의 객관적 자료는 주관적 자료를 지지한다 - 당신이 관찰한 것은 환자가 진술하고 있는 것을 확인해준다.

때때로 당신이 관찰한 것과 환자가 말한 것이 다를 수도 있다. 예를 들면, 당신의 기록이 다음과 같을 수 있다.

■ 주관적 자료 : “기분이 좋아요.” 라고 진술한다.
■ 객관적 자료 : 피부가 창백하고, 쉽게 숨이 찬다.

위에서처럼, 환자가 진술한 내용이 당신이 관찰한 내용과 다를 수 있다. 당신은 다양한 각도에서 문제를 이해하기 위하여 좀더 관찰할 필요가 있다. 다음은 이러한 자료의 두가지 유형간의 차이점을 기억하는데 도움이 될 수 있다.

ㅈ-ㅈ : 주관적 자료 = 진술된
ㄱ-ㄱ : 객관적 자료 = 관찰된

객관적 자료를 제시해야 할 때는 가능한 구체적인(측정가능한)용어를 사용해야 한다는 것을 기억해라. 예를 들면, “체온이 100.6°F” 라는 표현은 “열이 난다.” 라고 하는 표현보다는 좀더 구체적 측정 가능하다. 주관적 자료는 큰 따옴표를 사용해서 환자 자신의 말을 그대로 인용한다(다음 박스 내에 있는 “주관적 자료” 의 예를 살펴보라).

주관적 자료와 객관적 자료의 보기

주관적 자료

“배가 아파요.”
“옆구리가 찌르는 듯이 아파요.”
“집에 갔으면 좋겠어요.”
“아무도 나를 좋아하지 않는 것 같아요.”

객관적 자료

혈압 110/70
오른쪽 팔의 발진
왼쪽 발에 체중을 실으면 절룩거림
150cc 소변을 봄
왼쪽 다리에 체중을 실으면 절룩거림

단서를 확인하고 추론하기

당신이 확인한 주관적 자료와 객관적 자료가 단서로 작용한다. 단서는 당신이 재빨리 건강이나 질병에 대한 첫 인상을 얻도록 하는 자료이다. 예를 들면, 다음의 단서들을 살펴보라.

◆**주관적 자료 :** "치주 농양 때문에 방금 페니실린을 복용했어요."
◆**객관적 자료 :** 몸통에 미세한 발진

위의 내용은 페니실린에 대한 알레르기 반응이 있다는 것을 추론하게 하는 단서들을 제공한다. 단서를 받아들이거나 해석하는 것을 추론이라고 한다. 위의 경우에서, 발진에 대한 추론을 한다 : 그 발진이 페니실린 알레르기를 가리키는 것이라고 결정을 내린다.

관찰 기술, 간호 지식, 임상 전문가적 지식이 단서를 확인하고 올바른 추론을 할 수 있는 능력에 영향을 미친다. 또한 가치관과 신념이 단서를 해석하는 방법에 영향을 미친다.

단서와 추론을 이해하는 것을 명확히 하기 위해서, 단서와 일치하는 추론의 보기들을 학습해 보도록 한다.

단서와 추론의 보기

단서	*추론*
"배변하는데 힘이 들어요."	변비일 수 있다.
"말하고 싶지 않아요."	아마도 우울하거나 화가 나 있다.
혈압이 60/50	환자가 쇼크 상태이다.
"더 이상 통증을 참을 수 없어요."	환자가 참을 수 없는 통증을 겪고 있다.

자료를 확인하기

당신이 얻은 정보가 사실이고 완전하다는 것을 확인하는 것은 비판적 사고에서 필수적인 단계이다. 이렇게 하는 것은 다음의 내용을 하지 않도록 하는데 도움이 된다 :

◆가정을 하는 것
◆중요한 정보를 놓치는 것
◆상황을 오해하는 것
◆틀린 방향으로 초점을 맞추거나 결론을 내리는 것
◆문제 확인을 할 때 실수를 하는 것

예를 들면, 당신이 어떤 여성에게 그녀가 임신을 했는지를 질문했는데, 그녀가 "아니"라고 반응을 했다고 가정해보자. 당신이 더 많은 정보를 수집해서(즉, "마지막 월경일이 언제였지요?" 라고 묻거나 또는 임신 테스트 결과를 확인) 이것을 확인하지 않는다면, 그녀가 사실은 임신중인데도 임신을 하지 않았다는 가정 하에 수술을 할 수도 있는데, 이렇게 하는 것은 위험한 일이다(즉, 태아에게 해로운 약물을 처방할 수도 있다). 다음 페이지의 처음에 나오는 지침을 살펴보라.

생각해 보기

단서가 많으면 많을수록 더욱 사실에 가깝다. 근거가 많으면 많을수록 더욱 더 합당하다.

비판적 사고는 가능한 한 사실에 근거한 판단이 필요하다. 추론을 하거나 결론을 내릴 때, 단서가 많으면 많을수록 당신이 옳을 가능성이 많다. 예를 들면, 당신이 두 가지 단서 - 즉, 환자가 방금 새로운 항생제를 투여 받았고 몸에 작은 발진이 돋았다 - 를 가지고 있다고 가정하자. 만약 추가적인 단서 - 환자가 항생제에 대한 알레르기 반응을 앓은 경험이 있고 전염병에 노출된 적이 없다 - 를 얻는다면, 당신이 의심한 것이 아마도 사실일 것이라고 결론을 내릴 수 있을 것이다. 또한 한 사람 이상에게서 자료를 얻도록 한다. 만약 환자가 통증이 없다고 말하면, 당신은 이러한 사실을 그의 가족에게 이중 체크한다.

지침 : 자료를 확인하기

◆ **정확하게 측정 가능한 자료는 사실로 받아들여질 수 있다**(즉, 키, 체중, 검사결과). 그러나 검사의 정확성에 영향을 미치는 검사실의 실수 가능성도 있다는 것을 기억해야한다(즉, 환자가 1시간 전에 밥을 먹었을지라도 공복 시 혈당 검사가 행해진다).

◆ **다른 사람이 관찰한 자료(간접적인 자료)는 사실일 수도 또는 사실이 아닐 수도 있다.** 중요한 정보일 때에는 직접 관찰하거나 환자를 면담해서 확인해야 한다.

◆ 의심스러운 정보는 다음의 기술을 이용하여 확인해야 한다.

- 환자가 제공하는 단서와 불일치하거나 매우 비정상적인 정보는 이중으로 체크한다(즉, 저울의 눈금이 나타내는 것보다 훨씬 무겁거나 가벼운 것처럼 보이는 아기는 두개의 저울로 측정 한다; 매우 높거나 낮은 검사 결과는 반복 측정한다).
- 사용하는 장비가 제대로 작동하는지 이중으로 체크한다.
- 자신의 자료를 다시 체크 한다(즉, 혈압을 다른 팔에서 다시 재거나 10분 후에 다시 잰다).
- 정확성에 영향을 미치는 요소들을 살펴본다(즉, 체온은 올라갔는데 다른 증상이 없는 사람 이라면 방금 뜨거운 차를 마셨는지를 체크한다).
- 같은 자료를 모으기 위하여 다른 사람, 가능하면 전문가에게 도움을 청한다(즉, 당신이 혈압을 잘 측정하지 못한다면 더 경험이 많은 간호사에게 도움을 청한다).
- 환자가 말한 내용이 당신이 관찰한 내용과 일치하는지를 확인하기 위하여 주관적 자료와 객관적 자료를 비교 한다(즉, "심장이 뛴다" 라는 표현과 실제 맥박수를 비교한다).
- 진술을 명확히 하고 환자에 대한 추론을 확인한다(즉, "내가 보기에 당신은 매우 불안해 보인다." 라고 말하는 것).
- 당신이 받은 느낌과 의료진의 다른 중요한 구성원이 받은 느낌을 비교해본다.

비판적 사고 연습 IV

주관적 자료와 객관적 자료; 단서와 추론; 자료 확인

이 장을 마치기 위해서는, 63-66 페이지를 읽어야 한다. 보기에 대한 답은 268페이지에 나와 있다.

Part Ⅰ. 주관적 자료와 객관적 자료

사례

미첼씨는 그가 51살이라고 말한다. 그는 흉통으로 어제 입원하였다. 그의 주치의가 다음의 검사를 처방하였다 : 심전도, 흉부 x-ray, 혈당검사를 포함하는 전반적인 혈액검사. 이러한 검사들의 결과가 방금 챠트에 부착되었다. 당신이 미첼씨와 이야기 할 때 그가 "오늘은 기분이 훨씬 나아졌고, 통증도 없어요." 라고 말한다. 당신은 그가 좀 피곤해 보인다고 생각한다; 그가 천천히 말하는 것 같고 정상보다 더 자주 한숨을 쉰다.
그는 지쳐 있다는 것을 받아들이지 않는다. 그의 활력징후는 다음과 같다 :
체온 98.6 맥박 74 호흡 22 혈압 140/90

1. 위의 사례에서 나타난 주관적 자료를 나열해 본다(미첼씨가 당신에게 직접적으로 이야기한 것은 무엇인가?).
2. 위의 사례에서 나타난 객관적 자료를 나열해 본다(어떤 정보가 관찰 가능한 것인가?).

Part Ⅱ. 단서와 추론들

1. 방금 주어진 사례에서 단서들을 나열해 본다.
2. 확인한 단서들에 대해서 당신이 추론한 것들을 나열해 본다.

Part Ⅲ. 자료를 확인하기

1. Part Ⅱ에서 확인한 단서와 추론으로부터 당신이 느끼기에 확실히 유효한 것, 아마도 유효한 것, 유효할 가능성이 있는 것으로 3가지로 나누어서 진술한다.
2. 아마도 유효한 것과 유효할 가능성이 있는 것으로 분류된 자료들을 위해서, 그것들이 정말로 맞는 것인지를 명확히 한다(즉, 다른 질문을 할 수도 있다).

스스로 해 보기

임상 회의에서 또는 다른 학생과 함께 실제의 환자로부터 자료를 구하고, 단서를 확인하고, 그 단서로부터 추론을 한다. 단서와 추론의 유효성과 어떻게 그 정보를 명확히 하고 확인하였는지를 논의한다.

자료를 정리하기

관련된 자료를 함께 정리하는 것은 건강 상태에 대한 명확한 그림을 그리기 위한 당신의 능력을 향상시키는 중요한 사고 원리이다. 비슷한 색을 모아서 퍼즐 조각을 맞추면 퍼즐 그림의 부분들이 보이는 것처럼, 건강 상태와 관련된 자료들을 함께 묶는 것은 건강 상태라고 하는 다양한 면의 그림을 그리기 시작하는데 도움이 된다.

만약 잘 계획된 사정 도구를 사용한다면, 그 도구가 관련된 단서들을 함께 기록하도록 하는 지침이 되기 때문에 많은 자료들이 이미 묶여져 있게 된다. 그러나 사정 도구가 모든 정보들을 조직화하지 못하고 종종 사정 도구 없이 사정이 계속되기 때문에, 이 장에서는 다른 목적 때문에 자료들을 조직하는 다른 방법들을 설명하고자 한다.

목적에 따라서 자료들을 정리하기

많은 간호사들은 모든 목적들을 충족시키기 위하여 자료를 조직하는 하나의 방법을 원한다. 그러나 "한 개의 사이즈가 모든 사람에게 맞을 수는 없다."는 것을 기억하라. 예를 들면, Gordon의 기능적 건강 유형에 따라서 자료를 묶는 것은 간호의 관심사를 확인하는 것에는 도움이 되지만, 우선순위를 결정할 때에는 도움이 되지 않는다 - Maslow의 인간의 욕구에 대한 우선순위가 그러한 목적에는 더욱 도움이 된다.

규칙 : 목적에 따라서 자료를 정리한다.

1. **간호진단과 문제를 확인하기 위해서,** 간호 모델을 사용 한다(즉, Gordon의 기능적 건강 유형, 제시 2-5).
2. **의학적 진단의 증상과 징후를 확인하기 위해서,** 의학적 모델을 사용 한다(즉, 신체 계통, 제시 2-6)
3. **우선순위를 정하기 위해서,** 그러한 목적으로 계획된 모델을 사용하거나(즉, Maslow의 인간의 욕구, 제시 2-5) 또는 "ABC's 접근"(Airway, Breathing, Cardiac and Circulatory status)을 사용한다.
4. **한 가지 방법으로 자료를 묶고,** 그 다음에 다른 방법으로 자료를 묶는 것은 비판적으로 생각하는데 도움이 된다.

다음의 표는 자료를 정리하는 것과 건강 문제를 확인하는 것 사이의 관계를 보여 준다.

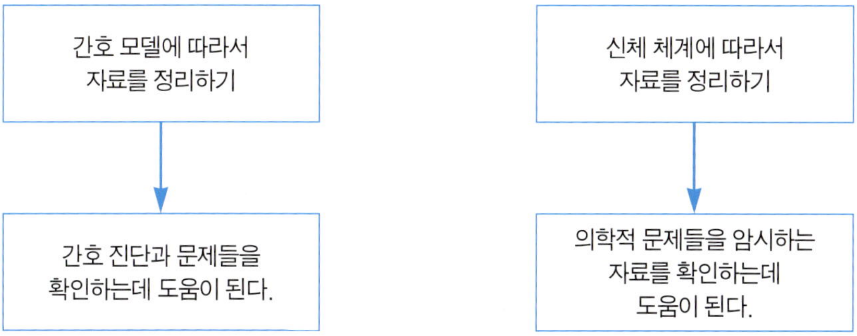
간호 모델에 따라서
자료를 정리하기
간호 진단과 문제들을
확인하는데 도움이 된다.
신체 체계에 따라서
자료를 정리하기
의학적 문제들을 암시하는
자료를 확인하는데
도움이 된다.

제시 2-5 목적에 따라서 자료를 정리하기

요점 : Gordon의 기능적 건강 유형에 따라서 자료를 정리하는 것은 간호진단과 문제를 확인하는데 도움이 된다. Maslow의 인간의 욕구에 따라서 자료를 정리하는 것은 우선순위를 정하는데 도움이 된다.

기능적 건강 유형(Gordon)

- ◆**건강 - 인식 - 건강 - 관리** : 전반적인 건강상태와 안녕에 대한 인식. 예방적 건강 실천을 하는 것
- ◆**영양 - 대사** : 음식과 수분 섭취 유형, 수분과 전해질 균형, 전반적인 치유 능력
- ◆**배설** : 분비 기능의 유형(장, 방광, 피부)과 환자의 인식
- ◆**활동 - 운동** : 운동, 활동, 레저, 휴식, 일상활동의 유형; 바람직하거나 기대되는 개인의 패턴을 방해하는 요소들
- ◆**인지** : 시각, 청각, 미각, 촉각, 후각, 통각의 인식과 같은 감각, 인지 능력
- ◆**수면 - 휴식** : 질뿐만 아니라 양적인 면도 고려하여서 24시간 동안 수면과 휴식하는 기간의 유형
- ◆**자아 - 인식 - 자아 - 개념** : 자신에 대한 태도, 능력, 신체상, 자아, 가치, 정서적 유형에 대한 인식
- ◆**역할 - 관계** : 현재의 삶의 상황에서 주된 역할과 책임에 대한 인식
- ◆**성 - 생식** : 성적으로 만족 또는 불만족. 생식의 단계
- ◆**스트레스 대처** : 스트레스를 참음 ,지지 체계, 상황을 조절하고 관리하는 능력과 같은 전반적인 대치양상
- ◆**가치 - 신념** : 선택과 결정을 할 수 있게 이끌어주는 가치, 목표, 신념

인간의 욕구(Maslow)

- ◆**신체적 욕구(우선순위 #1)** : 음식, 물, 산소, 배설, 따뜻함, 신체적 안녕
- ◆**안전과 안정에 대한 욕구(우선순위 #2)** : 신체적 안전(즉, 지팡이), 정신적 안정(즉, 아이들이 좋아하는 장난감)을 위해 필요한 것들
- ◆**사랑과 소속에 대한 욕구(우선순위 #3)** : 가족과 의미 있는 다른 사람들
- ◆**자아 존중에 대한 욕구(우선순위 #4)** : 그들 자신에 대해서 좋게 느끼는 것과 그들의 능력에 확신을 가지는 것
- ◆**자아실현에 대한 욕구(우선순위 #5)** : 성장하고, 변화하고, 목표를 이루고 싶은 욕구

규칙 : 의학적인 문제와 간호 문제 두 가지를 모두 인식하기 위해서는, 자료를 두 가지방법으로 정리한다 : 신체 계통과 간호 모델을 사용한다. 만약 단지 신체 계통에 따라서만 자료를 묶는다면, 간호진단을 확인하는데 도움을 주는 중요한 정보를 놓치기 쉽다. 만약 단지 간호 모델에 따라서만 자료를 묶는다면, 의학적 문제가 명확하지 않은 방법으로 자료를 묶을 수도 있다.

제시 2-6 신체 계통에 따라서 자료를 정리하기

이러한 방법으로 자료를 정리하는 것은 당신이 의사에게 의뢰해야 하는 자료를 확인하는데 도움이 된다.

1. 이름, 연령, 병원을 찾게 된 이유, 활력징후, 기존에 알고 있는 의학적 진단, 알레르기 , 식이문제를 포함하여서 간단한 환자의 신상명세를 함께 정리한다.

2. 다음의 체계에 이상이 있다고 의심되는 자료를 함께 묶는다 :

- 호흡계
- 심혈관계
- 신경계
- 피부계
- 위장계
- 근골격계
- 비뇨생식계

제시 2-7 인간의 욕구, 기능적 건강 유형, 신체 체계에 따라서 같은 자료를 묶는다.

다른 견해에서 간호를 하는데 도움이 되는 간호 모델에 대해서 더 알고 싶은가?

http://www.uncfsu.edu/nursing/self-concept.htm로 가면, King의 체계의 상호작용 모델, Neuman의 체계 모델, Roy의 적응 모델, Swanson의 간호과정, Orem의 자가간호 결핍 모델, Watson의 인간 과학과 인간 간호 모델외에 더 많은 것을 읽을 수 있다.

비판적 사고 연습 V

자료를 묶기

이 장을 마치기 위해서는, 68-69페이지을 읽어야 한다. 보기에 대한 답은 268페이지에 나와 있다.

1. 신체 체계의 틀과 간호 모델에 따라서 자료를 조직화 하는 것이 왜 중요한가?
2. 분리된 종이에 신체 체계에 따라서 그리고 당신이 선택한 전인 간호 모델에 따라서 다음의 자료를 묶는다.

계속

사례

1. 나이 : 36
2. 기혼, 세 명의 어린 자녀가 있다
3. 직업 : 조경사, 주부
4. 종교 : 감독파
5. 의학적 진단 : 폐렴
6. 체온 : 100 맥박 : 100 호흡 : 28 혈압 : 104/68
7. 그녀의 남편이 아이들을 어떻게 돌볼지 걱정이 된다고 말한다.
8. 항상 기침을 하기 때문에 언제나 피곤하고 쉴 수가 없다고 말한다.
8. 식욕 부진. 정상 식이의 절반에 못 미치는 양을 식사를 한다. 물을 잘 마신다.
10. 하루에 담배 1갑을 피운다고 말한다.
11. 항상 건강했었기 때문에 입원할 필요가 없다고 말한다(출산도 집에서 함).
12. 시행하는 모든 검사 때문에 신경이 예민해져 있고, 주사바늘 때문에 에이즈 감염이 우려 된다고 말한다.
13. 기침을 할 때 진하고 노란색의 가래가 나온다.
14. 지난 이틀 동안 흉부 x-ray 검사가 호전되었다.
15. 백혈구 수치가 16,000까지 상승되어 있다.

3. 위의 자료들을 조직화 할 때, 어떤 카테고리는 열거된 자료가 없는 것도 있을 수 있다. 만약 임상환경에서 이러한 일이 일어난다면, 어떻게 할 것인가?

생각해 보기

의학적인 문제를 먼저 사정하는 것이 중요하다.

만약 만성질환(즉, 당뇨, 천식, 고혈압, 관절염)을 앓고 있는 사람을 사정한다면, 간호계획을 세우기 전에 의사가 그 질환을 적절하게 치료하고 있는지를 결정하는 것이 두 가지 이유 때문에 중요하다 : (1) 의학적 문제들이 잘 치료되고 있다면 많은 간호 문제들이 사라진다. (2) 의학적인 문제를 치료하는 방법이 간호문제를 다루는 방법에 영향을 줄 수 있다(즉, 만약 심장질환을 앓는 환자에게 수분섭취를 권유하고 싶다면 하루에 허용된 수분 섭취량이 얼마인지 알아야 한다).

제시 2-7 인간의 욕구, 기능적 건강 유형 및 신체 체계에 따라서 조직화 된 같은 환자의 자료의 보기

자료

1. 21세의 남자
2. 기혼, 아이는 없음*
3. 직업 : 소방관*
4. 키 : 6′1″ 체중 : 170ib
5. 체온 : 98 맥박 : 60 호흡 : 16
6. 혈압 : 110/60
7. 두부 손상을 받아서 의식불명
8. 자발적으로 호흡
9. 폐음은 깨끗함
10. 경기를 함
11. 유치 도뇨
12. 그가 항상 변비였다고 아내가 진술함
13. 매 4시간마다 비위관을 통해서 관급식을 함
14. 사지 강직
15. 양쪽 팔꿈치가 붉게 됨
16. 페니실린에 대한 알레르기가 있음
17. 떨어져서 지내고 싶다고 아내가 말함*
18. 사고나기 전에는 신체적으로 건강하다는 것을 자랑스럽게 여겼다고 아내가 말함*
19. 사고가 나기 전 천주교로 개종할 것을 고려했었다고 아내가 말함*

Maslow의 인간의 욕구에 따른 자료의 조직화

- ◆신체 : 1, 4, 5, 6, 7, 8, 9, 10, 11, 12, 13, 14, 15, 16, 18
- ◆안전과 안정 : 7, 10, 13, 17, 19
- ◆사랑과 소속감 : 2, 17, 19
- ◆자아 존중 : 2, 3, 18
- ◆자아실현 : 3

Gordon의 기능적 건강 유형에 따른 자료의 조직화

- ◆건강 - 인지 - 건강 - 관리 유형 : 10, 18
- ◆영양 - 대사 유형 : 4, 5, 6, 8, 9, 11, 13, 15, 16
- ◆배설 유형 : 11, 12, 13, 15
- ◆활동 - 운동 유형 : 5, 8, 9, 14
- ◆인지 유형 : 7
- ◆수면 - 휴식 유형 : 7
- ◆자아 - 인식 - 자아 - 개념 유형 : 18
- ◆역할 - 관계 유형 : 1, 2, 3
- ◆성 - 생식 유형 : 2
- ◆스트레스 대처 유형 : 17
- ◆가치 - 신념 유형 : 19

의사에게 의뢰해야 하는 자료를 결정하기 위하여 신체 계통에 따른 자료의 조직화

- ◆중요한 수치들(환자의 신상명세) : 1, 4, 5, 6, 7, 10, 16
- ◆호흡계 : 8, 9
- ◆심혈관계 : 5, 6, 9
- ◆신경계 : 7, 10
- ◆근골격계 : 14
- ◆위장계 : 12, 13
- ◆비뇨생식계 : 11
- ◆피부계 : 15

* 이러한 자료는 간호 모델에 따라서 묶여지기 쉬운 자료이므로 신체 체계 조직화에 의한 카테고리에는 넣지 않는다.

유형을 확인하기/처음 받은 느낌을 시험하기

자료를 그룹으로 묶은 후, 인간 기능의 유형에 대한 첫 느낌을 가지게 된다. 그러나 그 유형들이 보이는 것처럼 실제로도 그런지, 이러한 느낌들을 시험하고 결정해야만 한다. 퍼즐을 맞추는 것처럼, 몇 개의 퍼즐 조각들을 함께 조합하고 나면 그림이 어떻게 보일지를 안다고 생각한다. 그러나 마지막 몇 개의 중요한 조각들이 전체적인 그림을 변화시키는 필수적인 요소들로 당신을 놀라게 할 수 있다.

간호사가 다음의 자료를 함께 묶는 것의 예를 살펴보자.

- ◆72세 남자
- ◆맹인
- ◆"나는 언제나 잘 부딪혀요." 라고 말한다.
- ◆"길을 찾을 때 지팡이를 사용해서 돌아다녀요." 라고 말한다.
- ◆팔과 머리에 혹과 멍이 관찰된다.

위의 내용에서 아마도 눈이 안 보이기 때문에 자주 상처를 입는다는 것을 알 수 있다. 그러나 충분한 정보는 없다. 자료를 살펴보고, 관련이 있는 것과 관련이 없는 것이 무엇인지를 결정하고, 손상을 입는 원인을 찾아볼 필요가 있다. 예를 들면, 다음과 같다.

- ◆**관련이 없는 것 :** 남자
- ◆**관련이 있는 것 :** 노인, 맹인, 언제나 잘 부딪힌다고 말한 것, 지팡이를 사용하는 것, 팔과 머리에 혹과 멍이 든 것

위의 내용으로 보아서 손상이 눈이 안 보이는 것과 관련이 있다는 결론을 내릴 수 있다. 그러나 "혼자 살고 있는지, 아니면 누군가 돌보아 줄 사람이 있는지?" "눈이 안 보이는 것이 정말로 손상의 원인인가?" 와 같은 질문을 좀 더 해볼 필요가 있다. 아마도 몸이 약하거나 어지럽기 때문에 넘어질 수도 있다. 만약 그가 지팡이를 바르게 사용하고 있다면, 그가 항상 넘어질 것인가?

예를 들면, 위에 설명한 남자에게 있어서 그가 왜 그리고 어떻게 상처를 입는지를 명확히 하기 위해서 시험하는 질문을 할 수도 있다. 그가 입은 손상이 기절, 잘못된 지팡이 사용법, 약물, 혈소판 수치 저하, 항응고제 복용과 관련이 있다는 것을 발견할 수도 있다.

처음 받은 느낌을 시험하고 건강과 질병의 유형에 관한 중요한 정보의 조각들을 얻는데 사정의 초점을 맞추기 위하여, 다음의 중요한 생각의 원칙을 기억하라.

1. **관련이 있는 것과 관련이 없는 것을 결정 한다 :** 관련이 있는 정보를 놓친 것이 있는지 자신에게 질문해 본다.

2. 원인과 결과를 기억 한다 : 왜 또는 어떻게 그러한 일이 발생했는지 발견한다. 보통 한 가지 이상의 원인적 요소가 있다는 것을 기억 한다(건강 문제는 복합적인 상황이다).

보고와 기록

사정의 마지막 단계는 보고와 기록이다. 적절한 방법으로 비정상적인 자료를 보고하는 것은 긴급한 문제를 진단하고 치료하는데 속도를 붙게 한다.

1. 계속성 : 만약 그것을 보고하지 않는다면 당신이 머리 속으로 무슨 생각을 하는지 아무도 알 수 없다. 그것이 당신의 주머니 속에만 있다면 아무도 당신의 기록을 읽을 수 없다.
2. 정확성 : 만약 즉시 보고한다면 덜 잊게 된다. 기억에 남아 있을 때 기록을 하면 더 정확하고 완벽할 것 같다.
3. 비판적 사고 : 중요한 자료를 보고하는 것은 당신이 생각하는 일에 대하여 다른 누군가가 생각하게 하는 것이다. 정보를 기록하고 그것이 의미하는 것과 어떤 정보를 놓쳤는지를 생각해 보는 것은 비판적으로 생각하는 능력을 길러준다.

중요한 발견을 보고하는 것은 전반적인 사정 자료를 기록하는 것보다 중요하다. 예를 들면, 만약 당신이 누군가의 활력징후를 측정하였는데 체온이 104°F라는 것을 발견하였다면, 전체적인 자료를 기록하는데 시간을 뺏기기 전에 즉시 보고를 하여야 한다.

사정은 자료를 기록하는 것으로 끝이 아니라는 것을 알아야 한다. 사정 도구가 당신이 사정을 하는데 있어서 지침이 될 수는 있지만 전부일 수는 없다.

규칙 : 비판적 사고를 증진시키기 위해서, 사정한 것을 기록한 후에 기록한 것을 살펴보고 그것에 관해서 생각해 본다. 무엇을 놓쳤을까? 이 정보가 정확하다는 것을 어떻게 확신할 수 있을까? 어떤 유형, 문제, 위험이 나타날 것인가? 와 같은 질문을 자신에게 던져본다. 개인적인 노트와 작업계획표가 도움이 될 수도 있지만 표준 양식을 따르는 것이 실수와 생략의 우를 범할 기회를 줄인다.

무엇을 보고할 것인지 결정하기

많은 신규 간호사들은 무엇을 보고해야 할지 결정하는데 어려움을 겪는다. 당면한 문제에 있어서 중요한 자료가 무엇인지에 대한 확신을 가질 수 있는 경험을 충분히 쌓을 때까지, 다음의 규칙을 기억하라.

규칙 : 비정상적이라고 의심되는 것은 무엇이든지 보고하라.

생각해 보기

비정상적이라고 의심되는 것은 보고할만한 가치가 있다.

비정상적이라고 의심되는 것을 당신의 지도교수, 상사에게 보고하는 것은 다음의 세 가지를 성사시키는 것이다.
1. 스스로 그 문제를 진단내릴 수 있는 능력이 없다 할지라도, 초기 진단을 내리는데 도움이 된다.
2. 다른 사람들이 당신 환자의 안녕에 책임지게 한다.
3. 학습하는데 도움이 된다. 종종, 그 정보가 중요한 것인지를 결정하는데 도움을 받는다.

비정상적인 것이 무엇인가를 결정하기

비정상적인 것을 결정할 때 고려해야 하는 많은 요소들이 있다(즉, 나이, 질병 과정, 문화 스트레스에 대한 내성). 무엇이 비정상적인가에 대한 확신이 서지 않는다면, 같이 일하는 더 경험이 많은 간호사나 감독에게 물어본다. 당신이 놓친 것이 있는지 확인하기 위해서 사정한 자료를 살펴봐 달라고 그들에게 부탁한다. 다음의 두 가지 규칙을 기억하라.

규칙 : 무엇이 잘못되었는지를 결정하기 위해서, 그 정보를 정상적인 기준과 비교해 본다. 만약 그 정보가 정상 범위에서 벗어났다면, 그것은 비정상적인 것으로 간주한다. 예를 들면, 당신이 돌보고 있는 환자의 안정 시 맥박이 일분에 110회 뛰고 있다면, 정상 성인의 안정 시 맥박이 일분에 60에서 100회이기 때문에 비정상적인 것으로 의심할 수 있다.

규칙 : 정상 범위는 환자마다 그리고 상황에 따라서 다양하다. 예를 들면, 분당 110회의 맥박은 아이나 불안한 사람에게는 정상일 수 있으나, 안정 시 맥박이 분당 60회인 사람이 자고 있을 때에는 비정상이다. 항상 자신에게 질문을 던져라. 이 연령, 이러한 문화, 이러한 생활방식과 문제를 가진 사람에게 있어서, 또는 이러한 상황에서 이것이 어떻게 정상일까?

지침 : 중요한 발견을 보고하기

일반적인 지침

- 만약 "내가 보고 할 것이 있는지를 확신할 수가 없다." 라는 생각이 들면, 이러한 결정을 내릴만한 지식이 충분하지 않으므로 도움을 구해야만 한다. 감독, 더 경험이 풍부한 간호사, 문헌의 자문을 구한다.

◆가능한 한 빨리 비정상적인 발견을 보고한다. 이렇게 하는 것은 당신이 잊는 것을 예방해 주고 문제를 신속히 처리할 수 있게 한다.

◆보고를 하기 전에, 필요한 모든 정보(즉, 환자의 이름, 방 호수, 활력징후, 검사결과, 섭취량과 배설량, 투약 기록) 를 가지고 있는지 확인하는 시간을 잠시 가진다. 응급 상황에서는 이것이 불가능할 수도 있다. 이러한 경우에는, 정보 수집을 계속하는 동안 다른 간호사가 접촉하도록 부탁을 한다.

제시 2-8 정상과 비정상을 결정하기

환자에게 질문한다.

◆당신에게 있어서 이것이 정상인지 비정상인지 말해 주실 수 있으세요?
◆당신에게 있어서 무엇이 정상인지 설명하실 수 있으세요?

자신에게 질문한다.

◆이 연령의 사람에게 무엇이 정상으로 받아들여지는가? 신체적 상태는? 문화는? 발달단계는?
◆이러한 사람에게 무엇이 정상으로 받아들여지는가?
이러한 질병과정에서?
이러한 투약 처방을 가진 사람에게서?
이러한 신념이나 문화적 배경을 가진 사람에게서?
이러한 직업, 사회적 지위, 생활방식을 가진 사람에게서?
◆내가 수집한 자료들과 입원 시 수집한 자료 또는 지난 24-48시간 내에 수집한 자료를 비교한다면, 문제가 커졌다는 것을 반영하는 변화가 있는가?
◆조합했을 때, 비정상적인 전체적인 그림을 제시하는 많은 비정상적인 요소들이 존재하는가?
◆개인이 그의 건강에 이롭지 않은 것으로 받아들이는 것이 무엇인가?

◆중요한 사항을 메모해 두고, 읽는다(즉, “나는 지금 2411호실의 Barnes씨에 대해서 보고하고 있다. 그가 0에서 10까지의 통증 스케일에서 4로 평가하는 흉통을 호소한다. 나는 그에게 제산제를 투여했는데 호전이 되지 않는다. 심첨 맥박은 120회이고 호흡은 24회로 활력징후는 변화가 없다”).

◆정확한 정보를 제공한다. 그 사실을 어떻게 해석하기 보다는 사실을 진술한다. 이렇게 하는 것은 다른 의료진들이 사실에 대한 당신의 해석에 영향을 받지 않고 그들 스스로가 결론을 내릴 수 있도록 한다.

◆당신이 보고한 사람이 그 사실을 듣고 난 후에도 문제를 이해하지 못한 것 같으면, 그 때에는 발생한 사건에 대한 당신의 해석을 말하도록 한다(즉, “그녀가 편두통이 있는 것 같고 통증 완화를 위해서 타이레놀보다 더 강한 약이 필요한 것 같다”).

◆ 당신이 보고한 시간, 보고한 사람의 이름, 그 문제를 해결하기 위해서 취한 행동을 기록한다.

예

옳음 : Ling 부인은 오른쪽 머리의 편두통을 호소한다. 그녀는 통증이 0에서 10까지의 통증 범위에서 5에 해당한다고 평가한다. 한 시간 전에 아세타미노펜 750mg을 먹었는데도, 여전히 안정이 되지 않고 통증도 나아지지 않는다. 활력징후와 신경학적 상태는 안정적이다.

그름 : Ling 부인은 잘 지내지 못한다. 그녀가 이미 아세타미노펜을 먹었는데도 전혀 나아지지 않기 때문에 그녀는 편두통이 있는 것 같다.

전화 보고를 위한 지침

◆ 당신의 이름과 직위를 밝힌다. 만약 당신이 학생이라면, 당신은 구두 처방을 받아서는 안된다. 이러한 경우에는, 스피커폰을 사용해서 당신의 지도자가 들을 수 있게 하고, 지도자가 같이 듣고 있다는 것을 의사에게 말해주어야 한다(즉, "나는 Nola Smith이고, 학생이다. 나의 지도자인 Mrs. Morgan이 같이 듣고 있다").

◆ 환자의 이름, 진단명, 위치를 말해주고, "내가 이야기하고 있는 환자가 누구인지 당신은 아세요?" 라고 묻는다. 이렇게 함으로써 그 의사가 환자에게 초점을 맞출 시간적인 여유를 제공하게 된다. 그렇게 하는 것은 또한 얼마나 많은 배경적인 정보가 필요한지를 당신이 파악하는데도 도움이 된다.

◆ 처방을 반복해서 다시 말함으로써 그 대화를 당신이 어떻게 해석하고 있는지를 이중으로 체크한다(즉, "체온이 102 가 넘지 않으면, 보고하지 말라는 거지요, 그렇지요?").

◆ 전화상으로 처방을 받을 때는 정책을 따르도록 한다. 어떤 기관에서는, 실수를 예방하기 위하여, 전화로 처방받는 것을 금한다.

규칙 : 국가의 안전 목표에 따르면, 모든 중요한 대화에서는, 수동적인 기술보다는 능동적인 기술을 사용하는 것이 낫다. 예를 들면 : 당신이 이해하고 있다는 것을 다른 사람이 알 수 있도록 다른 사람이 당신에게 이야기 한 것을 반복해서 이야기 한다("그가 어느 것에도 알레르기 반응이 없다."고 당신이 이야기 하는 것이지요?). 당신이 말한 것을 다른 사람이 반복해서 말하도록 요청한다("당신이 이해했는지를 내가 알 수 있도록 내가 이야기한 것을 다시 반복해서 말해주세요."). 고개를 끄덕이거나 아무말 없이 경청하는 것과 같은 수동적인 전략은 실수를 범할 위험을 증가시킨다.

기록할 것을 결정하기

당신이 생각하기에 보고할 만큼 중요한 정보라면, 대부분은 기록할 만큼 중요하다. 어떻게 그리고 무엇을 기록하느냐 하는 것은 환자의 안전과 과실에 대한 고소로부터 자신을 보호하기 위해서 매우 중요하다.

생각해 보기

지휘 계통의 시작이 중요하다.

환자 옆에서 간호를 하는 간호사들은 지휘 계통의 시작에 책임이 있다(만약 문제에 직면한다면, 당신은 상사에게 말할 것이고, 그 상사는 그 사실을 알아야 할 그 다음 사람에게 말할 것이고, 그 사람은 또 그 다음 사람에게, 등등). 만약 환자가 당신이 취한 행동에 적절한 방법으로 반응하지 않는다면 - 예를 들면, 통증이 나아지지 않는다면 - 당신의 직속 상사가 알아야만 한다. 대부분의 기관에는 당신이 따라야만 하는 "지휘 계통"에 대한 정책이 있다. 중요한 것은 당신은 도움을 받아야 한다는 것이다. 지휘 계통의 시작을 늦추는 것은 결과적으로 해가되고 의료과오에 대한 고소로 이어질 수 있다.

규칙 : 보고한 것은 무엇이든지 기록한다. 보고한 사람의 이름을 포함하고 일하는 곳의 기록 정책을 따른다. 정책은 기관마다 다양하지만, 그것에 따른다 - 그것들은 허용되는 간호의 기준에 대한 법적인 기록을 제공하는 완벽한 자료를 만들어서 당신을 보호하기 위한 것이다.

다음의 지침은 좋은 기록 습관을 형성하는데 도움이 된다.

지침 : 간호 자료 기록하기

(수행에 대한 기록을 위한 추가적인 지침은 209페이지에 나와있다.)

◆잠재적으로 위험한 약어를 사용하지 않기 위해서 "사용하지 말라"는 목록을 확인한다. Institute for Safe Medication Practices(ISMP) 웹 사이트(www.ismp.org)에서 위험한 약어 목록을 찾아볼 수 있다.

◆기록에 대한 정책에 따른다. 그것들은 법과 제도적인 필수사항을 충족시키기 위한 것이다.

◆필기로 기록하는 체계라면, 세월이 지나도 읽기 쉽게 잉크를 사용해서 쓰거나 프린트한다. 다른 사람들이 당신이 기록한 것을 이해하지 못한다면 다른 사람들에게 있어서 당신의 기록은 쓸모가 없는 것이고, 만약 당신이 5년 후에 법정에서 그 당시에 있었던 일을 회상해 내야 한다면 당신에

게 있어서 그것들은 쓸모가 없어질 것이다. 읽을 수 없는 기록은 법정에서 당신을 불리하게 할 수 있다; 판사가 조잡한 필기를 조잡한 간호로 해석하기 쉽다.

◆가능한 한 빨리 자료를 완성한다. 기록을 미루면 나중에는 기준 이하의 간호를 한 것으로 해석될 수 있는 생략과 실수의 결과를 가져올 수 있다. 자료를 완성하기 전에 병실을 떠나야만 한다면, 떠나기 전에 가장 중요한 정보(즉, 활력징후, 알레르기, 투약) 만이라도 기록해야 한다.

◆가치판단을 하지말고 객관적으로 기록한다. 직접인용을 사용해서 주관적 자료를 기록한다.

예

옳은 것 : "나는 치료 받으러 가고 싶지 않아요." 라고 말한다.
그른 것 : 불평이 없다.

◆부정적인 함축을 가진 단어의사용을 피한다(즉, "술취한", "동의하지 않는"). 법정에서 그들이 당신에 대해서 부정적인 태도를 가질 수 있다.

◆확실한 정보를 유지한다. 그것이 법이다. 만약 컴퓨터화 된 환자의 자료에 접근할 수 있다면, 권한이 없는 사람이 민감하고, 신뢰성 있는 정보에 접근하는 것을 막기 위한 "logging off"를 포함한 전자 기록에 대한 정책을 따른다.

◆간단하게 기록한다; 사실을 기록한다.

예

옳은 것 : 왼쪽 아래쪽에서 호흡음이 감소되었다. 흡기 시 왼쪽 아래쪽에서 "찌르는 듯한 통증"을 호소한다. 호흡수는 32회, 맥박은 110회, 혈압은 130/90이다.
그른 것 : 숨쉬는데 문제가 있는 것 같다. 흉통을 호소한다.

◆만약 추측을 한다면 증거가 있어야 한다.

예

옳은 것 : 불편해 보인다. 질문을 하면, 그는 "좋다" 그리고 "불편하지 않다"라고 말하지만, 눈을 마주치지 않고, 단지 한 단어로 된 대답만을 하고, "말하고 싶지 않다"라고 한다.
그른 것 : 불편해 보인다.

◆ 실수를 한다면, 처음에 기록한 단어를 지우거나 덮어쓰지 말고 고친다. 대신, 처음 기록한 단어에 줄을 긋고, "error"와 당신의 이름을 쓴다. 이러한 과정을 따르지 않고서는 절대로 기록을 바꾸어선 안된다; 이는 고의적으로 사실을 은폐하려는 듯한 암시를 줄 수 있고, 그렇게 하는 것은 의료과오로 여겨질 수 있다.

◆ 만약 환자가 질문에 대답을 하지 않는다면, 환자가 한 말을 기록한다(즉, "말하지 않는 것이 낫겠어요"). 만약 중요한 다른 사람으로부터 당신이 생각하기에 기록할 만큼 중요한 정보를 얻었다면, 그 이름과 환자와 그 사람과의 관계를 적는다(즉, "그가 몰핀에 알레르기가 있다고 아내가 말한다").

비판적 사고 연습 VI

비정상적인 자료를 알아내고, 관련있는 것이 무엇인지를 결정하기

이 장을 마치기 위해서는, 73-80 페이지을 읽어야 한다. 보기에 대한 답은 268페이지에 나와 있다.

1. **아래의 연습문제를 완성함으로써 무엇이 정상이고 비정상인지 확인하는 것을 연습한다.** 다음의 자료를 공부한다. 왼쪽에 있는 여백에, 정상적인 자료 옆에는 "N", 비정상적인 자료 옆에는 "A"라고 적는다.
   a. 그는 보통 격일로 배변을 한다고 말한다.
   b. 체온이 101℉
   c. 맥박이 72회이고 규칙적(성인)
   d. 맥박이 150회(성인)
   e. 온몸에 담마진이 돋는다.
   f. 엄마가 방을 떠날 때 유아가 운다.
   g. 환자가 소변 볼 때 아프다고 호소한다.
   h. 할머니가 갑자기 좋아하는 손자를 알아보지 못한다.
   i. 할머니가 "안경을 끼는 한 볼 수 있다."라고 말한다.
   j. 유아가 울고, 귀를 잡아당기고, 엄마가 달래도 소용이 없다.

2. 어떤 특정한 환자의 상황과 관련이 있는 것을 알기위한 좋은 방법은 기준이 되는 사정도구를 얻어서 각각의 자료가 왜 기록되어져야 하는지를 자신에게 묻는 것이다. 그림 2-2를 살펴보고 각각의 자료가 급성기 간호와 왜 관련이 있는지를 결정한다.

요 약

건강상태를 결정하는 첫걸음인 사정은 자료수집, 단서의 확인 및 추론, 자료 확인, 자료 묶기, 유형 확인 및 자료의 보고 및 기록이라고 하는 6개의 중요한 단계로 구성되어 있다. 이러한 활동들은 그 다음 단계인 진단, 계획, 수행을 준비할 때 정확하고, 완전하고, 조직적일 수 있게 돕기 위한 것이다. 비판적 사고를 증진 시키는 사정은 목적이 있고, 초점이 있고, 적절하고, 체계적이고, 이해가능하고, 정확하고, 표준화 된 방법으로 기록된다. 당신이 자료를 어떻게 묶느냐 하는 것은 문제를 어떤 식으로 보느냐 하는 것에 영향을 미친다. 간호와 의학적인 문제를 놓치지 않기 위해서, 신체 체계 틀과 자료를 묶기 위한 간호 모델을 모두 사용한다. 적절한 방법으로 비정상적인 자료를 보고하고 기록하는 것은 환자의 문제를 조기에 발견하게 하고 당신이 배우는데 도움이 된다.

Main Line Health

Jefferson Health System

☐ Paoli Hospital ☐ Lankenau Hospital
☐ Bryn Mawr Hospital

INITIAL PATIENT ASSESSMENT

Complete shaded area **OR** ☐ See 24 Hour Flow Sheet ☐ See Critical Care Pathway ☐ See E.D. Triage Sheet

Date: Weight: Language spoken other than English

Primary Care Physician: ______ Specialist: ______

Vital Signs Temp ______ RR ______ BP ______
O2 Sat ______ O2 ______ RA ______ Not Applicable

Reason for procedure/hospitalization: ______

Procedure/Date: ______

Allergies: Drug/Food/Latex/Tape/Dyes ☐ None Known

ALLERGIES	REACTION	ALLERGIES	REACTION

ALL MEDICATIONS ☐ SENT HOME ☐ TO PHARMACY

(include over-the-counter drugs, vitamins, diet pills, and herbals currently being taken)	Dose	Route	Frequency	Last Taken	Reason for Taking/Comments
1.					
2.					
3.					
4.					
5.					
6.					
7.					
8.					
9.					
10.					
11.					
12.					
13.					
14.					
15.					

Recent: ☐ Aspirin ☐ Ibuprofen ☐ Anti-inflammatory ☐ Vitamin E ☐ Blood Thinner ______ ☐ Last Dose ______ ☐ None

PAST SURGICAL HISTORY

Past Surgical History ______

Previous anesthesia: ☐ General ☐ Spinal ☐ Other ______

Problems with Anesthesia? ______ ☐ Motion Sickness

Blood Donations-This Admission ☐ Autologous ☐ Direct Donor ☐ None

그림 2-2 Comprehensive Data Base form.

Patient Name: ________________ MR #: ________ Date: ________

HEALTH HISTORY **Check/Circle Applicable Boxes Only**

NEUROLOGIC	CARDIOVASCULAR	RESPIRATIORY	GASTROINTESTINAL
☐ CVA/TIA	☐ High blood pressure/Low blood pressure	☐ Emphysema/Bronchitis	☐ Last B.M. ____
☐ Speech difficulty	☐ Aneurysm	☐ Asthma	☐ Hiatal hernia/Reflux
☐ Swallowing/Choking	☐ Congenital heart defect	☐ Shortness of breath	☐ Hepatitis
☐ Blackouts/Fainting/Vertigo	☐ Heart attack	☐ Cough	☐ Ulcers
☐ Seizure	☐ Heart failure	☐ TB	☐ Crohn's/Colitis
☐ Migraine/Headaches	☐ Murmur	☐ Pneumonia	☐ Gall bladder disease
☐ Numbness/Tingling	☐ Chest pain/Angina	☐ Seasonal/Enviromental allergies	☐ Irritable bowels
☐ Confusion	☐ irregular pulse	☐ Snoring/Apnea	☐ Diverticular disease
☐ Dementia	☐ Circulation problem	☐ Post nasal drip	☐ Ostomy ____
☐ Memory changes	☐ Phlebitis/Clots	☐ Bronchial dysplasia	☐ Recent change in bowel habits
☐ Head injury	☐ Pacemaker/Defib.	☐ Other ____	☐ Blood in stool
☐ Abnormal fontanel closure	☐ High cholesterol	☐ *No identified problems*	☐ Other ____
☐ Other ____	☐ Other ____		☐ *No identified problems*
☐ *No Identified problems*	☐ *No identified problems*		

MUSCULOSKELETAL	GENITOURINARY	PSYCHOSOCIAL	INTEGUMENTARY
☐ Arthritis	☐ Kidney stones	☐ Alcohol use ____	☐ Skin problems ____
☐ Muscle weakness/Spasticity	☐ Prostate problems	☐ Drug use ____	☐ Old scars
☐ Joint replacement ____	☐ Incontinence	☐ Panic/Anxiety attacks	☐ Rash
☐ Spinal problems	☐ Burning/Urgency/Frequency	☐ Depression	☐ Ecchymosis
☐ Other ____	☐ Blood in urine	☐ Physical/Psychological abuse	☐ Tattoos
☐ *No identified problems*	☐ Kidney failure/Dialysis	☐ Tobacco use ____	☐ Dry skin
METABOLIC	☐ Ostomy ____	☐ Claustrophobia	☐ Petechia
☐ Diabetes type: ____	☐ Breast Mass/Tenderness/Discharge	☐ Attention deficit disorder	☐ Pressure ulcers location ____
☐ Thyroid	☐ LMP ____	☐ Growth and development not appropriate for age	☐ Lower leg/foot wounds ☐ Right ☐ Left ☐ Both
☐ Hypoglycemia	☐ Possibility of pregnancy	☐ Bereavement	☐ Other ____
☐ Anemia	☐ Breat feeding	☐ Other ____	☐ No identified problems
☐ Other ____	☐ Other ____	☐ *No identified problems*	
☐ *No identified problems*	☐ *No identified problems*		

CURRENT PAIN

☐ Denies Pain

Location/Intensity(note on figure) ____

Characteristic/depression ____

Temporal pattern of pain(onset, duration, etc.) ____

Previous treatment for pain ____

Impact on ADL's ____

Indicate where pain is located andd label the intensity 1-10, with "l" meaning minimal pain to "10" being the worst pain.

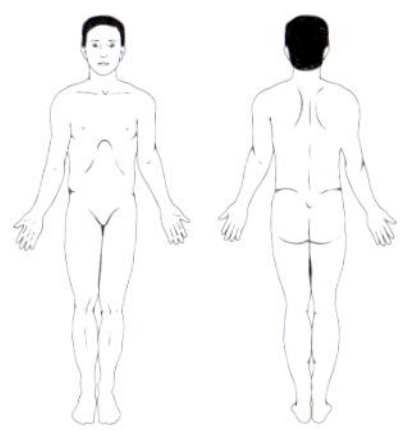

X = Pain
O = Wound

MISCELLANEOUS

☐ Vision changes
☐ Glaucoma/Cataracts
☐ Hearing Deficit
☐ Blood/Bleeding Disorders
☐ CA ____
☐ Skin Problems
☐ Infectious Disease/STD
☐ Head Circumference (if appropriate)
☐ Immuizations up to date(≤18yrs)
☐ Other ____
☐ *No identified problems*

Asslstive Devices/Personal Items:

☐ Orthodontic appliance
☐ Dentures ____
☐ Hearing Aid
☐ Breathing Devices ____
☐ Prosthesis ____
☐ Glasses/Contacts
☐ Body Piercing
☐ Hairpiece
☐ Religious Items ____
☐ Crutches/Walker/Cane/Wheelchair
☐ Other ____
Comments: ____

Comments: ____

Advance Directives ☐ NA (Patient < 18 years old) ☐ Unable to Assess

Does the patient have an advance directive? ☐ Yes ☐ No

☐ Copy in current chart
☐ Refer to old records
☐ Patient/Family to obtain copy for record
☐ Patient to formulate another advance directive(sample in "It's Up To You")
☐ Substance as stated by patient: ____

☐ Information Given
☐ Information Declined
☐ Patient declines stating content
☐ Patient/family declines to bring, and/or complete advance directive information
☐ Refer to Social Work

그림 2-2 계속

Patient Name: ______________________ MR #: __________ Date: __________

FALL RISK ASSESSMENT* Low Risk 2-20 Moderate Risk 25-60 High Risk 65-100 *See Patient Safety: Fall Safety Program

Fall Assessment Indicators	Weight Score	Assessment Score
Admission or transfer	5	
History of falls	20	
Recent change in functional mobility	20	
Alteration in elimination	20	
Diagnosis/Medication which effects cognition/mobility/balance	10	
Confusion/impairment of judgement/forgetful/agitated and or non-compliant	20	
Sensory/Visual/Perceptual impairment(unrelated to above)	5	
TOTAL SCORE	100	

COMPLETE THE REMAINDER OF PAGE FOR INPATIENTS ONLY UNLESS SPECIFIC ASSESSMENT IS WARRANTED

NUTRITIONAL STATUS ☐ No Identified Problems	ACTION/TAKEN
Diet prior to admission ______ If any of the following are present, send computer order to Nutrition Services ☐ Unintentional weight loss/gain ≥ 10lbs in the last 6 months ❶ ☐ Vomiting/diarrhea for the last 3 days or longer ❶ ☐ Poor appetite for the last 5 days or longer ❶ ☐ Swallowing difficulties resulting in inadequate intake ❶ ☐ Newly diagnosed pt. with diabetes need for education ❶, ❷ ☐ Pressure ulcer stage II or greater ❶ ❸ ☐ Dialysis ❶ ☐ New to modified diet and needs education ❶ ☐ ≤ 2years with minimal weight gain ❶	❶ ☐ Nutrition Referral ❷ ☐ Diabetes Educator Referral ❸ ☐ Certified Wound Ostomy Continence Nurse Referral
RESPIRATORY ASSESSMENT ☐ No Identified Problems	ACTION TAKEN
☐ Patient is pre-op for upper abdominal or thoracic surgery and has a history of Emphysema, Bronchitis, Asthma, or Pulmonary Fibrosis	☐ Respiratory Care Referred

FUNCTIONAL STATUS ASSESSMENT	Independent	Some Assist	Total Assist	ACTION TAKEN
Feeding				☐ Assist with ADL's
Brushing				
Dressing				
Toileting				☐ Patient / Family Education
Transfers(bed to chair, to/from toilet)				
Walking/ Use of Wheelchair				

If any of the following are present/ refer as follows:

☐ Physician Order Requested For:

OCCUPATIONAL THERAPY ☐ ***No Needs Identified***
- ☐ Condition resulted in difficulty in use of one or both arms.
- ☐ Decreased ability for self-care that could be helped with therapy.
- ☐ Physically unable to feed self
- ☐ Needs anticipated post procedure

☐ Occupational Therapy

PHYSICAL THERAPY ☐ ***No Needs Identified***
- ☐ Condition has resulted in mobility problems that could be resolved with therapy.
- ☐ Condition has resulted in decreased strength and/or range of motion of arms and legs.
- ☐ Condition has resulted in acute increase in muscle or back pain.
- ☐ Needs anticipated post procedure.

☐ Physical Therapy

SPEECH THERAPY ☐ ***No Needs Identified***
- ☐ Difficulty swallowing or signs of choking while drinking/eating.
- ☐ Diagnosis of stroke, myasthenia gravis and multiple intubations.
- ☐ Unable to follow simple instructions for daily care and/or unable to communicate wants and needs.
- ☐ Needs anticipated post procedure.

☐ Speech/Language Pathology

그림 2-2 계속

COMPLETE THIS SECTION FOR ALL PATIENTS

Patient Name: ______ MR#: ______ Date: ______

CULTURAL/RELIGIOUS/SPIRITUAL	ACTION TAKEN
Religious Preference: ☐ None Specific affiliation ______ Any cultural, spiritual or religious requests while in the hospital? ☐ No ☐ Yes Specify: ______ Would like to see: ☐ Hospital Chaplain/ Representative ☐ Personal Religious Leader (Name) ______ (Phone #) ______ ☐ No visits	☐ Refer to Chaplain
SOCIAL/DISCHARGE PLANNING	**ACTION TAKEN**
☐ Lives Alone ☐ Lives with spouse/significant other/family/caretaker ☐ Stairs ______ ☐ Bathroom on same level as living quarters ☐ Lives in nursing home/assisted living ❶ ______ ☐ Unable to return to previous living arrangement ❷ ☐ Compromised in ADLs and /or lack of support network ❶ ☐ Insurance concerns ❶ ☐ Financial concerns ❷ ❶ ☐ Received services prior to admission: ☐ unknown ☐ home care ☐ med equip ❶ ☐ Evidence of physical/emotional abuse or neglect or domestic violence ❷ ☐ Current substance abuse ❷ ☐ Special discharge needs ______ ☐ Patient plans to be discharged to: ______ ☐ Discharge Transportation (Name) ______ (Phone#) ______ ☐ *No discharge planning needs Identified*	☐ Assist With ADLs ☐ Patient Education ❶ ☐ Refer to case Manager ❷ ☐ Refer to Social Work

EDUCATION NEEDS ASSESSMENT

Learning Readiness: ☐ Willing to Learn ☐ Unable to Learn ☐ Resists/refuses at this time
Barriers to Learning: ☐ No Barriers ☐ Cognitive ☐ Cultural ☐ Educational ☐ Emotional ☐ Age
☐ Langauge ☐ Motivational ☐ Financial ☐ Physical ☐ Religious
☐ Comments/Other ______

Plans to Overcome Barriers to Education: ☐ Family Involvement ☐ Reinforcement ☐ Written Materials
☐ Audiovisual Aids ☐ Interpreter ☐ Other ______

Specific Educational Needs: ☐ Disease Process ☐ Activity Level ☐ Diet ☐ Procedures ☐ Hygiene
☐ Medications(including Drug and Food Interactions) ☐ Medical Equipment/Assistive Devices
☐ Skin/Ostomy ☐ Pain Management
☐ Other ______

Teaching to be directed primarily to: ☐ Patient ☐ Family ☐ Other ______

Information obtained from: ______

Completed by RN: ______ Date: ______ Time: ______

Upen entry to the Hospital:

Patient Folder Given? ☐ Yes ☐ No

Correct ID band in place Yes
☐ Patient Handbook/Patient's Rights and Responsibilities reviewed
☐ Patient/family oriented to room

Reviewed by RN: ______ Date: ______ Time:

그림 2-2 계속

FOCUS ASSESSMENT: SKIN

Note to the patient: Please help us assess your problem by taking a few moments to complete the self-assessment below. To give you the best care possible, we need you to pay attention to your body and keep us informed. In accordance with national safety goals, we want YOU to be a key player in all your health care decisions. Please speak up if you have any concerns.

Are you experiencing any of the below?(Use back of page if you need more room.)

	Yes	No	Where?	Started When?	What Makes it Better?	What Makes it Worse?
Itching						
Tingling						
Pain						
Swelling						
Redness						
Rash						
Blisters						
Drainage						
Lumps/ Lesions/ Moles						
Circulation Problems						

Other Important Questions To Think About...

	Yes	No
Have you been exposed to heat, direct sunlight, or tanning beds?		
Do you have any other symptoms, like fatigue or fever?		
Have you been exposed to chicken pox, measles, or anything like that?		
Have you been wearing clothes that fit tightly anywhere on your body?		
Are you taking any medications that have skin side effects?(List meds below)		
Anything else you want us to know?(Write on back of page)		

□ Any Allergies(include medications)?

□ Medications(Include herbal and over-counter meds):

Mark Problems Below

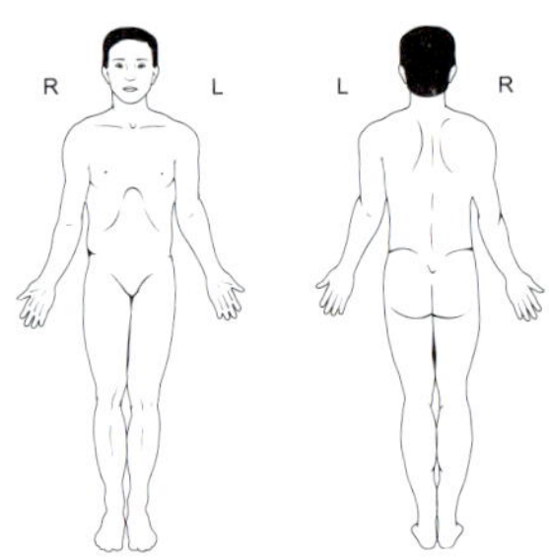

그림 2-3 Focus assessment form.

MDS Form

MINIMUM DATA SET FOR NURSING HOME RESIDENT ASSESSMENT AND CARE SCREENING (MDS)
(Status in last 7 days, unless other time frame indicated)

SECTION A. IDENTIFICATION AND BACKGROUND INFORMATION

1	ASSESSMENT DATE	☐☐ – ☐☐ – ☐☐☐☐ Month Day Year
2	RESIDENT NAME	(First) (Middle Initial) (Last)
3	SOCIAL SECURITY NO.	☐☐☐ – ☐☐ – ☐☐☐☐
4	MEDICAID NO. (If applicable)	☐☐☐☐☐☐☐☐☐☐☐☐
5	MEDICAL RECORD NO.	☐☐☐☐☐☐☐☐☐☐
6	REASON FOR ASSESSMENT	1. Initial admission assess. 2. Hosp/Medicare reassess. 3. Readmission assessment 4. Annual assessment 5. Significant change in status 6. Other (e.g., UR)
7	CURRENT PAYMENT SOURCE(S) FOR N.H. STAY	*(Billing Office to indicate; check all that apply)* Medicaid a. Medicare b. CHAMPUS c. VA d. Self pay/Private insurance e. Other f.
8	RESPONSIBILITY/ LEGAL GUARDIAN	*(Check all that apply)* Legal guardian a. Other legal oversight b. Durable power attrny./health care proxy c. Family member responsible d. Resident responsible e. *NONE OF ABOVE* f.
9	ADVANCED DIRECTIVES	*(For those items with supporting documentation in the medical record, check all that apply)* Living will a. Do not resuscitate b. Do not hospitalize c. Organ donation d. Autopsy request Feeding restrictions e. Medication restrictions f. Other treatment restrictions g. *NONE OF ABOVE* h.
10	DISCHARGE PLANNED WITHIN 3 MOS.	*(Does not include discharge due to death)* 0. No 1. Yes 2. Unknown/uncertain
11	PARTICIPATE IN ASSESSMENT	a. Resident 0. No 1. Yes a. b. Family 0. No 1. Yes 2. No family b.
12	SIGNATURES	Signature of RN Assessment Coordinator Signatures of Others Who Completed Part of the Assessment

SECTION B. COGNITIVE PATTERNS

1	COMATOSE	*(Persistent vegetative state/no discernible consciousness)* 0. No 1. Yes *(Skip to SECTION E)*
2	MEMORY	*(Recall of what was learned or known)* a. Short-term memory OK—seems/appears to recall after 5 minutes 0. Memory OK 1. Memory problem a. b. Long-term memory OK—seems/appears to recall long past 0. Memory OK 1. Memory problem b.
3	MEMORY/ RECALL ABILITY	*(Check all that resident normally able to recall during last 7 days)* Current season a. Location of own room b. Staff names/faces c. That he/she is in a nursing home d. *NONE OF ABOVE* are recalled e.
4	COGNITIVE SKILLS FOR DAILY DECISION-MAKING	*(Made decisions regarding tasks of daily life)* 0. Independent—decisions consistent/reasonable 1. Modified independence—some difficulty in new situations only 2. Moderately impaired—decisions poor; cues/supervision required 3. Severely impaired—never/rarely made decisions
5	INDICATORS OF DELIRIUM —PERIODIC DISORDERED THINKING/ AWARENESS	*(Check if condition over last 7 days appears different from usual functioning)* Less alert, easily distracted a. Changing awareness of environment b. Episodes of incoherent speech c. Periods of motor restlessness or lethargy d. Cognitive ability varies over course of day e. *NONE OF ABOVE* f.
6	CHANGE IN COGNITIVE STATUS	Change in resident's cognitive status, skills, or abilities in last 90 days 0. No change 1. Improved 2. Deteriorated

SECTION C. COMMUNICATION/HEARING PATTERNS

1	HEARING	*(With hearing appliance, if used)* 0. Hears adequately—normal talk, TV, phone 1. Minimal difficulty when not in quiet setting 2. Hears in special situations only—speaker has to adjust tonal quality and speak distinctly 3. Highly impaired/absence of useful hearing
2	COMMUNICATION DEVICES/ TECHNIQUES	*(Check all that apply during last 7 days)* Hearing aid, present and used a. Hearing aid, present and not used b. Other receptive comm. techniques used (e.g., lip read) c. *NONE OF ABOVE* d.
3	MODES OF EXPRESSION	*(Check all used by resident to make needs known)* Speech a. Writing messages to express or clarify needs b. Signs/gestures/sounds a. Communication board b. Other c. *NONE OF ABOVE* d.
4	MAKING SELF UNDERSTOOD	*(Express information content—however able)* 0. Understood 1. Usually Understood—difficulty finding words or finishing thoughts 2. Sometimes Understood—ability is limited to making concrete requests 3. Rarely/Never Understood
5	ABILITY TO UNDERSTAND OTHERS	*(Understanding verbal information content—however able)* 0. Understands 1. Usually Understands—may miss some part/intent of message 2. Sometimes Understands—responds adequately to simple, direct communication 3. Rarely/Never Understands
6	CHANGE IN COMMUNICATION/ HEARING	Resident's ability to express, understand or hear information has changed over last 90 days 0. No change 1. Improved 2. Deteriorated

SECTION D. VISION PATTERNS

1	VISION	*(Ability to see in adequate light and with glasses if used)* 0. Adequate—sees fine detail, including regular print in newspapers/books 1. Impaired—sees large print, but not regular print in newspapers/books 2. Highly impaired—limited vision; not able to see newspaper headlines; appears to follow objects with eyes 3. Severely impaired—no vision or appears to see only light, colors, or shapes
2	VISUAL LIMITATIONS/ DIFFICULTIES	Side vision problems—decreased peripheral vision (e.g., leaves food on one side of tray, difficulty traveling, bumps into people and objects, misjudges placement of chair when seating self) a. Experiences any of following: sees halos or rings around lights; sees flashes of light; sees "curtains" over eyes b. *NONE OF ABOVE* c.
3	VISUAL APPLIANCES	Glasses; contact lenses; lens implant; magnifying glass 0. No 1. Yes

☐ = Code the appropriate response ☐ = Check all the responses that apply

Appendix B: Page B-2 December, 1990

그림 2-4 The first page of the Minimum Data Set(developed by HCFA).

CHAPTER 3

진단

비판적 사고 연습

■ 비판적 사고 연습 VII : 진단가로서 간호사의 책임; 진단관 관련된 주요 용어; 간호진단과 다른 문제사이의 차이

■ 비판적 사고 연습 VIII : 간호진단을 인지하고, 계획을 세우고, 말하는 것

■ 비판적 사고 연습 IX : 잠재적인 합병증을 예견/다학제간 접근법을 요구하는 문제를 확인하는 것

이 장의 개요

이 장은 간호과정의 두 번째 중요 단계인 진단에 초점을 맞추고 있다. 당신이 알아야 할 진단용어에 대한 깊이있는 토론을 필요로 한다. 그것은 간호사의 책임이 어떻게 성장하는지를 설명하고 당신의 책임이 무엇인지, 급속하게 변화하는 건강간호에 직면하여 어떻게 정확하게 진단을 내리고 건강문제를 기록할 것이지를 설명해준다. 그것은 진단치료 접근법(DT, diagnose and treat)접근법에서 좀더 미리 예견, 예방, 관리 및 촉진하는 접근법(PPMP, predict, prevent, manage, & promote)으로의 변화에 대한 적용을 토론한다. 초심자와 전문가간의 진단능력의 차이를 말하는 것은 어떤 표준용어가 사용될지를 결정하는 것이고, 진단의 원칙과 규칙의 이해에 대한 필요성을 강조하는 것이며, 컴퓨터화된 결정 - 지지 체계의 영향을 토론하는 것이다. 마지막으로 그것이 진단과정을 "통하여" 파트너로서 환자를 포함하는 것에 대한 중요성을 지적하고 당신에게 비판적 사고를 향상하기 위하여 어떻게 진단을 작성하는지 보여주고, 도구와 규칙을 주고, 안전하고 효과적인 진단가가 되기 위한 팁을 준다.

ANA 표준

표준 2. **진단.** 등록된 간호사는 진단 혹은 이슈를 결정하기 위해서 사정자료를 분석한다(ANA, 2004).

기대되는 학습 효과

이 장의 내용을 학습한 후에 당신은 아래의 것들을 할 수 있을 것이다.

- 진단이 간호과정에서 왜 중요한지 세가지 이유를 준다.
- 간호사가 진단과 문제(이슈)를 결정하는 것이 ANA표준에 명시된 이유를 설명한다.
- 진단과 치료모델을 예견, 예방, 관리, 촉진모델과 비교하고 대조한다.
- 표준임상지침과 컴퓨터관련진단의 장 · 단점을 설명한다.
- 진단용어의 법적인 암시를 토론한다.
- 왜 간호사가 표준 혹은 인정된 용어를 사용해야만 하는지 설명하고 어떤 용어를 사용할지 결정하는 방법을 설명한다.
- 실재적 잠재적 진단과 합병증에 관련된 책임을 말한다.
- 진단을 내릴 수 있도록 도와주는 자원을 확립한다.
- 진단과 그에 영향을 미치는 요인들을 도표와 지도로 그릴 수 있다.
- 임상 셋팅에서 진단을 내리도록 진단이유의 기본적인 원칙을 제공한다 - 진단의 잘못을 피하기 위한 특정한 단계를 밟는 것을 포함
- 진단과 관련된 비판적 사고지표와 관련하여 당신의 입장을 결정한다.

사정에서 진단까지 : 요점

다음의 표는 사정활동이 간호과정에서 얼마나 중요한 과정인지 보여준다 : 진단

사정

- 자료수집
- 자료확인
- 양상확립/첫 인상 테스트
- 단서 확립과 추론하기
- 자료 조직화
- 보고와 자료기록

↓

자료해석(분석과 통합)

↓

진단

- 의심스러운 문제/진단의 목록 작성
- 유사한 문제/진단을 배제함
- 실제문제와 잠재적 문제/진단 명명화 무엇이 문제에 영향을 미치는지 명확히 함
- 관리되어야 하는 위험요인을 결정함
- 건강증진을 위한 자원, 강점, 영역을 확립함

진단은 다음과 같은 이유로 중요하다.

1. **진단의 목적은 문제와 본질과 위험요인을 명확히 하는 것이다.** 당신은 전반적으로 기대되는 간호의 결과를 성취하기 위해 설명을 해야한다. 만약 당신이 문제를 완전히 이해하지 못하고 어떤 요인이 영향을 끼치는 지 모른다면, 그것들에 관해 무엇을 해야할지 당신은 어떻게 알것인가?
2. **이 기간 동안 당신이 내린 결론은 간호의 전 계획에 영향을 미친다.** 만약 당신의 결론이 정확하다면, 당신의 계획을 목표로 삼을 것이다. 만약 결론이 - 예를 들어 근거에 기반한 적절한 이유가 아닌 가정에 의한다면 - 당신의 계획은 결함이 있거나 더 위험할 수 있다.

규칙 : 진단 - 적어도 50%의 도전. 진단 - 관리되어져야 하는 문제와 위험요인을 명확하고 특징적으로 확립하는 - 은 깊은 비판적 사고를 요구하며 간호계획을 세우는데 적어도 50%의 도전이다. 전 계획의 정확성과 타당성은 문제를 명확히 하는 능력과 문제를 야기하거나 기인하는 요인이 무엇인지에 달려있다. 만약 당신이 이시기에 실수를 범한다면, 당신의 모든 계획이 수포로 돌아가거나 심지어 위험해질 수 있다.

이 장은 오늘날의 복잡한 건강 간호세팅에서 당신을 유능하고 효율적인 진단가가 되도록 도와줄 것이다.

진단관 관련된 새로운 ANA 표준

표준을 적용하는 것이 간호에 있어서 비판적 사고에 필수적이기 때문에 ANA 표준 II가 문제(이슈)라는 단어를 포함하여 어떻게 변해가는지 살펴보면서 시작하자.

표준 II : 진단. 등록된 간호사는 진단 혹은 문제(이슈)를 결정하기 위한 사정자료를 분석한다 (ANA, 2004).

표준 II에 문제를 반영하는 것은 오늘날 건강간호 셋팅에서의 현실성을 반영한다. 오늘날, 간호사는 명확한 문제(예 - 진단)그리고 분명치 않은 문제(이슈)를 다룬다. 다음의 예와 규칙에 대해 생각해 보자.

규칙 : 모든 문제가 명확하게 규정되어있지 않다. 오늘날 건강간호의 빠른 속도와 복잡성은 당신에게 명확하거나 분명치 않은 두가지 문제를 모두 다루기를 요구한다. 명확한 문제에 있어서 주요 원인요인은 명백하다. 분명치 않은 문제(이슈)에 있어서, 원인이 되는 혹은 기여하는 요인들이 많이있고 변한다.

예

진단 대 문제(이슈). 당신은 자가 간호결핍(옷입기)이라는 진단을 가진 사람과 일을 하고 있다. 당신이 그가 옷입는 것을 도와줄 때 그가 물리치료사와 함께 잘지내지 못한다고 언급하였다. 당신은 설명할 필요가 있는 사람간의 이슈에 대해 탐구 과정을 시작한다. 한 문제는 매우 분명한 반면 다른 문제는 여러가지 알지 못하는 문제들과 함께 선명치 않다. 시간제한이 있기 때문에, 당신은 이 문제가 간호계획에서 설명되어질 필요가 있는 지 없는지에 대한 생각을 시작하면서 사람간의 이슈에 관해 짧게 말해야 한다. 이런 경우에, “우리모두가 조사해야 할 필요가 있는 어떤 사람간의 이슈가 있음을 걱정한다” 와 같이 말하는 것이 적절하다.

진단, 질병, 문제, 그리고 이슈라는 용어는 흔히 서로간에 변화되면서 사용되어진다.

명백하게 정의되고 특징적인 혹은 장기적인 문제 해결을 요구하는 매우 분명한 문제에 관해 언급할때 우리는 진단을 사용하게 될 것이다. 우리는 문제가 덜 명확하거나 단순하고 빠른 해결이 있을때 이상 문제, 이슈를 사용하게 될 것이다.

진단가로서 간호사의 증대되는 책임

진단을 어떻게 내리는 지 배우기 전에, 다음 단원에 논의된 것 처럼 진단가로서의 간호사의 역할이 바뀌고 있다는 것을 깨닫는 것이 중요하다.

규칙과 표준들이 어떻게 간호실무가 변하는 지를 반영하기위해 계속 변하고 있다. 임상실무와 자격에 따라 간호사는 진단과 건강문제의 치료에 관련된 다양한 책임을 가진다.

초보 간호사는 다음과 같은 책임이 있다 :

- 일반적 건강문제의 징후와 증상을 인지하는 것과 그 증상들이 좀 더 전문적인 진단을 필요로 할 수도 있다는 것을 인지한다(예 - 만약 환자가 흉통이 있다면, 그것은 의사나 전문 간호사에 의해 평가되어져야 한다.)
- 위험에 처한 사람들의 문제를 예견하는 것과 합병증을 예방하고 위험을 관리하는 단계를 밟는 것(예 - 만약 당신이 누군가가 낙상의 위험이 있다면, 낙상예방을 위한 계획을 세워야 한다)
- 인간의 반응을 확인하고(어떻게 문제와 징후, 증상들이 환자의 삶에 영향을 미치는 지) 적절한 기능, 독립, 삶의 질을 촉진한다.
- 적시에 적절한 치료를 보장하기 위해 제 때에 행동과 의뢰를 시작하는 것(예 - 만약 당신의 환자가 출혈이 있다면, 당신은 즉시 의사에게 알려야 하고 문제를 해결하기 위한 중재를 시작해야 한다. 예를 들면 머리를 아래로 하거나 출혈이 있는 부위에 압박을 가하는 것)

오늘날 진단역할에 영향을 미치는 다섯 가지 주요 요인을 살펴보자. 이러한 요소들은 다음과 같이 요약되고 다음 단락에서는 좀 더 자세히 설명된다.

1. 진단과 치료(DT)로부터 예견, 예방, 관리 및 촉진의로의 변화(PPMP)
2. 다학제간 실무와 질병관리의 중요성을 좀 더 강조(집에서 자기 스스로 만성질환을 관리하도록 간호사가 돕는것)
3. 표준임상지침의 개발과 개선(또한 표준지침 혹은 임상경로로 불리기도 함)
4. 정보과학(정보에 접근하고 관리하기 위한 컴퓨터의 사용)과 컴퓨터와 연관된 진단
5. 간호사의 실무영역이 사회의 요구변화에 반응하는 융통성있는 영역임을 자각하는 것

진단과 치료(DT) 대 예견, 예방, 관리 및 촉진(PPMP)

1장에서 간략하게 요약 하였듯이, DT접근은 치료를 시작하기 전에 문제의 증거들을 기다려야 함을 포함한다. PPMP접근은 문제와 잠재적인 합병증을 관리하고 예방하기 위하여 초기 중재에 초점을 둔다. 그것은 연구와 임상적인 증거에 근거한다. 우리는 현재 많은 건강문제의 특징적인 과정과 초기 중재를 통해 어떻게 그 과정을 변화시켜야 하는지를 알고 있다.

PPMP 접근은 당신에게 다음의 세가지를 하도록 요구한다.

1. 알려진 문제의 존재에서 가장 보편적이고 가장 위험한 합병증을 예견하고 즉시 행동을 취하라 : a)합병증을 예방하라 b)예방할 수 없는 것은 관리하라.

예

응급실간호사로 처음 시작할 때, 심장병을 가진 여성이 입원하였다. 당신은 이 문제를 즉각 보고하였고 그로인해 문제와 잠재적인 합병증(예 - 심장혈류개선과 필요한다면 부정맥을 예방하기 위한 투약을 시작하였다)을 조절하기 위한 단계를 밟을 수 있었다.

2. 문제가 있거나 없거나 간에 당신은 위험요인의 증거를 찾아야 한다(위험한 성행위와 같이 문제를 야기할 수도 있는 증거들). 만약 당신이 위험요인을 확인했다면 그것들을 제거하고 조절하도록 목표를 세우고 그 문제들을 예방하도록 해야 한다.

예

사정을 하고 10대 소년이 아주 건강하다고 결론을 내렸다. 그러나, 당신은 그가 위험한 성행위를 한다는 것을 알아야 한다. 이러한 행위로 인해 젊은 사람이 HIV와 다른 성병에 걸릴 위험이 있다는 것을 인지하고 위험한 행위에 대해 다루는 것에 초점을 맞춰야 한다(예 - 당신은 안전한 성을 위해 요구되는 것을 토론하기 위해 동료 상담자와 접촉한다).

3. 모든 상황에서, 적절한 기능, 독립성, 안녕감을 촉진시키는 행위를 북돋워라.

예

당신은 남편과 아내를 상담을 하고 있다. 남편은 건강하나, 아내는 천식이 있다. 그들은 1주일에 몇일간, 하루 20분 정도 걷기를 해야 한다. 걷기 프로그램이 근육을 강화시키고, 골다공증을 예방하고 지구력을 향상시키며, 체중조절의 비결이 폐와 순환기능을 촉진시킨다고 강조 해야한다.

PPMP모델을 사용하는 것은 건강증진행위와 모든 질병과정, 치료, 예후에 대한 지식을 요구한다(질병 혹은 상해의 일상적인 코스와 결과). PPMP에서 예견하다라는 용어는 합병증이 일어났다는 것을 의미하지는 않는다. 예를 들면, 그것은 이와 같이 생각하기 위한 가정이다 : 나의 부모는 이 문제를 가졌다. 그래서 나는 그가 또 이러한 합병증을 가졌다고 예견할 수 있다. PPMP접근법은 어떤 합병증의 가능성을 예견하는 것을 의미하고 그것들을 탐지하고 예방하고 관리하는 방법을 계획하는 것을 의미한다.

다학제간 실무

협동과 다학제간 실무접근의 중요성은 당신의 진단가로서의 역할에 매우 중요한 영향을 미친다. 간호사로서, 당신은 고립되어 일하지 않는다는 것을 안다. 많은 문제들이 적절하게 해결되기 위해서는 간호자원보다 그 이상을 필요로 한다. 이 장에서 다음에 볼 것은, "당신이 당신의 리그 그룹밖에 있게 될 때" 알고 있어야 하는 것이다. "최전선" 에 있는 사람으로서, 당신은 간호문제 뿐만 아니라 의사나 APN, 혹은 건강간호 팀의 다른 멤버에 의해 관리를 요구하는 증상이나 징후 모두를 인지해야만 한다.

질병관리

세월이 지남에 따라, 좀 더 많은 간호사가 질병관리에 참여하고 있다. 그것은 당뇨병, 천식, 울혈성 심부전, 재가 고혈압 환자와 같은 흔한 질병을 관리하면서 환자를 돕는 것이다. 질병관리에서, 간호사는 환자를 그들 스스로 증상과 징후를 관리하는 방법을 교육할 책임이 있고 언제 의사를 부를 것이지 안내를 한다. 의사의 파트너로서의 간호사는 그들의 지식 적용과 근거에 기반을 둔 안내로 많은 양의 간호를 제공한다. 간호사는 만성질환자의 치료계획과 식이, 투약을 개선시킴으로써 삶의 질을 향상시키고 비용을 줄여주는 중요한 사람이다.

간호시점(Point-of-care) 검사의 중요성

PPMP접근으로의 다른 결과는 문제의 조기 탐지와 효율성을 향상시키기 위한 Point-of-care Testing 즉 집에서 혹은 침대 옆에서 간호사에 의해 행해지는 진단적 검사 사용의 증가에 있다. 간호사정 검사의 예는 혈당측정, 잠혈 반응, 소변검사이다. 특수병동(중환자실)의 간호사는 좀 더 복잡한 중요한 간호사정 검사를 설명할 수도 있다. 어떤 검사가 당신이 책임져야 하고 어떤 것이 검사실에서 이루어져야 하는지 정책과 절차를 알도록 체크하라. 만약 당신이 검사를 자주 수행하지 않는다면, 검사를 수행함으로써 간호시점 검사에 준비되어 있다는 것을 확실히 하라.

표준임상지침(임상경로)

연구와 협동임상연구를 통해서, 대부분의 병원에서 표준임상지침를 계속 발전시키고 개선한다. 표준임상지침은 어떤 시간 내에(185-187페이지 예를 보라)특정한 문제에 대한 결과를 성취하기 위해 요구되는 매일의 간호를 예견하는 표준계획이다. 표준지침을 이용하는데는 장점과 단점이 있다.

표준지침의 장점

표준지침 :

1. 결과 중점, 근거중심 접근법을 제공한다.
2. 당신이 자주 직면하는 문제에 대해 주의하게 해주고 특정상황에서의 간호를 예견한다(예 - 고관절골절의 고정).
3. 여러 환자들에서 경로로 이용된 표준지침의 반복적인 경험을 통해 일반적인 문제의 일상적인 치료과정을 배우도록 도와준다.

표준지침의 단점

표준임상지침를 사용하는 데는 몇 가지 단점이 있다.

1. 당신은 주요 진단과 예견된 간호를 미리 앎으로써 영향을 받을 수도 있다. 그것은 자기 만족적이 되기 쉽고 "나는 그 문제에 관하여 알기에 사정에 대해 많이 걱정할 필요가 없다"고 생각하게 된다.
2. 환자가 표준지침로 커버되지 않는 다른 중요한 문제를 경험하는 것은 이례적인 것이 아니다.

표준임상지침를 사용할 때는 마음을 열고 독립적으로 사고하라. 항상 전형적인 표준임상지침으로 맞추려 하기 보다는 당신환자의 특별한 요구를 측정하라.

정보과학과 컴퓨터보조 진단

정보과학-정보를 관리하기 위한 컴퓨터의 사용 - 은 중요하고 성장하는 분야이다. 목적에 근거하여, 정보과학 프로그램은 다르게 고안되어 있다. 예를 들면, 몇몇 프로그램은 연구목적을 위해 고안되었고 몇몇은 임상의 결정을 지지하기 위해 고안되었다. 다음을 기억하는 것이 중요하다.

- 잘 확립되어 있지만 정보과학의 분야는 아직 발전되고 있고 계속 변화중이다.
- 많은 상황에서 정의와 이론적인 구조를 시작하는 것이 제안되어 왔지만 아직 고정된 정의, 개념, 체제는 확립되지 않았다.
- 컴퓨터 프로그램은 "하나의 크기가 모두 맞는다"는 명제는 아니다. 컴퓨터 도구가 각 특징적인 상황의 맥락에 유용한지 아니지를 결정하는 데는 비판적인 사고가 필요하다(예 - 연구목적에 유용한 것이 임상 셋팅에는 유용하지 않을 수도 있다).

표준 혹은 인지된 용어를 사용하는 것

정보과학을 촉진시키기 위한 용어를 유지할 필요성을 인지할수록, ANA는 몇몇 간호어휘들을 인지한다(표 3-1). 다른 조직들은 의학, 간호학 그리고 작업치료와 같은 다양한 학문으로부터 오는 용어를 통합, 연결, 지도를 그리고 있다(제시 3-1).

미국 간호사 협회 실무표준은 언제 당신이 표준 혹은 인지된 용어를 사용해야 하는지 말하고 있다(ANA, 2004). 표준 혹은 인지된 용어를 사용하는 것은 오직 표 3-1에 있는 조직에 의해 설명된 용어만을 사용해야 한다는 것은 아니다. 일반적으로 용어는 단체 혹은 건강간호조직에 맞추어져 있다. 당신이 새로운 기관에 있다면, 어떤 용어가 받아들여지고 어떤 용어가 받아들여지지 않는지 알아야 한다(왜냐 하면, 많은 실수들이 용어를 혼동되게 사용하기 때문에 일어날 수 있고 공인된 건강간호 조직이 사용하지 않는 특별한 용어인 "사용하지 마시오" 목록을 가지도록 요구할 수 있기 때문이다). 다음의 규칙을 기억하라.

> **규칙 : 사용할 용어를 결정하는 것.** 새로운 임상현장에서 일을 시작한다면, 사용하지 않는 목록을 재검토하고, 추천할만한 용어의 목록이 있는지 물어보라. 규범, 정책, 프로토콜, 절차, 컴퓨터 프로그램(그것들은 당신이 사용해야만 하는 용어이다)에서 사용하는 용어에 주목하라.

비록 모든 기관이 NANDA(북미 간호 진단 협회) International, NIC(간호중재분류), NOC(간호결과 분류), 그리고 표 3-1의 다른 것과 같은 언어로부터 표준화된 용어를 사용하는 것은 아니지만, 다음의 중요점을 기억하라.

- 간호언어를 발달시키는 것은 중요한 작업이다 - 용어가 발달됨에 따라, 개념 또한 주의깊게 학습된다. 간호지식의 근거가 넓어지고, 간호사가 어떤 문제를 진단하는지, 어떤 간호중재를 사용해야하는지, 어떤 결과에 영향을 미칠 수 있는지에 따라 간호의 가치가 증명된다.
- 언어발견의 대부분의 작업은 간호문제, 이론, 접근법에 대한 넓은 지식을 가진 고도로 교육된 국제적인 수준의 간호사에 의해 행해진다. 그 간호사는 용어를 분류하는 것에 많은 도전국면이 있다는 것 또한 이해하고 있다.

표 3-1 표준 언어 개발을 위한 그룹의 예(어휘)

그룹명	초점	목적
North American Nursing Diagnosis Association (NANDA)International	진단	간호사에게 관심현상을 계속 발견하고, 개선하고, 분류함으로써 환자간호에 간호 공헌의 가시도를 증가시키기위해서. **Web site :** http://www.nanda.org/html/about.html
Nursing Interventions Classification(NIC)	중재	직접, 간접적 간호중재를 포함한 간호사가 수행하는 행위를 확립하고, 라벨링하고, 타당화하고 분류하기 위해서(환자에게 직접적으로 행해지는 중재 예를 들면, 교육, 그리고 간접적으로 행해지는 중재, 예를들면, 검사결과를 얻는것). **Web site :** http://www.nursing.uiowa.edu/centers/cncce/nic/
Nursing-Sensitive Outcomes Classification(NOC)	결과	간호에 민감한 환자의 간호결과를 확립하고, 라벨링하고, 타당화하고, 분류하기 위하여 그리고 결과와 지표를 위한 측정 절차를 정의하고 시험하기 위해서, 분류의 유용성과 타당도를 평가하기 위하여. **Web site :** http://www.nursing.uiowa.edu/centers/cncce/noc/
Omaha Nursing Classification System for Community Health	진단, 중재 및 결과	가정간호와 건강관련 문제, 중재, 간호결과를 기술하고 측정하는 지역사회 건강간호에서 실무, 문서, 정보관리를 촉진하기 위해서. **Web site :** http://www.con.ufl.edu/omaha/omaha.htm
Perioperative Nursing Data Set(PNDS)	진단, 중재, 결과 및 구조적인 요소 (간호의 강도)	입원 전부터 퇴원까지 수술환자의 경험과 관련된 환자의 결과와 간호책임을 반영하는 구조화된 간호용어를 개발하고, 다듬고, 타당화하기 위해서. **Web site :** http://www.aorn.org/research/pnds.htm
Home Health Care Classification(HHCC)	진단, 중재 및 결과	집에서의 건강과 조기이상간호를 분류하고 서류화하기 위한 구조를 제공하기 위해. 두가지 관련 용어로 구성되어 있다 : HHCC of Nursing Diagnoses and HHCC of Nursing Interventions **Web site :** http://www.sabacare.com
International Classification for Nursing Practice (ICNP)	진단, 중재 및 결과	건강에 공헌하는 간호의 공헌을 포착하고 전 세계 다양한 나라의 간호자료를 비교할 수 있도록 현존하는 어휘와 분류가 교차 하도록 틀을 제공하기 위해서. **Web site :** http://www.icn.ch/icnp.htm

낡은 사고

1. 간호사는 진단을 말하기 위해 NANDA에서 받아들인 용어만 사용해야 한다.
2. 만약 당신이 NANDA, NIC, NOC용어를 사용하지 않으면 간호사는 연구목적, 컴퓨터화, 혹은 환자의 간호목적으로 대화할 수 없다.

새로운 사고

1. 받아들여진 용어는 다양하다. 간호사는 그들의 학교, 직장, 특별한 조직에서 장려하는 용어를 사용해야 한다(예 - AORN 혹은, 제시 3-2를 보라). 임상실무에서 흔히 사용되는 용어는 표준 계획과 컴퓨터 체계에서 선택되어진 용어일 것이다.
2. 간호학과 다른 건강돌봄 영역내에서의 표준화된 용어는 시간이 흐름과 함께 발달되고 개선되어 왔다. SNOMED CT(표 3-1)는 환자간호를 위하며 컴퓨터화, 연구, 의사소통을 촉진시킬 것이다. 컴퓨화된 프로그램이 사용되면, 간호사는 프로그램이 진단, 결과, 중재를 표현하는 데 사용하는 용어를 배울 필요가 있다.

◆ 모든 용어가 임상적으로 유용한 것은 아니다(예 - 몇 몇 용어는 너무 광범위하고 방해가 된다). "꼭대기에 떠 있는 크림(가장 유용한 용어)"을 개발하는 데는 수년의 고된 작업이 필요하다. 어떤조직에서는 예를들면 수술 간호사 협회와 재활 간호사협회에서는 그들의 실무에서 가장 유용하게 사용되는 용어를 요약하는데 있어 훌륭하게 일을 해내고 있다(제시 3-2).

사용할 용어에 관한 사고의 변화

사고는 진단적인 용어를 어떻게 가장 잘 사용하느냐에 따라 변화하는 것이다. 다음은 사고의 변화를 가장 잘 요약한 것이다.

제시 3-1 정보과학에 있어서 표준화된 어휘를 사용하는 주요 조직과 도구

◆ **SNOMED Clinical Terms(SNOMED CT) :** 이는 통합적이고 컴퓨터로 읽을 수 있는, 참고용어로서 다양한 건강돌봄 전문가에 의해 사용되어지는 건강돌봄 용어를 통합하고, 연결하고, 지도를 만든것이 ANA에 의해 인정되고 그것이 NANDA, NIC, NOC, PNDS, Omaha, 그리고 다른 표준화된 언어를 포함한다. SNOMED CT는 공통언어를 제공하는데 건강돌봄 정보를 사용할 수 있게 하고, 임상가, 연구자, 환자에게 간호현장과 임상전문 영역에서 전 세계적으로 지식을 나누도록 한다. **Web Site :** www.snomed.org

◆ **The National Library of Medicine Unified Medical Language System(UMLS) Metathesaurus :**
SNOMED CT와 다른 용어를 포함. **Web site** : www. nlm.nih.gov/

◆ **National Cancer Institute(NCI) Metathesaurus :**
UMLS로부터 공적인 주요 어휘를 모두 포함. **Web site :** http : //ncimeta.nci.nih.gov/indexMetaphrase.html

제시 3-2 두 개의 다른 세팅에서 주로 사용되는 간호진단의 예

재활간호 *	수술 간호 +
활동의 지속성 장애	수술중 체위상해 위험성 ‡
자가간호결핍 : 목욕/위생	감염위험성 ‡
신체상 장애	방어능력 변화
보호자 역할 부담감	통증
변비	말초신경혈관 기능장애 위험성
자가간호결핍 : 옷입기/몸치장	흡인위험성
자가간호결핍 : 식사하기	피부통합 성장애 위험성
운동장애	체온유지 장애 위험성
연하장애	상해 위험성
사고과정장애	체액 부족
언어소통장애	체액과다
개인의 비효율적인 대처	불안
가족의 비효율적인 대처	공포
지식결핍	저체온
통증	피부통합성 장애
욕창	조직통합성 장애
반사 요실금	자발호흡유지 불능
상해 위험성	지식결핍
비사용증후군 위험성	
자가간호결핍 : 화장실 사용	
소변정체	

* 출처 : Association of Rehabilitation Nurses. Rehabilitation Nursing Foundation's Nursing Diagnosis ublications Task Force(1995). 21 Rehabilitation nursing diagnoses. Glenview, IL : Rehabilitation Nursing Foundation.

+ 출처 : Beyea, S. (Ed〉)(2002). The perioperative nursing data set(2nd ed). Denver, CO : Association of perioperative Registered Nurses.

‡ dentified as critical nursing diagnoses. All others listed are primary nursing diagnoses. List is incomplete. See Beyea(2002) for complete list.

어떻게 표준언어를 사용하는가

NANDA, NIC 및 NOC(전문가에게 도전하고 아직 발전하고 있는작품)와 같은 분류에서 오는 표준 용어사이의 관계를 결정하고자 많은 시간을 보내기 보다는 다음을 따르라.

1. 진단, 중재, 결과사이의 관계를 개념적으로 이해하도록 하라(제시 3-3을 보라).
2. 당신이 일하고 있는 셋팅(내외과 교재, 모아 교재, 간호계획 책 등등)에서 주로 만나는 문제를 사정, 진단하고 관리하도록 가장 잘 안내하는 정보자원을 결정하라.
3. 당신이 새로운 셋팅에 있을 때, 반드시 사용해야 하는 표준용어가 있는지 당신의 상사나 지도자와 상의한다(주로 정책, 절차, 간호계획 안내 그리고 결정 지지 소프트웨어에서 사용하는 용어는 있다).
4. 당신이 어떤 시험을 치기 전에 - 특히 국가면허나 자격시험을 보기전에 - 어떤 용어가 사용되어지는지 찾아라. 2005년까지는 NCLEX에서 NANDA, NIC, NOC용어가 사용되지는 않았다. 그러나 당신은 비슷한 용어를 볼 수 있다. NCLEX를 위한 최신정보와 자원을 얻기 위해서는 www. ncsbn.org/resources/index.asp로 가라.

간호진단에 대한 빠른 참고는 주로 가장 흔히 사용하는 NANDA진단에 관한 정보를 준다(235-265페이지). 통합적인 정보를 위하여 간호진단의 최근판을 보라 : Definition and Classification published by NANDA International in Philadelphia.

제시 3-3 진단, 중재, 결과사이의 관계

용어	기본개념	예
진단	실재적 잠재적 문제	걸을 때 어지러움과 관련된 상해 위험성
중재	실재적 잠재적 문제를 예방하고 해결하고 관리하기 위해 필요한 특별한 치료 혹은 행위	혼자 걸을 수 없음을 강조하라. 누군가 옆에 있도록 하고, 환자가 걸을 때 어지러운지 조심스럽게 모니터하고 가족들에게도 똑같이 하도록 교육하라.
결과	환자에서 관찰될 수 있는 특별한 자료는 환자가 간호로부터 이득이 됨을 보여주기 위한 것이다(결과는 문제 혹은 중재와 연관되어 있다).	**문제 결과의 예 :** 환자는 상해가 없고 위험요인의 관리는 간호계획에 기록되어있다. (예 - 단지 보조를 받으며 걸었다)
	1) 문제가 관리되어질 때 환자에게 무엇이 관찰될 것인지 기술하는 것이 문제의 결과이다.	
	2) 중재가 원하는 결과를 얻었다는 것을 보여주기 위해서 환자에게 무엇이 관찰될 것인지 기술하는 것이 중재결과이다.	**중재결과의 예 :** ◆ 환자는 걷기 전에 도움을 요청하기 위해 전화할 것을 동의한다. ◆ 환자는 걸을 때 항상 보조자가 있다.

컴퓨터 지원 진단

컴퓨터화된 지지체계는 경향을 발견하고 문제 확인을 용이하게 하고, 당신이 배우는데 도움을 주는 가치있는 도구이다. 그러나, 당신은 그것들을 활동적, 비판적으로 당신 *자신에게 어떻게 이것을 일일이 내 환자의 상황과 비교할 것인가? 어떤자료가 이 컴퓨터 자료에서 빠질수 있는가?* 등의 질문을 하며 이용해야 한다.

오늘날 많은 환자들이 주어진 컴퓨터 프로그램이 쓸모 없는 상호작용하는 많은 진단을 갖고 있어 "정상" 혹은 미리 계산된 접근을 만든다(예 - 프로그램은 환자에게 매일 세 번 운동하도록 요청할수도 있는데 환자는 활동에 제한을 받는 심장병이 있다.; 몇 몇 환자는 약물 때문에 다른 반응을 나타낸다).

컴퓨터 지원 진단의 다음의 장점과 단점을 반영하라.

컴퓨터 지원 진단의 장점

- 많은 양의 자료를 저장하고 필요시에 항상 이용할 수 있게 한다.
- 사람보다 더 빨리 많은 양의 자료에 접근할 수 있다.
- 일정한 수준을 유지한다(피로, 환경적인 산만, 무료함과 같은 사람의 요소에 영향을 받지 않음)
- 신속하게 자료에 접속하고 정확성과 문서화와 진단의 완성을 향상시킨다.
- 약물상호작용 혹은 부정확한 용량과 같은 잠재적인 문제점이나 실수를 알리고 경향을 알린다.
- 부합하는 사정자료에 따라 가능한 진단을 제안함으로써 따라 진단적 추론을 촉진

컴퓨터 지원 진단의 한계

- 간단하게 주의의 정보를 뒤섞으면서 입력된 자료가 진짜라고 가정한다.
- 매 순간 변하는 환자의 상태에 대하여 최신의 정보로 바뀌지 않을 수도 있다.
- 사람을 대체할 수 없다. 그들은 현재 상황의 맥락을 통합하는 정보를 분석하고 해석하기 위해 사람을 필요로 한다.
- 컴퓨터가 명백한 실수를 했을 때 인지에 대한 책임감으로 안도하지 말라.

다음의 규칙을 기억하라.

규칙 : 분별있는 진단적 추론을 개발하는 습관은 수학의 원칙을 배우는 것과 같다. 문제를 진단하는데 안전하게 컴퓨터를 사용하기 전에 사정과 진단의 원칙을 내면화해야 한다. 만약 이장과 전장에 있는 원칙과 규칙에 근거한 생각 습관을 만들지 못한다면, 그것은 마치 당신이 단순한 규칙인 덧셈, 뺄셈, 곱셈, 나눗셈을 알지 못하는 은행에서 일하는 것과 같다.

유능한 진단가 되기

유능한 진단가가 되기 위해서는 당신 환자의 최대유익을 위해 행동하고 법적인 문제로부터 당신을 보호하고 진단과 관련된 주요 용어를 이해해야 한다. 나열된 순서대로 당신이 알아야하는 다음의 용어들을 학습해라(당신이 두번째 용어를 이해하기 위해서는 첫 번째 용어를 알아야 한다). 그리고나서, 112페이지에 있는 비판적 사고 연습을 완성하므로써 당신의 지식을 시험하시오.

생각해 보기

컴퓨터는 당신을 위하여 생각하지 않는다.

컴퓨터와 디지털 정보는 실제 상황의 맥락에서 통역하고 분석하는 당신의 능력을 유용하게 한다. 예를 들면, 몇 년 전에, 남미에 있는 산에 크리스마스 여행자로 꽉찬 비행기가 추락했다. 컴퓨터가 파일럿에게 안전한 고도로 날고 있다고 말을 했다. 컴퓨터가 알지 못한 것은, 파일럿이 왼쪽으로 돌아 산쪽으로 직진하고 있다는 것을 알지 못했다. 파일럿은 컴퓨터 정보에 의존해야 했고 비행기의 방향전환을 고려하지 않음으로 재앙을 초래했다. 간호사로서, 건강간호를 통해 환자를 조정할 책임이 있는 파일럿과 같다. 컴퓨화된 정보나 디지털화된 자료에 너무 의존하지 않도록 주의하라. 특히 중요 상황에서는 당신의 뇌와 지식에 의존하라. 예를 들어, 만약 디지털 혈압을 읽을 때 환자의 혈압이 200/160이라면, 손으로 혈압을 체크하여 정보를 이중으로 체크하라.

진단과 관련된 주요 용어

능력. 문제와 위험을 파악하기 위한 지식과 기술을 가지는 것과 다양한 상황에서 안전하고 효과적으로 행위를 수행하는 것

예

간호학 1학기를 마친 후에 학생은 투약에 유능함을 보여주었다. 토론 : 당신은 적절한 코스를 마치고 시험(임상적인 그리고 이론적인)을 통과한 후에 건강문제를 진단하거나 혹은 행위를 수행하는데 능력이 있는것으로 간주되었다.

자격이 있음. 전문적인 견해를 주거나 행위를 수행하기 위한 권위를 가지고 능력이 있는것

예

비록 당신이 한 병원에서 정맥으로 투약하기 위한 능력이 있다는 것은 알지만, 다른 병원에 가게 되었을 때 당신 자신이 정맥투약 할 자격이 있는 지 결정하기 위하여 정책을 체크해야 한다. 토론 : 사정하고, 간호행위를 수행하고, 전문적인 충고를 하는 권위는 다음으로부터 유추된다 : 법, 자격 및 자격증; 국가, 주, 그리고 지역사회 표준; 시설 표준, 정책, 절차, 그리고 프로토콜; 그리고 다른 건강간호 전문가(예 - 지도자, 관리자, APNs, 의사)

간호영역. 간호사로서 활동하는 것은 수행하도록 자격이 주어진 것이다. 간호사로서 진단을 내리는 것 또한 자격이 주어진 것이다.

예

의사에 의해 처방된 위장관 튜브를 삽입하는 것은 간호사로 하여금 그렇게 하도록 자격이 주어진 간호영역이다. 토론 : 간호영역은 간호사가 독립적으로 수행하도록 하는 행위와(예 - 비위관기능을 감시하는 것) 그리고 의사나 APNs에 의해(비위관을 삽입하는 것) 간호사가 수행하도록 위임되었을 때 행위를 포함한다. 당신이 교육과 임상 경험이 진보해감에 따라 당신의 간호영역도 점 점 더 활동영역이 넓어질 것이다. 당신은 실무영역 내에서 능력을 유지하는 데 책임이 있다(APNs의 역할 16페이지를 보라).

의학 영역. 의사로서의 활동과 행위는 법적으로 수행하도록 자격이 주어진 것이다. 주의 규제에 의존하면서 APNs은 또한 법적으로 의학영역에서 몇가지를 수행하도록 자격이 주어졌다.

예

수술을 하는 것은 법에 의해서 허락되고 의사가 그렇게 할 자격이 있는한 의학영역이다. 토론 : 간호사가 의학영역에 속해있었던 행위에 책임이 있다면, 그 행위는 주법과 규제에 의하여 반드시 승인되어야 한다. 간호국은 간호사가 특별한 문제 혹은 절차와 관련되어 무엇을 하거나 할 수 없거나를 기술하는 입장성명을 발표한다.

책임있는. 무언가에 책임지고 답하는 것

예

만약 당신이 사정을 수행하고 주요한 문제를 빠트렸다면, 당신은 무슨일이 일어나든지 간에 책임이 있다(예 - 만약 당신이 피부발적을 놓쳐서 그 영역이 치료의 부족으로 인하여 궤양으로 진행했다면, 당신은 책임이 있다).

결정적인 중재.
가장 적절한 중재 혹은 치료는 건강문제를 예방, 해결, 또는 관리하기를 요구한다.

예

만약 환자가 박테리아성 폐렴이라면, 당신은 수분을 섭취하도록 장려하고, 기침을 하도록 돕고, 산소를 공급해야 한다. 그러나, 만약 당신이 특정 박테리아에 효과적인 항생제를 주는 결정적인 치료를 하지 않았다면, 당신은 치유를 얻기 어렵다.

결과. 처방된 중재의 결과. 일반적으로 원하는 중재의 결과를 언급하는 것(문제가 예방되고, 해결되고, 관리되는 것이다) : 결과가 성취될 것이라 기대되는 특정한 시간의 틀을 포함한다.

예

슬관절 치환술 3일 후, 환자는 감염의 징후가 보이지 않을 것이고, 보조기를 가지고 걷게 될 것이다. 그리고 재활병동으로 퇴원을 준비할 것이다.

징후. 건강문제(발진과 열은 징후이다)를 암시하기 위하여 알려진 객관적인(관찰할 수 있는)자료

증상. 건강문제(통증과 피로는 증상이다)를 암시하기 위하여 알려진 주관적인(보고된)자료

단서. 건강문제(발진, 열, 통증, 피로)가 있음을 의심하도록 하는 증상 및 징후 혹은 건강을 증진하고 싶은 욕구("나는 먹는 습관을 개선하고 싶다")

진단. 사정자료를 근거로 하여 실재적 잠재적 건강문제 혹은 현존하는 위험요인을 판단하고 명확하게 명명하는 것

예

사정을 수행한 후, 간호사는 의식수준의 저하와 기침반사기능저하와 관련된 흡인의 위험성이라고 진단을 내렸다.

진단. 간호과정의 두 번째 단계를 언급하는 것에 첨가하여 진단은 다음의 두가지를 의미한다.

1. 진단의 과정(예 - "우리는 1학기에 진단을 배웠다.")
2. 진단과정의 결과(예 - "진단은 무엇인가?")

예

주요건강문제를 조심스럽게 진단을 내린 후, 우측 흉부절개로 인한 통증과 관련된 비효율적인 호흡양상이라는 진단을 내렸다.

다음의 규칙을 기억하라.

규칙 : 진단이라는 말의 법적인 암시. 진단이라는 용어는 적절한, 자격이 있는 치료를 요구하는 상황 혹은 문제이다. 이것은 당신이 만약 문제를 인지했다면, 그것을 치료할 자격이 있는지 그리고 치료에 따른 책임감을 기꺼이 받아들일지를 결정해야 한다. 만약에 그렇지 않다면 당신은 자격이 있는 도움을 받도록 하는데 책임이 있다.

최종 진단. 문제와 그 원인을 정확히 파악하는 가장 구체적이고 정확한 진단

예

만약 당신이 의학적인 문제가 있을 수 있다고 의심한다면, 의사에게 자문 하여 최종진단을 만들 것이다. 토론 : 진단을 내리는 것은 안전하고 효과적인 치료를 결정할 수 있는 필수불가결한 것이다. "폐질환" 이라는 질환이 당신은 만족스러운지? 혹은 폐렴, 폐암, 천식같이 명확한 진단을 원하는지?

제외. 어떤 문제가 현재 없다고 결정하는 것. 토론 : 제외한다는 것은 진단의 중요한 부분이다. 당신이 명확한 진단을 내린다면, 환자의 증상과 징후가 나타날 수 있는 몇가지 다른 문제를 배제한다.

예

의사가 심폐문제가 그 문제를 야기시켰다는 것을 배제시킨 이후에 간호사는 앉아 일하는 생활습관에서 오는 부가적인 지구력결핍으로 인한 활동의 지속성 장애라는 진단을 내렸다.

생의 과정. 일생(성장, 노화, 성숙, 부모가 되는 것, 이사, 독립, 사별)동안 일어나는 사건 혹은 변화. 토론 : 간호사는 일생동안 일어나는 이행기의 환자와 가족을 돕는 데 참여한다.

간호진단. 실재적 혹은 잠재적 건강문제와 생의 과정에 관한 개인, 가족, 또는 지역사회 반응에 대한 임상적 판단. 간호진단은 간호사가 설명할 수 있는 어떤 결과를 얻기 위하여 간호중재를 선택하기 위한 근간을 제공한다(NANDA, 1994). 토론 : 간호진단은 흔히 인간의 반응이라고 불린다. 왜냐하면, 간호사로서 우리는 사람들이 어떻게 건강 혹은 일생의 상황에서 변화에 반응하는가에 초점을 둔다. 예를 들면, 그들이 어떻게 질병에 반응하거나 부모가 되는가이다. 몇 몇 실무조직체는 그들의 구체적인 실무 역할을 반영하기 위한 다른 정의를 사용한다. 예를 들면, AORN은 다음의 정의를 사용한다 : 간호진단은 정확한 임상적 판단표시로 수술환자 문제를 기대하는 결과를 달성하기 위하여 직접적인 간호행위를 이끌어갈 목적으로 조직화하는 표시이다(Beyea, 2002).

예

균형부족과 관련된 상해 위험성. 표 3-2는 간호진단과 의학진단 용어를 비교한다.

명확한 특징. 증상과 징후, 관련요인은 일반적으로 특정한 간호진단에서 볼 수 있다. 235-265페이지의 빠른 참조에서 간호진단부분 제목을 붙인 명확한 특징을 보시오.

표 3-2 간호진단과 의학진단의 비교

간호진단	의학진단
주요 초점	*주요 초점*
1. 영향 환자와 가족에 질병, 외상, 또는 삶의 변화(인간의 반응) 2. 독립적으로 기능하는 문제(일상생활활동) 3. 삶의 질 문제(예 - 통증, 원하는 활동을 하는 능력)	1. 질환, 외상, 병태생리 2. 삶의 질 문제(예 - 통증, 원하는 활동을 하는 능력, 그러나 간호보다는 정도가 덜한 - 그들은 흔히 이러한 종류의 문제를 다른 학문분야에 의뢰한다)
주요 문제 관리자	*주요 문제 관리자*
간호사(물리치료 혹은 의사의 전문적인 의견과 같은 다른 자원을 사용할 수도 있다. 그러나 간호사가 상태를 관찰하고 자원을 할당하는 주된 책임을 진다.)	의사 혹은 APN
최종 진단	*최종 진단*
간호영역내에서 진단을 내릴 권한을 갖는다.	간호사는 의사 혹은 APN의 진단을 찾아야 한다.
간호책임	*간호책임*
1. 증상, 징후, 그리고 위험요인의 확인 2. 실재적인 잠재적인 문제를 초기 탐지 3. 문제를 예방하고 교정하고 조절하기 위한 통합적인 계획을 착수 (간호사가 문제의 주요 관리자이다)	1. 위험요인을 파악하고 잠재적인 합병증을 예견 2. 상태가 변하거나 잠재적인 합병증의 초기 증상 및 징후를 탐지하고 보고하는 모니터링 3. 문제를 예방하거나 최소화하고 잠재적인 합병증을 최소화하기 위해서 간호영역내의 활동을 시작 4. 의학적 지시를 수행(의사나 APN이 문제의 주된 관리자이다)

의학진단. 자격이 있는 의사, APN, 혹은 의사보조에 의한 명확한 진단이 요구되는 해부학과 생리학적인 문제(예 - 질병 혹은 외상). 흔히 의학적인 진단연구에 의해 인정되어진다.

예

급성 심근경색

잠재적인 합병증. 현재의 진단, 치료, 혹은 침습적인 진단적 조사나 감시 때문에 일어날 수 있는 해부학적 혹은 생리학적인 문제. Carpenito(2004)는 잠재적인 생리학적 합병증을 설명하기 위하여 협동적인 문제라는 용어를 사용하고 있다.

예

제시 3-4를 보라. 토론 : 당신은(다음장에서 설명할)조기에 잠재적인 합병증의 증상과 징후를 탐지하기 위하여 감시 할 책임이 있다.

다학제간 문제. 한 학문이상에 의해 치료가 요구되는 문제-예를 들면, 간호학, 의학, 물리치료 및 작업치료

예

고관절 골절 환자의 간호관리. 토론 : 모든 학문은 그들의 실무영역 내에서 독립적이고 의사 처방에 의한 행동에 대한 책임이 있다. 그림 3-1(109페이지)은 당신이 확인한 문제가 간호진단 인지 의학적 혹은 다학제간 문제인지 결정하는데 중요한 질문들을 보여준다.

관련 요인. 특정한 건강문제와 관련된 것으로 알려진 어떤 것(예 - 잦은 낙상의 경력은 '상해의 위험성' 의 관련요인이다)

위험 요인 혹은 원인. 이유 혹은 진단에 영향을 미치는 것으로 알려진 어떤 것(예 - 시력감퇴는 상해 위험성의 관련요인이다.) 토론 : 관련요인, 위험요인, 이유는 흔히 서로 교환되어 사용된다.

위험(잠재적)진단. 만약 예방적인 행위가 없다면, 발명 될 수 있는 건강문제. 토론 : 표 3-3 (109페이지)은 실재적, 위험(잠재적), 가능한 진단/문제의 간호책임을 비교한다.

예

균형부족과 잦은 낙상과 관련된 상해 위험성
토론 : 위험(잠재적)진단은 당신이 특정한 문제의 위험요인을 확인했을 때 만들어진다. 그러나 문제의 실재 증거는 없다. 만약 증거가 없다면, 그것은 실재 진단이다.

증후군 진단. 이 진단은 다른 진단들의 모음이다. 토론 : 제시 3-5는 불용 증후군에서 나타나는 진단의 모음으로 흔히 누워만 있는 요양원 거주자에서 나타난다.

안녕진단. 개인, 가족, 지역사회에서 안녕수준을 반영하는 인간의 반응으로 향상을 위한 준비성이다(NANDA, 2003). 토론 : NANDA는 안녕진단을 위한 접두사로서향상을 위한 준비(readiness for enhanced)를 사용한다.

예

부모역할 향상을 위한

제시 3-4 일반적인 잠재적 합병증(좀더 자세한 목록은 책뒤에 있다)

문제	잠재적인 합병증
정맥요법	정맥염 혈관외유출 수액과잉
위장관 흡인	위장관튜브 기능부전 구토/흡인 전해질 불균형
골격 견인과 석고붕대	잘못된 뼈정렬 출혈 색전 신경혈관손상
투약	부작용 역반응/알러지 과용량/독작용
유치 도뇨관	카테터 기능부전/막힘 감염/출혈
흉관	흉관기능 부전 혈흉/기흉 출혈/감염 무기폐
수술 혹은 외상	무기폐 출혈, 쇼크/저혈량 전해질 불균형 장 폐색 핍뇨/무뇨 수분과잉/울혈성 심부전
두부 외상	출혈/쇼크 두부부종 뇌내압 상승 혼수/호흡부전

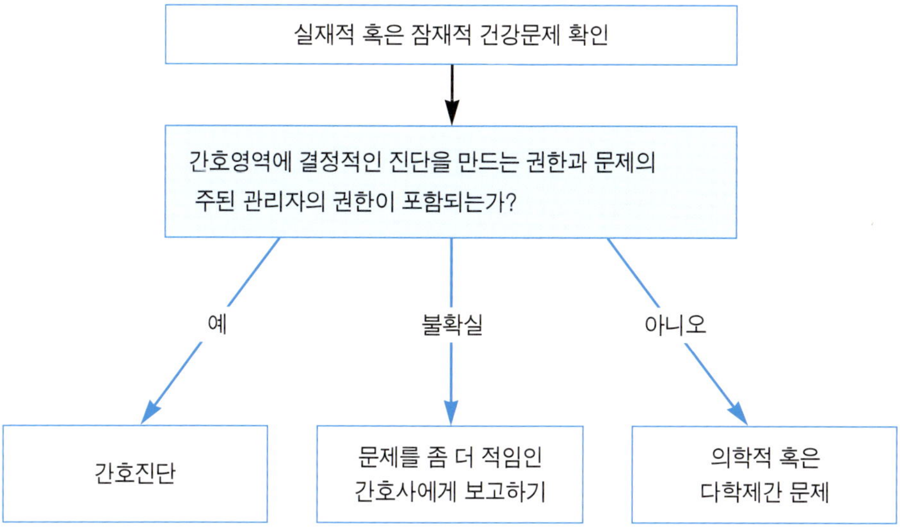

그림 3-1 간호진단 혹은 다학제간 문제인지 확인하였는지 결정하기 위한 주요 질문

표 3-3 실재적, 위험(잠재적), 그리고 가능한 진단/문제에 대한 간호사의 책임

진단/문제	간호 책임
• 실재적 진단/문제 : 환자의 자료는 증상과 징후를 보여주거나 혹은 진단의 특징을 정의한다. 예 - 기침시 짙은 객담, 심호흡시 통증, 폐확장 부족에 근거한 통증과 짙은 객담으로 인한 비효율적인 호흡양상	• 환자의 증상과 징후를 당신이 의심하고 있는 진단의 증상과 징후와 비교하라.; 이유 혹은 관련 요인을 측정하라. 독립적으로 치료할 수 있는지 혹은 문제를 의뢰해야 하는지 결정하라.
• 위험(잠재적) 진단/ 문제 : 환자의 자료는 구체적인 특징이나 증상 및 징후가 아닌 진단/문제관련 요인을 보여준다. 예 - 통증과 관련된 비효율적인 호흡양상의 위험성	• 위험요인을 조절하고 증상과 징후의 시작을 모니터하라(이것은 진단/문제가 치료를 요하는 실재적 진단/문제됨을나타낸다).
• 가능한 진단/문제 : 진단/문제가 있다고 의심한다. 그러나 환자의 자료는 당신이 환자의 진단/문제가 있다고 결정을 내리기 전에 더욱 명확히 하는 것을 필요로 한다. 예 - 비효율적인 호흡양상의 가능성	• 진단/문제가 있는지 없는지 이것이 잠재적 진단/문제를 나타내는 관련요인인지 아닌지 결정하는 더 많은 자료를 수집하라.

제시 3-5 불용증후군에서 보이는 진단모음

- ◆운동장애
- ◆변비위험성
- ◆호흡기능장애 위험성
- ◆감염의 위험성
- ◆활동의 지속성 장애 위험성
- ◆상해 위험성
- ◆사고과정 장애 위험성
- ◆신체상 장애 위험성
- ◆무력감 위험성
- ◆조직 통합성 장애 위험성

규칙 : 급성간호 셋팅에서, 효율성을 위하여, 간호계획은 가장 중요하고 즉각적인 관심사를 고려하는 단지 실재적이고 잠재적 진단만을 다룬다. 지역사회와 가정간호에서, 기회 안녕진단에 초점을 두는 기회가 더 많다.

위험요인 인지 : 사전행동 접근의 열쇠

좀 더 사전행동적 PPMP모델로 바뀌면서 위험요인을 인지하고 관리하는 중요성이 명백해지고 있다. 흔히, 실재적인 문제는 없지만, 좀 더 세심한 감시를 필요로 하는 위험요인은 있다(어떤 경우에는 치료를). 예를 들면, 당신이 흡연자인 임신한 여성을 간호하고 있다고 가정하라. 흡연이 태아에게 저체중과 모체에게 혈액 응고 형성, 고혈압, 폐질환과 같은 다른 문제의 위험성의 원인이 됨을 아는 것은 당신이 이 여성을 좀 더 세심하게 관찰하고, 이 여성이 담배를 끊게 하기위해 계속 노력해야 함을 아는 것이다. 단지 문제를 해결하는 사고방식에서 사전행동적이고 예방적인 사고로 전환해라. 단지 내가 어떤 문제를 놓치지 않았는가? 에서 내가 관심을 필요로 하는 어떤 위험요인을 놓치지 않았는가 하는 물음으로 바꿔라.

진단과 관련된 비판적 사고 지표(CTIs)

진단을 내리기 위해서 어떻게 비판적 사고를 적용하는지 말하기 전에 진단과 관련된 주요 CTIs를 살펴보라. 박스 3-1에 열거된 비판적 사고 지표와 연관해서 당신의 위치를 숙고해 보시오. 1장에서 제공하는 35페이지에 있는 비판적 사고 지식지표와 34페이지에 있는 비판적사고 성향지표를 기억하고 적용하시오.

박스 3-1 진단에서 요구되는 지적 기술과 관련된 주요 비판적 사고 지표(CTIs)

간호과정과 결정하기 :

- 간호를 계획하고, 제공하고, 조절할 때 표준과 원칙을 제공하라.
- 체계적으로 통합적으로 사정하라 : 간호의 관심사를 확인하기 위해서 간호틀을 사용하고, 의학적인 관심사를 확인하기 위한 신체조직틀을 사용하라.
- 선입견을 탐지하라 : 정보자원의 신빙성을 결정하라.
- 비정상에서 정상을 구별하라 : 비정상에서 위험요인을 확인하라.
- 자료의 중요성을 결정하라 : 부적절한 것으로부터 적절한 것을 구별하라 : 적절한 자료를 함께 수집하라.
- 가정과 모순을 확인하라 : 정확도와 신뢰도를 체크하라 : 잃어버린 정보를 인지하라 : 지시된 사정에 초점을 맞춰라.
- 아는 것과 모르는 것에 대해 결정하라 : 합리적인 추론(결론)과 판단을 하라 - 그것들을 지지하기 위한 증거를 줘라.
- 다수의 설명과 해결책을 고려해라.
- 문제와 이유, 관련요인을 확인하라 : 환자와 가족의 시각을 포함하라.
- 위험을 관리하라 : 합병증을 예견하라 : 건강, 기능, 안녕을 촉진하라 : 결과와 영향을 예측하고 그에따라 미리 계획하라.
- 우선권을 정하고 적기에 결정하라. : 결정을 할때 주요 제삼자를 포함하라.
- 구두로 혹은 쓰면서 효과적으로 의사소통하라.
- 윤리적인 이슈를 확인하고 적절한 행위를 하라.
- 기술적인, 정보 및 인간 자원을 확인하고 사용하라.

부가적 관련기술 :

- 부모, 가족, 동료, 조력자와 함께 권한을 부여한 협력을 확립하라.
- 부모, 자신 및 타인을 교육하라.
- 갈등을 공정하게 다루어라 : 긍정적인 인간 관계를 조성하라.
- 변화를 촉진하고 조정하라.
- 팀워크를 촉진하라(흔한 목표에 초점을 맞춰라 : 그들자신의 방식안에서 타인을 돕고 격려하라)
- 체계적인 사고를 보여라(건강관리체계내 그리고 체계간에 존재하는 관계를 인식함을 보여라)

근거자료 : 비판적인 사고 지표(2004 Evidence-Based Version) 2004 R. Alfaro-LeFevre. Available : www.AlfaroTeachSmart.com

알림

폭력을 예견, 예방 및 관리하기

폭력을 예견, 예방, 관리하기를 돕는 가장 중요한 요인은 과거에 폭력이 있었는 지 물어보는 것이다. 화를 내거나 위험 환자에게 "당신은 과거에 폭력적 이거나 폭력을 조절할 수 없다고 느낀적이 있는지" "조절할 수 없을 때 무엇을 했는지" "이같이 느꼈을 때 우리가 무엇을 할 수 있는지?"와 같은 질문을 한다 *Nico Oud, RN, MNSc, Dipl. N.Adm*

(Oud, 2004)

비판적 사고 연습 VII

진단가로서의 간호사의 책임 : 진단과 관련된 주요 용어 : 간호진단과 다른 문제를 분류하기

이 장을 완성하기 위해서, 90-111페이지를 읽어라. 예는 268페이지에서 찾을 수 있다.

1. 짧은 답 :

a. 어떠한 행위가 당신의 실무 영역내에 있는지 어떻게 아는가?

b. 간호진단과 관련된 두가지 간호책임과 의학진단과 관련된 두가지 책임의 표를 작성하라.

2. 주요 용어에 관한 지식을 체크하라. 각각의 정의에 대하여(1-20), 정의에 가장 잘 맞는 문자(a-t) 쓰라. 단지 하나의 문자만 사용하라.

a. 진단하다
b. 진단
c. 의학영역
d. 안녕진단
e. 결정적인 진단
f. 위험진단
g. 설명할 수 있는
h. 권한
I. 자격이 있는
j. 삶의 과정
k. 간호영역
l. 결과
m. 진단의 법적인 암시
n. 의학진단
o.간호진단
p. 명확한 중재
q. 위험(관련)요인
r. 징후
s. 증상
t. 배제하다.

1. ______ 특정한 문제에 기여(혹은 관련된) 한다고 알려진 무엇
2. ______ 어떤사람이 위험에 처한 건강문제
3. ______ 사정자료로부터 결론을 이끌어 낸 후에 만들어지는 판단 : 또한 판단을 하기 위하여 자료를 분석하는 기술에 속할 수도 있다.

계속

4. ______ 판단을 내리고 사정에 근거한 증거를 바탕으로 위험요인, 문제 및 강점을 확인하고 명명하기 위해서
5. ______ 무언가에 책임이 있거나 답하는
6. ______ 의사가 법적으로 시작하거나 처방할 자격이 있는 활동과 행위범위
7. ______ 간호사가 법적으로 시작하거나 처방할 자격이 있는 행위 혹은 활동의 범위
8. ______ 적절한 자격이 있는 치료를 요하는 상황이나 문제가 있다는 것을 암시한다.
9. ______ 일반적으로 원하는 혹은 기대되는 중재의 결과를 언급하는 것(즉, 문제는 예방되고, 해결되고, 최소화된다)
10. ______ 일반적으로 인간의 반응에 관하여 언급하는 것 : 이것은 간호사가 설명할 수 있는 어떤 결과를 얻기 위하여 간호중재선택의 근간을 제공한다.
11. ______ 안녕의 특정한 수준으로부터 안녕의 높은 수준으로의 이행에서 개인, 가족, 지역사회에 관한 임상적인 판단
12. ______ 일생동안 일어나는 사건 혹은 변화(예 - 부모되는 것, 노화, 별거, 상실)
13. ______ 가장 명확 진단
14. ______ 문제를 예방하고, 해결하고 조절하기 위해 요구되는 가장 특정한 행위
15. ______ 자격이 있는 의사에 의한 명확한 진단과 치료를 요구하는 문제 : APNs 또한 몇 몇 문제를 치료할 수 있다.
16. ______ 견해를 주거나 활동을 수행하기 위한 지식과 기술을 가지고 있는가
17. ______ 활동을 수행하기 위한 유능함과 권위가 있는가
18. ______ 진단과 관련된 것으로 알려진 객관적(보고된) 자료
19. ______ 문제가 있지 않다고 결정하기 위해
20. ______ 진단과 관련된 주관적인(보고된) 자료

3. 간호진단과 의학진단의 차이

a. 간호진단의 특징을 묘사하는 절 앞에 “N” 을 쓰시오. 공백을 남겨두시오.

1. ______ 주로 해부학과 생리학 문제를 다룬다.
2. ______ 환자의 특별한 인간에 대한 시각으로부터 확인된 건강문제를 포함한다.
3. ______ 결정적인 진단은 의학진단연구에 의해 흔히 증명된다.
4. ______ 주로 질병 혹은 삶의 변화에 대한 인간의 반응을 가진 실재적 혹은 잠재적 문제를 다룬다.
5. ______ 간호사가 처방한 중재가 수행된 후 증상과 징후가 개선되지 않았다.
6. ______ 간호사가 처방한 중재가 수행된 후 증상과 징후가 개선되었다.

b. 다음의 각각의 문제에서 간호진단인 것 앞에 “N” 을 쓰시오.

1. ______ 잠재적인 합병증 : 응고문제와 관련된 출혈
2. ______ 많은 분비물과 관련된 비효율적인 기도개방성
3. ______ 전신적인 약화에 다른 상해 위험성
4. ______ 정맥요법
5. ______ 인후통에 기인한 부족한 수분섭취와 관련된 체액부족
6. ______ 석고붕대 압력과 관련된 피부통합성 장애(오른쪽 발가락 물집)

계속

7. _____ 잠재적합병증 : 낮은 칼륨과 관련된 심부정맥
8. _____ 당뇨병
9. _____ 많은 분비물을 관리하는 어려움과 관련된 흡인 위험성
10. _____ 잠재적인 합병증 : 처방된 금식에 따른 영양부족
11. _____ 영양불균형 : 식욕부진에 따른 신체요구량 부족
12. _____ 처방된 침상안정과 관련된 운동장애
13. _____ 기흉(폐허탈)
14. _____ 잠재적인 합병증 : 정맥관류술에 따른 혈전 형성

4. 비교하고 대조하라 : DT와 PPMP모델이 같은점 한가지 다른점 한가지를 작성하시오.

5. 아래의 생각해 보기가 무엇을 의미하는 지 설명하시오.

생각해 보기

환자는 표준지침이 아니다.

표준지침은 특수한 사람이 아닌 특수한 문제를 위해 개발되었다.

정확한 진단을 내리기 위한 학습

간호학과 의학에서 명확한 진단을 어떻게 내리는지 - 가장 구체적이고, 정확한 진단을 어떻게 내리는지 결정하는 것 - 는 가르치는 선생님과 배우는 학생에게 도전이 된다. 이의 두 가지 이유가 있다 :

1. 시간이 지나며 경험을 통해 많은 복잡한 기술을 배우는 경우가 보통이기 때문에, 임상전문가는 "기본"을 배우는 것이 얼마나 어려운가를 잊어버리는데 이것이 초심자를 가르치는 것을 어렵게 한다.
2. 초심자는 그들이 모르는것을 걱정함으로써 압도당한다.

이와같이 생각하라 : 대부분의 사람들에게 컴퓨터를 사용하는 것은 제 2의 천성이다. 컴퓨터를 오랫동안 사용해왔기 때문에 컴퓨터 기술이 처음에 얼마나 위압적이고 지루할 수 있는지 잊어버렸다. 만약 당신이 초심자를 가르친다면, 시작이 얼마나 어려운지를 기억하라. 당신은 "저... 보통 당신이 하는데..." " ...을 제외하고 "그래 - 내가 그렇게 말한것을 알지만, 이번 경우에는 아니

고..." "당신은 이것을 써놓는 것이 낫다." 같은 말을 하며 반복해서 되돌아가는 자신을 발견하게 될 것이다.

이 장은 당신을 유능한 진단가가 되는 기호를 배우도록 돕고 진단의 기술에서, 자신없는 초보자에서 더 자신있는 학생으로 좀더 빨리 바뀌는데 도움을 주는 도구들과 전력을 제공한다. 진단을 내리는 데 기초적인 원칙과 규칙을 살펴보면서 시작하자.

진단적 추론의 기본적 원칙과 규칙

- 이장의 초반부에 있는 그림에서 제시된 바와 같이, **큰 그림 수준에서는 다음을 포함하여 진단을 내린다.**

1. 가능한 문제/진단의 목록을 만들어 내는 것
2. 유사한 문제/진단을 배제 하는 것
3. 실제적 그리고 잠재적 문제를 명명하고 무엇이 원인인지 또는 기여하는지를 명료화하는 것
4. 관리되어야 하는 위험요인들을 결정하는 것
5. 건강증진을 위한 자원, 장점, 그리고 분야를 확인 하는 것

이론적 근거 : 진단을 내리는 것은 단지 한 가지가 아니라 여러 가지 가능성을 고려 하는 것을 요구한다. 모든 가능한 문제들을 목록화하는 것은 당신에게 숙고 할 수 있는 시각적인 도움을 제공해 준다. 다른 유사한 진단을 배제하는 것은 문제에 대해 이름을 잘 못 붙이지 않았다는 것을 보장하도록 도와준다. 문제와 원인 둘 다를 확인하는 것은 문제를 완전히 이해하고 있다는 것을 보여준다. 그것은 역시 문제에 대해 무엇을 할지를 결정하도록 도와준다. 예를 들면, 당신은 부동을 가진 두 사람을 가지고 있을 수도 있다. 한 사람은 척수 손상 후에 마비로 인해 부동을 가지고 있으며, 또 다른 사람은 의학적으로 처방된 침상안정으로 인한 경우 이때 - 두 가지는 매우 다른 문제이다. 위험요인들을 확인하고 관리하는 것은 진취적이며 - 그것은 발생 전에 문제를 예방해준다. 건강을 관리하고 증진시키기 위해 자원과 장점을 이용하는 것은 비용 효과적이며, 환자의 자존감을 증가시켜주며 긍정적인 것에 초점을 두어 상황을 재구성 하도록 도와준다(문제로 인해 꼼짝 못하게 되기 쉽고 좋은 일이 일어나고 있음을 잊기 쉽다).

- **당신의 자격과 제한을 알아라.** 필요시 도움을 얻어라. **이론적 근거** : 사람들은 자격 있는 보건의료전문가에 의해 사정될 권리가 있다. 비록 당신이 사정과 문제를 진단내리기 위해 지식이 있다고 느낄지라도, 그렇게 할 권한을 가지고 있는지를 결정해야만 한다(환자의 건강과 당신 자신의 법적보호를 위해).

◆**개방된 사고방식을 유지하라.** 환자 챠트나 타인으로부터 얻은 정보나 과거 경험에 지나치게 영향 받는 경향을 피하라(예 - 기록이 만성 관절염성 요통의 간호력을 보고하는 누군가를 사정할지도 모르며 요통의 증가가 신장문제와 같은 다른 것에 의해 나타날 수도 있다는 것을 고려하지 못할지도 모른다.)

이론적 근거 : 개방된 사고방식을 유지하는 것은 당신의 편협된 시각, 일반적인 비판적 사고과오로부터 문제를 보는 것을 방지할 수 있다.

◆**진단을 내리는 것은 당신이 짐작하는 진단에 대한 "교과서의 그림"을 가지고 환자의 단서들(증상과 징후들)을 비교하는 것을 포함한다.** **이론적 근거** : 환자의 자료가 당신이 짐작하는 진단에 대한 "교과서의 그림"과 밀접하게 일치될 때 결정적인 진단을 내린다.

◆**사정단서와 가장 밀접하게 일치되는 라벨을 사용함으로써 문제를 명명하라.** 예를 들어, 당신이 불안이나 두려움을 의심할 때, 불안과 두려움에 관해 정의를 내리는 특징과 단서를 비교하라. 단서들이 두려움에 관해 정의를 내리는 특징과 가장 유사하다면, 그 문제는 두려움으로 라벨을 붙인다. **이론적 근거** : 진단은 환자의 단서가 증상과 징후 또는 특수한 진단에 관해 정의하는 특징과 어울릴 때의 인식에 기초를 둔다.

◆**특수한 문제를 의심할 때, 문제와 흔하게 연관된 다른 증상, 징후, 그리고 위험요인들을 살펴보라.** 예를 들면, 국소적인 통증과 부종으로 인해 감염을 의심할 때, 감염의 다른 징후들(발열, 발적, 열감, 배액)을 살펴보라. **이론적 근거** : 진단은 증거에 기초를 둔다; 가지고 있는 증거(단서)가 많을수록, 더욱 정확해질 것 같다(기억하라 : 단서가 한개 이상일수록 더욱 사실일 것이다. 출처가 한 가지 보다 많을수록 더욱 당연히 사실일 가능성이 커진다).

> **규 칙** : 만약 당신이 한 진단을 짐작한다면, 이 진단이 당연한 것을 타당화 하기 위해 나에게 필요한 자료가 무엇인지를 자신에게 질문하라. 그리고 나서 환자를 사정하고 그러한 자료들이 있는지 결정하라(증상, 징후, 검사실 자료와 기타 등등을 체크하라).

◆**진단을 내릴 때, 증거를 가지고 그것을 지지하라.** 진단을 내리도록 이끌어 주었던 단서들(증상, 징후, 위험요인)을 제공할 준비를 하라. **이론적 근거** : 단서들(징후, 증상, 위험요인)은 "주요 퍼즐 조각"과 같다; 만약 그러한 것들을 가지고 있지 않다면, 당신은 퍼즐을 완성 할 수 없으며 문제에 라벨 붙일 수가 없다. 예를 들면, 폐렴을 의심하도록 만드는 환자가 가래섞인 기침과 열이 있을지도 모른다. 의사는 흉부 X선 검사, 객담배양, 그리고 백혈구 수 검사 등으로부터 퍼즐을 완성하고 진단을 내리기 위해 증거를 필요로 한다.

◆**환자의 시각에서 문제를 포함하라.** 환자들에게 가장 큰 문제 세 가지에서 다섯 가지를 말하도

록 부탁하라. **이론적 근거** : 환자들이 자신들을 가장 잘 알고 있으므로 진단적 과정내에 그들이 포함되어야한다. 환자들이 문제로서 간주하는 것들에게 가장 우선권이 제공되어야 한다.

◆ **환자들은 종종 두 가지나 혹은 그 이상으로 관련된 문제들에 대해 불평을 한다.** 첫 단계는 문제 사이의 관계를 살펴봄으로써 일차적인 질환을 확인하라. 예를 들면, 누군가 불안과 불면증 둘 다를 호소할지도 모른다. 그 사람은 불면증에 관해 가장 불편해할 지도 모른다. 당신의 임무는 주요한 문제를 결정하는 것이고 그것은 불안일 것 같다. **이론적 근거** : 자주 한 가지 문제는 또 다른 문제를 낳는다.

◆ **비록 직관이 문제 확인을 위해 가치 있는 도구일지라도. 단지 직관에 따라서만 결코 진단 내리지 말라.** 제시 3-6은 직관을 안전하게 사용하는 방법을 기술해준다. **이론적 근거** : 직관적으로 진단을 알지도 모른다. 그러나 진단이 증거에 기초를 두기 때문에 당신의 직관을 입증하라.

◆ **사고의 결점을 찾아라.**

- **어떤 다른 문제들이 단서를 대신할 수 있는가?** 예를 들어 만약 30세 이상의 누군가가 자신이 오래된 손상으로 인한 좌측 어깨 통증의 증상발현이 증가되고 있다고 말한다면, 이러한 통증이 또한 심장문제를 나타내줄 수 있다는 가능성을 고려하라.
- **무엇이 당신이 짐작하는 문제의 상태에 영향을 미칠 수 있는가?** 예를 들면, 열이 없기 때문에 당신은 감염의 가능성을 배제할지도 모르지만, 당신이 모든 자료를 체크할 때 체온을 낮추어주는 소염제를 복용하였다는 것을 알게된다.

이론적 근거 : 우리는 모두 잘못 해석하기 쉽다. 사고에 있어서 결점을 찾아내는 것은 진단적 에러를 감소시키는 것을 도와주는 비판적 사고 원칙이다.

◆ **만약 문제를 놓치거나 문제에 라벨을 잘못 붙이거나 존재하지 않은 문제를 파악한다면,** 당신은 부적절하거나 위험한 치료를 낳게하는 진단적 에러를 범하게 된다. **이론적 근거** : 잘못된 진단은 잘못된 치료를 일으킬 수 있다. 제시 3-7은 진단적 에러의 흔한 원인과 가능한 결과를 열거하였다. 제시 3-8은 진단적 에러를 피하도록 도와주는 체크리스트를 제공해 준다.

◆ **간호과정의 진단 단계는 문제뿐 아니라 건강증진을 위한 강점, 자원 그리고 건강증진 영역들을 확인할 때 까지는 불완전하다(제시 3-9).** **이론적 근거** : 강점을 확인하는 것은 유효성에 중요하다(간호 계획시에 이러한 강점에 의존하게 된다). Healthy people 2010에 따라 마주치는 모든 환자에게 간호사는 적극적으로 건강증진 영역을 고려하여야 한다. 자신의 건강을 스스로 증진하도록 사람들을 동기화시켜주는 것보다 간호의 요구를 감소시켜주는 더 나은 방법이 무엇인가? 성공적인 간호사는 좋은 교육자이다.

◆ **환자와 당신의 진단을 나누고 그들에게 진단이 의미하는 것을 이해하고 있는지를 질문하라**(적절하게, 그들이 당신의 의견에 동의하는지를 질문하라). **이론적 근거** : 환자들은 진단에 대해 고지 받을 권리가 있으며 간호계획을 개발할 때 파트너가 되어야 한다.

제시 3-6 직관을 안전하게 사용하는 방법

1. 비록 당신이 존재하고 있는 문제의 증거를 가지고 있지 않더라도 당신의 직관이 "문제가 여기에 있다 : 이 환자를 세밀히 관찰하라" 또는 "이 환자는 도움을 필요로 한다."고 말해주는 적신호를 보내고 있다. 당신이 의심하고 있는 문제의 존재를 타당화 시켜주는 현존하는 증상과 징후를 위해 세밀하게 사정하라("내 직관이 다음과 같이...내게 말하고 있다." 또는 "나는 다음과 같이... 느끼고 있다." 라고 환자, 의사, 또는 다른 간호사에게 말해야 한다).

2. 만약 어떤 특이한 문제에 관해 정보를 제공할 수는 없지만 무언가 문제가 있다고 알고 있으며 증상과 징후의 조기 발견을 위하여 세밀하게 모니터하기 위한 간호사정을 한다면 간호사정의 빈도와 강도를 증가 시켜라.

3. 단지 직관에 의해서만 행동하기 전에, 해를 초래하는(상황을 악화시키거나 새로운 문제를 일으키는) 행위의 가능한 위험성과 전혀 행위를 하지 않았을 때의 위험성(차라리 더 세밀히 모니터 하는 것)을 검토하라.

제시 3-7 진단적 에러

진단적 에러의 원인

◆ 한 가지 설명에 대한 확률을 과대평가하거나 편협된 초점 때문에 자료를 모두 고려하는 데 실패하는 것.
예 - 불안을 이를 야기 하는 산소화 부족과 같은 몇 가지 신체적 문제일지도 모른다고 고려하기 보다는 심리적 스트레스와 관련 된다고 결정하는 것

◆ 당신이 도움을 받기위해 행동해야 될 때 계속해서 분석하는 것
예 - 그들이 차이가 없는데 체위를 변경하고 정서적 지지 제공이 호흡 문제를 도와주는지 계속해서 살펴보는 것.

◆ 개인적 편견이나 가정을 인식하는데 실패하는 것
예 - 매일 목욕을 하지 않는 사람은 자기 - 이미지가 나쁘다고 가정하는 것

◆ 너무 일반적인 진단을 내리는 것(문제에 이름을 명명하기 위해 진단적 라벨을 선택할 때 구체적이지 않는 것)
예 - 방광 괄약근 약화와 관련된 스트레스 요실금 대신에 요 배설 장애를 사용하는 것

◆ 가능한 문제에 대한 초기 목록에서 올바른 진단을 포함하는데 실패하는 것

계속

예 - 비효율적 대응 또는 치료요법의 비효율적 이행의 가능성이 있는 문제를 포함하지 않고 불이행의 문제를 목록화하는 것

◆자료를 수집하거나 분석할 때 일을 빨리 끝내려고 하는 것

예 - 당신이 시간에 쫏겨서 다음 간호사와 대화하기 보다 제시간에 보고 하기위해 급하게 유사한 어떤 진단을 선택하거나 사정으로 성급하게 옮기는 것

진단적 에러의 위험성

당신이 문제를 빠뜨리고, 문제에 라벨을 잘 못 붙이거나 문제를 완전히 이해하는데 실패할 때, 다음과 같은 어떤 위험을 무릅쓰게 된다.

◆실제로 문제를 악화시키는 중재를 시작하는 것
◆문제를 해결하는데 필수적인 중재를 생략하는 것
◆심지어는 문제가 있는 것을 발견하지 못하고 문제가 존재하거나 진행되고 있는 것을 허용하는 것
◆무해하지만 모든 사람의 시간과 에너지를 낭비하는 중재를 시작하는 것
◆문제가 틀리게 기술된 채로 다른 사람들에게 영향을 미치는 것
◆법적 책임의 위험에 자신이 처하는 것

유능한 진단자가 되는 것 : 낡은 사고 대 새로운 사고

비록 우리가 새로운 창의적 접근을 제공해주는 정보 시대 속에 잘 있을지라도 우리 중의 다수가 여전히 낡은 사고를 한다. 예를 들어, 과거에 우리는 가이드와 체크리스트에 의존하도록 기억을 재촉하고 주의시켰다. 오늘날 우리는 정보 이용방법을 아는 것이 정보를 기억하는 방법을 아는 것만큼 중요하다는 것을 알고 있다. 빠뜨린 것이 없다는 마음의 확신이 들도록 체계적으로 체크리스트를 사용하여 출발하는 비행기 조종사와 마찬가지로, 우리는 지금 원칙과 규칙을 이해하는 것뿐만 아니라 우리가 초점적이고 체계적이 되도록 도와줄 신뢰성 있는 도구를 개발하고 이용할 필요성을 강조하고 있다. 다음의 예를 비교하라.

제시 3-8 진단적 에러 피하기

당신은 :

◆자료가 정확하고 완벽하다고 확신하기 위해 시간을 갖는가?
◆환자의 증상과 징후를 당신이 짐작하는 진단에 대한 "교재의 그림"과 비교하는가?
◆자신의 편견을 인식하고 가치 판단을 피하는가?
◆단서가 의미하는 다른 문제를 고려하는가?
◆사고에 있어서 결점을 찾고 있는가?
◆문제의 원인을 확인하는가?

계속

- 환자가 문제로 간주하는 것을 포함하는가?
- 그 문제를 가장 잘 기술해주는 가장 구체적인 진단적 라벨을 선택하는가?
- 환자(그리고 중요한 타인들)에게 당신이 문제로 간주하는 것에 대해 고지해주는가?
- 당신이 확신이 없을 때 재확인 하도록 누군가에게 부탁하는가?
- 환자에게 진단을 확인하는가?

제시 3-9 자원과 강점을 확인하기

1. 주요 질문들을 개인(그리고 중요한 타인들)에게 물어라 :
   - 내게 당신의 강점과 건강한 측면으로 간주하는 자신에 대해 몇 가지를 말할 수 있는가?
   - 실제로 문제는 아니지만 당신이 향상시키고 싶어 하는 어떤 것에 대해 생각할 수 있는지?
   - 당신을 도와줄 수 있는 가장 좋은 자원이 누구라고 말할 것인가?

   이론적 근거 : 이 질문에 대한 대답은 모든 사람에게 향상 시켜줄 수 있는 자신과 분야를 인식하도록 도와준다.
2. 정상이거나 긍정적인 기능을 표시하는 자료를 함께 수집하라. 이러한 면을 강점으로서 라벨을 붙이고 개인과 중요한 타인과 함께 공유하라. 예를 들어, 당신은 "도움을 찾기 위해 결정을 하였으며, 그것은 건전한 것이다." 라고 말할지도 모른다. 이론적 근거 : 이러한 전략은 문제 뿐 아니라 강점에 초점을 두기위해 간호를 필요로 하는 사람과 당신을 도와준다.
3. 확인된 문제를 예방하고, 해결하고 조절할 때 도와줄 강점을 목록화하라 이론적 근거 : 이것은 효율적인 간호계획을 개발하기 위해 사용하는 강점이다.

예

- 신체적 강점 : 좋은 건강을 위하여; 매일 운동하라 그리고 훌륭한 심장과 호흡을 보존하라 : 균형 있는 식이를 섭취하라; 신체적 적응을 보여라 : 상체와 팔을 강하게 하라(하반신 불수를 보상하기.)
- 심리적 그리고 개인적 강점 : 효율적인 대처를 보여라 : 유도된 심상을 사용하고 진통제를 현명하게 사용함으로써 만성통증에 대처하라; 동기를 부여하라 : 독립적이고 건강하게 되도록 하라; 풍부한 지식을 가져라; 건강관리와 유용한 자원에 대한 이해와 연관시켜라; 훌륭한 문제 - 해결 기술을 보여라; 최적의 결과와 편의를 위해 딸의 치료 시간에 적응할 수 있게 하라; 강한 지지 체계를 가지라.

생각해 보기

좁은 시야 - 모든 가능성을 고려하지 않는 것 - 그리고 부적절한 사정은 비참한 결과를 가져온다.

얼마 전에 38세 남자가 2층에 있는 정신과 중환자실에서 죽은 채로 발견 되었다. 그 남자는 거의 18시간이나 가죽 끈, 벨트, 커프로 침대에 감금된 후 독방에 혼자 죽어 있었다. 정신과 의사의 자문에 따르면, 사망의 원인은 아마도 장기간 "부적절한 감시 격리와 억제 뿐 아니라 진단되지 않고 치료되지 않은 의학적 조건인" 정신과 약의 항콜린성 약물 독성이었다.

낡은 사고의 예	*새로운 사고의 예*
(좀 더 느리고, 덜 조직화되고, 신뢰성이 더 낮은 결과)	(좀 더 빠르고, 체계적이며, 신뢰성이 더 높은 결과)
1. 간호사는 독립적으로 사고한다. 그들은 진단의 구체적인 단계를 따르기 위해 배워야하며 "참고노트"와 사정도구와 같은 "버팀목"에 의존하는 것을 피해야 한다.	1. 간호사는 다음의 구체적인 단계 보다는 진단의 규칙과 원칙을 적용하는 방법을 배워야 한다. 환자간호는 너무 중요하므로 기억에만 의존 할 수는 없다. 간호사는 진단적 과정을 통해 체계적으로 업무를 하기 위해 기억을 환기키기 위한 잘 고안된 도구를 사용해야 한다. 예를 들면, 그들은 자료수집을 위하여 안내해주는 사정 도구를 사용해야 한다(82-86페이지 예를 보라), 그리고 그들에게 자료를 분석하고 진단적 과정을 안내해 주는 분석(진단) 도구를사용해야한다(142-143페이지를 보라).
2. 초심자들은 진단에 대한 증상과 징후를 기억해야한다.	2. 뇌가 모든것을 할 수는 없다. 개인적인 "참고노트"를 개발한 간호사는 그들의 지식을 촉진 시키기 위한 방법을 찾는 비판적 사고가이다.
3. 우선순위를 정하는 것은 간호과정의 계획과 수행 단계내에서 행해진다.	3. 간호사들은 계획과 수행뿐 아니라 사정과 진단에 대한 그들이 접근에 우선순위를 정해야 한다.
4. 간호사는 그들의 진단을 지지해주는 증거를 제공할 수 있어야 한다.	4. 간호사는 그들의 진단을 지지해 주는 증거와 제외한 진단명을(그리고 제외한 이유에 대한 설명) 증거를 제공할 수 있어야 한다.

다음의 규칙을 기억하라

규 칙 : 1. 환자간호는 너무 중요해서 기억에만 의존할 수 없다. 훌륭한 진단가는 정보를 계속해서 조사하여 그들의 자료와 결론에 반영한다. 그들은 구체적인 목표를 위해 고안된 도구를 사용하여 독립적으로 사고하며 지식과 원칙을 적용하지만, 여전히 체계적이다. 예를 들면, 2장의 82-86페이지에 있는 도구는 사정을 위해 고안되었으며, 142-143페이지에 있는 도구는 분석(진단)도구이다. 분석도구는 당신으로 하여금 사정동안 수집된 자료에 대해 결론을 끌어내도록 격려한다. 이 도구는 처음에 제외시킬 필요가 있었던 문제에 대한 우선순위를 정하도록 당신을 안내해 주며 당신이 가능한 문제영역을 체계적으로 고려하도록 도와준다.

계속

2. 당신이 도구 뒤의 추론을 이해하고 환자에 초점을 유지하기 위해 시간을 가지지 않으면 비판적 사고를 촉진시키기 위한 도구를 사용할 수 없다. 너무 많은 간호사들이 그 뒤에 있는 추론을 이해하지 못하면서 도구를 사용한다. 또 다른 사람들은 환자보다 도구에 더 초점을 두고 있다. 비판적으로 사고하기 위하여, 도구가 자료를 수집하도록 이끌어주는 정보의 중요성을 발견하라. 예를 들면, 142-143페이지에 있는 분석 작업표는 분석에 있어서 가장 우선권이 큰 것 중 하나가 투약 관련 증상과 징후가 어떤지를 고려하는 것이기 때문에 초기에 투약에 관해 질문하도록 안내해준다. 하나의 도구가 모든 목적에 적응될 수 없다는 것을 명심하라. 당신의 목적에 도구가 맞는지 확인하고 도구와 마찬가지로 환자에게도 초점을 두어라.

진단에서 파트너로서의 환자

국가 환자 안전 협회에 의해 강조된 바와같이, 잘못을 감소시키고 결과를 개선시키기 위하여 환자와 가족들은 간호 내에서 활동적인 파트너가 되어야 한다. 이것은 간호진단을 내릴 때 적극적으로 연관이 되는 것을 포함한다. 너무 자주 환자들은 "초점이 맞지 않은" 상태로 보건 의료 체계 내로 오는데 그들은 자신들의 주요 문제가 무엇인지를 결정할 생각을 많이 하지 않았다. 요즘은 효율성과 결과를 향상시키기 위하여, 의사와 간호사를 대면하기 전에 환자가 자신의 주요한 문제에 집중하도록 도와주는 서면화된 서식을 제공해 주는 곳이 많다. 환자가 그들 자신의 문제와 문제의 원인이 무엇인지를 사정하도록 도와주는 도구를 개발하는 것이 시간을 절약하고 정확도를 향상시켜 준다. 142페이지에 있는 환자의 자기 사정도구와 86페이지의 2장에 있는 초점 사정도구는 이러한 도구형태의 예이다.

규 칙 : 문제를 확인하기 위한 환자와 파트너. 환자에게 "당신의 가장 큰 문제 세 가지가 무엇입니까"와 같은 것을 질문함으로써 문제의 우선순위를 정하는 것을 도와주라. 그들이 이해하고 있고 동의하고 있는지 환자에게 질문함으로써 당신의 의견을 입증하라. 예를 들면, "당신은 통증에 대처하기 위해 술을 마시는 것 처럼 보입니다... 그것이 가능하다고 생각합니까?" **이론적 근거** : 문제를 확인하기 위하여 환자와 파트너가 의논하는 습관을 갖는것은 더 나은 진단가가 되도록 해주며, 환자를 더 적극적으로 연관 되도록 도와주며, 당신이 단지 의사나 병원이 아닌 그들을 위해 일하고 있다는 것을 전달한다.

원인과 기여(위험)요인 명료화하기

침상곁에 있는 간호사들은 어떻게 건강문제와 치료계획이 생물학적, 사회적, 영적 인간으로서의 전인적 개인에게 영향을 미치는지에 초점을 두게하는데 책임이있다. 다음은 단지 질병이 아닌 전인적 존재에 초점을 두도록 도와주기 위해 취해야하는 몇가지 단계들이다(이러한 질문은 142-143 페이지에 있는 작업표 분석에 포함되어 있다).

생각해 보기

압도적인 문서업무를 피하라.

간호사와 의사를 만나기 전에 자신의 문제를 사정하기 위해 도구를 제공하는 것은 효율성을 증진시켜준다. 그러나 너무 많은 문서업무는 압도적이다. 문서업무에 주의하고 그것을 줄이기 위한 방법을 발견하라. 예를 들면 : 이중 기록에 주의하고 두 가지 도구가 하나로 결합될 수 있는지 연구하라.

알림

간호사가 환자일 때, 여전히 파트너가 되는 것은 쉽지 않다.

나는 나의 의사와 "상대하는" 역할을 해왔으며 나의 건강 간호 관리에 참여해왔다. 나는 결국 스테로이드를 견딜만한 수준으로 낮추었다(나는 진전된 파킨슨 질환처럼 떨고 있었으며 항상 울고 있고 이를 스테로이드 부작용으로 확신한다). 나는 나의 모든 약을 관리하고 있다. 나는 너무 많은 약을 가지고 있는 것만이 아니라 내가 아픈지 또는 모든 약의 부작용 때문에 아픈지 말할 수 없고, 실제로 내가 필요로 하는 약이 무엇인지에 관해 의논하고 있다. - Elizabeth E. Hand, MS, RN, CCPN(Hand,2004)

1. 환자와 가족과 함께 기여(위험)요인을 명확히 하라.
    - ◆그들이 어떤 요인을 문제를 야기하는 또는 기여하는 요인으로 확인하는가?
    - ◆일상생활 활동을 하기 위한 능력에 관한 증상과 징후들의 영향에 대하여 질문하라.
        - "삶이 어떻게 변화 되었습니까?"
        - "이러한 변화에 대처하고 있다고 어떻게 느낍니까?"
        - "보통 변화하기 위해 적응하는 방법을 말해주세요."
        - "더 잘 적응할 수 있는 어떤 것에 대해 생각 할 수 있습니까?"
        - "무슨 자원(개인, 지역사회)이 더 잘 대처하도록 도와줄 수 있습니까?"
2. 문제에 기여할지도 모르는 발달 연령, 질병, 치료나 생활방식의 변화와 관련된 요인들이 있는가?
3. 문제에 기여할지도 모르는 문화적, 사회 경제적, 인종적 또는 정신적 요인이 있는가?
4. 자료수집(예 - 의학적 기록 다른 보건의료 전문직, 문화적 고찰)을 위한 당신의 다른 자원이 문제를 야기하는 또는 문제에 기여하는 요인을 확인 하는가?

H.M.O.(HELP ME OUT) ®

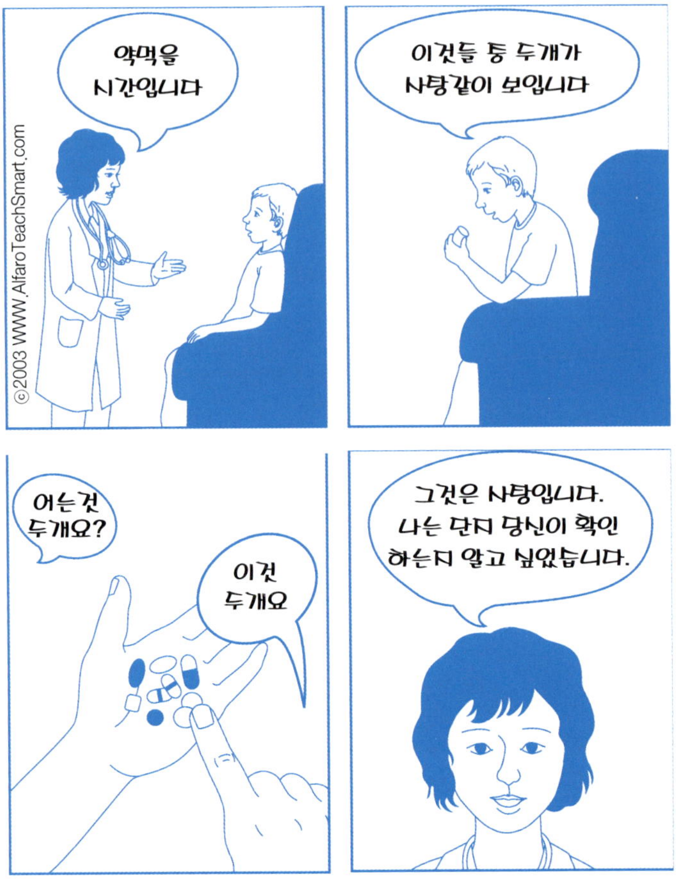
약먹을
시간입니다
이것들 중 두개가
사탕같이 보입니다
어느것
두개요?
이것
두개요
그것은 사탕입니다.
나는 단지 당신이 확인
하는지 알고 싶었습니다.
©2003 WWW.AlfaroTeachSmart.com

다음을 기억하라.

규 칙 : 1. 당신이 확인 했던 문제를 야기하는(혹은 기여하는) 모든 다른 요인들을 명료화 할 때까지 진단은 불완전하다. 당신이 모든 요인을 고려할 때만 결정할 수 있다 : a) 관리되어야 하는 가장 중요한 요인들 b) 문제를 다루기 위해 당신이 취해야만 하는 단계. 그림 3-2는 피부 통합성 장애라는 문제가 많은 기여하는 요인을 가지는 방법을 보여주는 학생을 위한 지도를 제시해 준다. 126페이지는 진단과 잠재적 합병증 지도를 위한 작업표를 제공해 준다.

2. 명령 과실의 고리를 피하라(간호사가 적절한 방식으로 의심되는 의학적 문제를 보고하는데 실패할 때), 내가 확인했던 증상과 징후가 더 자격 있는 전문가에 의해 깊이있는 사정을 필요로 하는 의학적 문제를 실제로 가지고 있는지 자신에게 질문하라. 예를 들면 그림 3-3(127페이지)을 공부하고, 의사와 APN이 변비의 원인을 결정하는 접근방법을 비교하면서, 스텝 간호사가 흔히 변비 사정을 위해 접근하는 방법을 주목하라.

진단적 에러 피하기

과실을 면할 사람은 없지만, 우리 각자는 실수를 피하도록 돕는 습관을 개발하기 위해 일할 수 있다. 진단적 에러의 가능성을 감소 시켜주는 습관을 개발하고 있는지를 평가하도록 돕는 제시 3-7과 3-8을 반드시 검토하라.

진단과 관련요인을 제시하기 위해 지도를 사용하는 것은 깊이 있는 사고를 보여준다. 아래는 학생이 침대에 누워서만 지내는 92세 여성에 있어서 피부통합성 장애라는 진단에 대해 이해하도록 방법을 제시하기 위해 끌어낸 예이다.

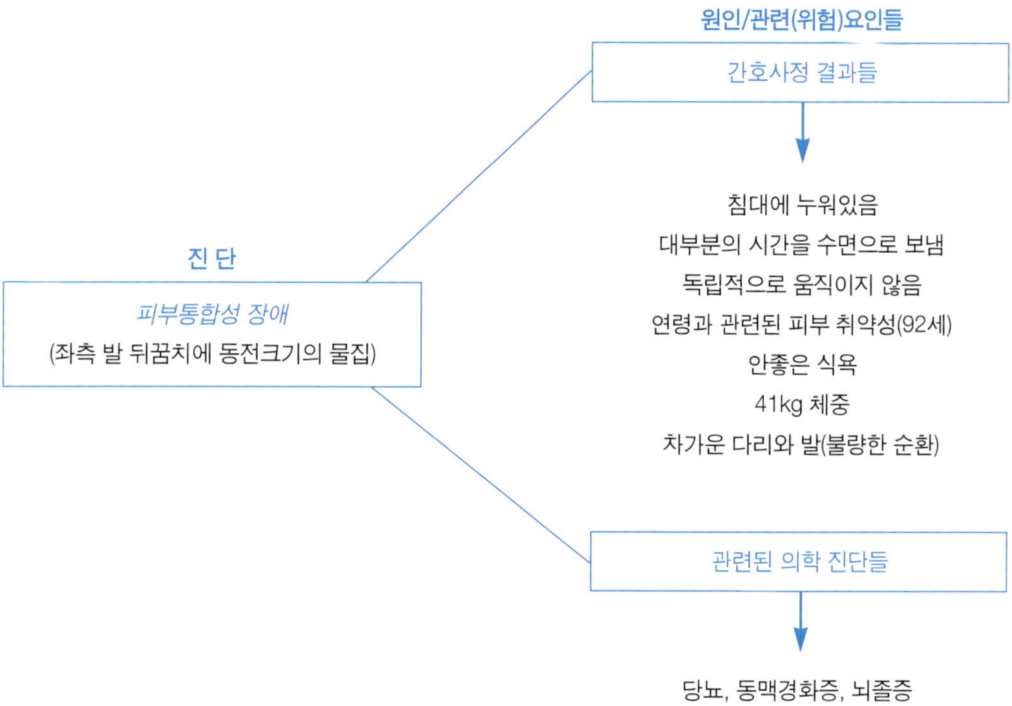

그림 3-2 지도는 진단과 기여요인을 나타냄

간호진단 확인하기

146-147페이지에 있는 간호진단 부분에 대한 신속한 참고문헌은 흔히 진단에서 마주치는 다음의 정보를 제공해준다.

- 제목(라벨)과 정의 : 문제에 대한 정확한 기술
- 특징 정의하기 : 증상과 징후 군은 종종 진단과 연관된다.
- 관련(위험)요인들 : 문제를 야기 하거나 문제에 기여할 수 있는 요인들

국제적 NANDA는 공식적으로 정보를 2년마다 업데이트 한다. 몇 가지 진단은 광범위하게 연구된 반면에(예 - 손상의 위험성), 반면에 다른 진단은 최소한의 조사만 가지고 있다(예 - 개인의 정체성 장애). 앞에서 언급한 바와 같이, 당신이 코스를 시작하거나 새로운 임상적 시설로 가게 될 때, 당신이 것으로 기대되는 가장 중요한 간호진단을 제시해 줄 구체적인 지침이나 정책이 있는지를 질문하라(예 - 99페이지, 제시 3-2는 수술 전 간호와 재활 간호를 위해 당신이 알 필요가 있는 가장 중요한 간호진단을 제시해 준다).

진단지도 작업 표

사용법 :

당신이 확인한 진단의 명확한 사진을 얻기 위해 문제와 모든 관련 또는 기여요인을 지도로 만들기 위해 이 페이지를 사용하라.

간호진단 :

환자의 증상과 징후

잠재적 합병증

←

기여또는 관련(위험)요인들

원칙적 진단(입원 이유)
다른 관련된 의학적 진단이나 병태생리?
투약관련 요인들?
치료관련 요인들(예 - 처방된 침상안정)?
연령관련 요인들?
환자나 가족에 의해 확인된 요인들?
환경적 요인들?
체질적 요인들(예 - 영양부족)?
안위요인들(예 - 통증)?
사회적, 경제적, 영적 또는 문화적 요인들?
다른 요인들?

다음의 지침들은 간호진단 부분에 대한 빠른 참고 문헌을 사용하여 당신이 간호진단을 확인 하도록 도울 수 있다. 이러한 지침은 역시 어떤 임상 세팅 내에서도 간호진단에 적용하도록 한다.

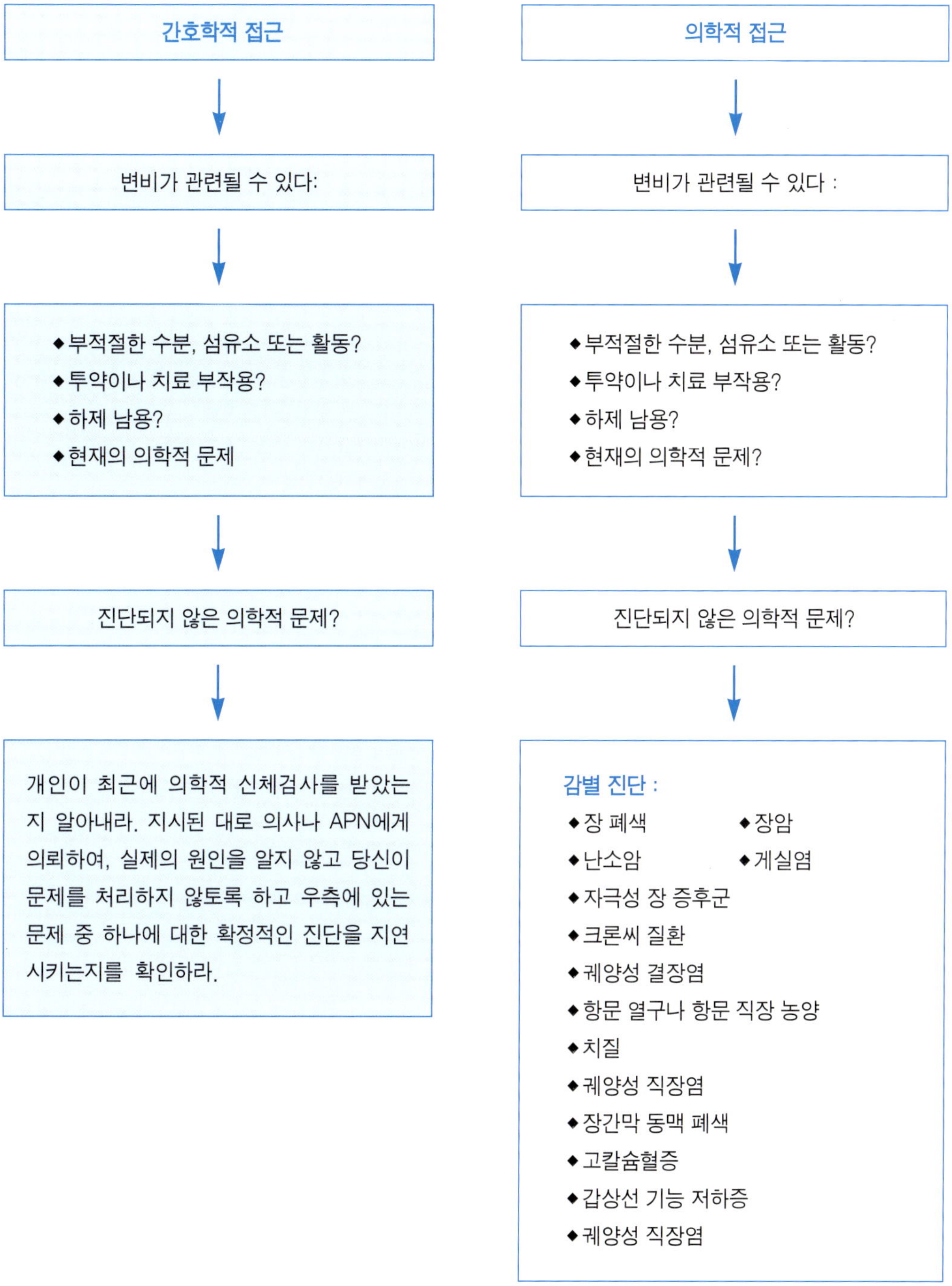

그림 3-3. 변비의 원인을 결정하기 위한 간호학적 접근 대 의학적 접근.

Recommending Reading : 1) carpenito-moyet, L. (2004). Nursing diagnosis : application to clinical practice(10th ed.). Philadelphia : Lippingcott williams & wilkins, and 2) Rapid assessment : A Flow chart guide to evaluating signs and symptoms(2004). Philadelphia : Lippingcott williams & wilkins.

지침 : 간호진단 확인하기

실제적 간호진단을 확인하기 위하여, 의심하고 있는 진단의 정의된 특징과 환자의 증상과 징후를 비교하라. 환자의 증상 및 징후와 가장 밀접하게 어울리는 특징을 정의하는 간호진단이 명확한 간호진단이다. 예를 들면, 불안이나 두려움을 의심한다면, 환자의 증상과 징후와 두가지 진단에 대한 정의되는 특징을 비교하라. 그리고나서 환자의 증상 및 징후와 가장 밀접하게 어울리는 진단을 선택하라.

위험(잠재적) 간호진단을 확인하기 위해, 위험 요인이 관리되지 않는다면 발생할 수 있다고 생각하는 진단 하에 나열된 관련(위험)요인들과 환자의 위험요인을 비교하라. 환자의 위험요인과 가장 밀접하게 어울리는 관련(위험)요인을 가진 간호진단 라벨이 사용해야하는 라벨이다. 예를 들면, 만약 환자의 위험요인이 만성통증보다 더 밀접하게 급성통증 하에 나열된 관련(위험)요인과 잘 어울린다면, 급성통증을 사용하라.

증후군 진단을 확인하기 위하여, 환자의 증상 및 징후와 당신이 의심하는 증후군 진단의 정의된 특징과 관련요인을 비교하라(불용성 증후군 대 강간상해 증후군을 보라).

안녕진단을 확인하기 위하여, 진단적 라벨 전에 향상을 위한 준비라는 어구를 사용하여 당신이 적절하다고 건강 진단의 특징 정의와 바람직한 개선된 건강에 대한 환자 진술을 비교하라. 예를 들면, 부모역할 향상에 대한 준비

생각해 보기

편견확인 : 일반적인 진단적 실수

편견확인에 대해 인식하라(초기 신념을 지지해주는 증거만 살펴보는 인간의 경향) 예를 들면, 응급실에서 APN으로 근무하는 내 동료가 있다. 스텝간호사는 맹장염으로 방금 입원한 환자가 있다가 보고 하였으며, 맹장염의 진단을 지지하는 모든 증상과 징후를 보고하였다(예 - 우측 복통, 구토, 그리고 맹장염의 가족력). APN이 환자를 검진 했을때, 그녀는 마지막 월경일에 대해 질문하고, 검진하였고, 검사를 지시하였으며 자궁외 임신을 발견하였다.

생각해 보기

전문가와 초보 진단가 사이의 차이

전문가가 문제를 해결하는 것은... 다음사항에 의존하는 증거의 축적이 있다. (1)패턴인식에 의한 임상적인 문제의 관례적 해결에 사용할 수 있는 과거의 특수한 경험의 풍부... 그리고(2)특정한 문제 상황에 대한 개념적 지식을

적용할 수 있도록 정교하게 다듬는 것 ... 전문적 임상가와 학생사이의 주요한 차이는 전문가는 더 나은 가설을 생성시킨다는 것이다(시작에서부터, 그들은 문제가 무엇인지 대한 더 나은 직감을 가지고 있다).

Dr. Geoffrey Norman(Norman, 1988)

진단 지도 그리기*

우리의 뇌가 정보를 취급하는 방법에 관해 더 많이 배울수록, 우리는 문제에 대해 지도를 그리고 그림으로 표시하기 시작했다. 우측 뇌 사고를 포함하는 지도그리기와 그림그리기가 최상의 아이디어를 생성시키는 부분이다. 진술은 뇌를 구속하는 경향이 있다(우리는 때때로 자료에 관해 사고하는 것 보다 진술의 규칙에 관한 사고에 더 많은 시간을 보내고 있다). 지도 그리기와 그림으로 표시하기가 자유를 촉진시키고 주어진 문제의 핵심 측면 사이의 관계를 살펴보는 방법에 대한 그림을 그리도록 허용한다(예 - 그림 3-2, 125페이지).

관계를 확인하는 것이 올바른 진단을 내리는데 필수적인 주요한 비판적 사고의 원칙이다.*

진단이 기록되는 방법에 관한 사고에 있어서 다음의 변화에 대해 생각하라.

낡은 사고

1. 학생들은 문제를 그것의 원인과 연결시키기 위하여 " - 와 관련된" 을 사용하여 문제와 원인을 언급해주는 두 가지 - 부분의 진술을 작성하기 위해 학습해야 한다. 예를 들면 : 좌측 발뒤꿈치의 압력과 관련된 피부통합성 장애(좌측 발뒤꿈치 수포)
2. 학생들은 오직 독립적인 간호 행위에 의해서만 고쳐질 수 있는 간호진단의 원인을 확인해야한다.
3. 학생들은 오직 간호사에 의해 독립적으로 관리되는 문제를 확인하는데 초점을 두어야 한다.

새로운 사고

1. 두 가지 - 부분 진술을 기록하는 것은 너무 단순하여 비판적 사고를 제한할지도 모른다 : 문제는 종종 몇 가지 원인과 기여요인을 가지고 있다. 몇몇 학생들은 진단과정을 지도그리기나 그림으로 표시함으로써 그들의 사고를 더 잘 표현할지도 모른다. 만약 지도 그리기가 사용된다면, 학생들은 근무지 정책과 일치하는 진단을 기록하는 방법을 알아야 한다.
2. 학생들은 깊게 사고하고 문제에 기여하는 모든 요인을 확인하기 위하여 학습할 필요가 있다(125페이지 그림 3-2참조). 모든 요인을 고려할 때, 그들이 무엇을 독립적으로 할 것인지와 모든 요인의 관리를 보장해주기 위해 무엇을 참고해야 하는지 결정할 수 있다.
3. 학생들은 단지 간호에 속하는 문제를 확인하는것처럼 잠재적 의학적 문제와 합병증을 나타낼 수 있는 증상과 징후들을 확인하는데도 초점을 두어야 한다.

*지도그리기 사용 방법에 관한 지침을 위해 Alfaro-LeFevre, 2004a 있는 "Mind Mapping : Gettng in the 'Right' State of mind" 를 보라.

간호진단 진술을 위한 PES(혹은 PRS) 방법 사용하기

전에 언급한 것처럼, 간호진단을 진술하는데 매우 구체적인 규칙을 사용하는 것은 처음 문제를 확인할 때에 비판적 사고를 제한할 수 있다. 그렇지만, 깊이 있는 분석(지도 그리기와 같은)을 한 후 진단적 진술을 할 시기가 있으며, 이는 가장 중요한 요소들을 요약하도록 하기 때문에 비판적 사고를 촉진 시켜준다. 이러한 경우에, 사용하기 위한 가장 공통적인 방법은 PES(문제, 원인, 증상과 징후 체계)이다. 이 방법은 역시 PRS(문제, 관련요인, 그리고 증상과 징후)로 불려질 수 있다.

PES(또는 PRS)체계를 사용하는 것은 당신에게 다음과 같은 것을 요구한다 :

1. 문제를 진술 하는 것
2. 문제와 그것의 원인 문제나 관련(위험)요인을 연결하기 위해 "~와 관련된"을 사용하는 것
3. "~에 의해 입증되는 것처럼"의 단어를 사용함으로써 현재의 진단에 대한 증거를 보여주는 증상과 징후를 제공해 주는 것

예

1. 실제적 간호진단(세 가지 - 부분진술)

문제 :	의사소통 장애
	- 와 관련된
관련요인 :	언어 장벽
	- 에 의해 입증되는 것처럼
증상과 징후 :	오직 스페인어를 말하고 이해하는 능력

2. 위험(잠재적) 간호진단(두 가지 - 부분 진술) :

문제 :	피부손상 위험성
	- 와 관련된
관련요인 :	과다 발한, 그리고 침대에만 강금되어 있음

규칙 : 간호진단 진술의 "- 와 관련된" 부분(두번 째 부분)을 작성할 때, 간호사들이 독립적으로 언급할 수 있는 주요 관련 요인을 확인하라. 만약 필요하다면 다른 관련 요인을 명확하게 위한 " - 에 대한 이차적인"을 덧붙여라

예 - 부동과 관련된 욕창과 척수손상에 따른 이차적인 감각 소실

다음의 지침은 진단적 진술을 작성 할 때 당신에게 혼란, 잘못을 피하도록 도와준다.

지침 : 진단적 진술 작성 시 에러 피하기

◆법적으로 유죄 일지도 모르는 방식으로 진단적 진술을 작성 하는 것을 피하라.

예

바르지 못한 : 침대의 난간 부족과 관련된 손상의 위험
올바른 : 혼미와 침대에서 빠져 나가기 위한 시도와 관련된 손상의 위험

◆간호진단처럼 들리게 만들려고 의학 문제에 "다시 이름을 붙이지" 말라.

예

바르지 못한 : 저혈량과 관련된 혈액역학 불균형
올바른 : 저혈량(이것은 간호진단이라기 보다는 의학적 진단이다. 올바른 의학적 용어를 사용하라.)

◆의사의 처방이나 협력적인 문제밖에서 간호진단을 내리지 말라.

예

바르지 못한 : 금식과 관련된 영양 불균형
올바른 : 의사 처방이 금식이 된 것을 고려해라. 이런 경우 당신은 탈수의 잠재적 합병증을 감시 해라.

◆가치판단에 기초한 간호진단을 작성하지 말라.

예

바르지 못한 : 그녀가 결코 신을 믿지 않았던 진술로 입증되는 것과 같이 무신론과 관련된 영적 고뇌
올바른 : 이런 상황에서 진단은 없을지도 모른다. 그녀는 자신의 믿음으로(당신의 믿음이 아니라) 마음이 평화로울 수 있다.

◆의학적 진단을 간호진단으로 만들지 말라. 의학 문제에 대한 반응에 초점을 두라.

예

바르지 못한 : 암과 관련된 유방 절제술
올바른 : 유방 절제술의 효과와 관련된 자아개념 장애의 위험

◆동시에 두 가지 문제를 진술하지 말라

예

바르지 못한 : 진단적 절차와 관련된 두려움과 통증
올바른 : 진단적 절차에 익숙하지 않음과 관련된 두려움 : X선 검사 시 움직임과 관련된 통증

제시 3-10은 진단적 진술을 만들기 위해 준수했던 규칙을 확인하기 위한 체크리스트를 제공해 준다.

제시 3-10 진단적 진술 작성을 위한 체크리스트

진술은 다음과 같다 :
- ◆간호 사정으로부터 증거에 기초하고 있는가?
- ◆문제와 원인 둘 다에 기초하고 있는가?
- ◆문제는 " - 와 관련된" 보다 앞에 작성이 되고 원인은 후에 작성이 되었는가?
- ◆실제적 진단을 위해 " - 에 의해 입증된 것처럼..."을 덧붙였는가?
- ◆구체적이고 명료한가?
- ◆간호가 관리하도록 위임 된 문제에 대한 반영인가?
- ◆법적으로 권할 수 없고 판단적인 언어는 없는가?
- ◆같은 지식과 경험을 가진 타인이 진단에 동의할 가능성이 높은 그러한 방식으로 작성되었는가?

알림

모든 문제는 똑같이 발생되지 않는다 - 원인을 결정하라

건강문제를 처리하기 위해 당신은 근저에 있는 원인을 반드시 이해하라. 예들 들면 최근의 연구는 만성적인 상처가 생물학적으로 외과적 절개와 같은 급성상처와 달라서 그들은 다른 치료가 필요하다는 것을 지지한다. 급성상처는 보통 예측 가능하고 정돈된 방식으로 신체를 "치유하는 단계"를 따른다. 그렇지만 욕창과 같은 만성 상처는 집중적인 근거 중심 치료 계획을 필요로 하는 염증성 치유 단계 내에서 보통 "멎게" 된다. 원인론이나 원인에 기초를 둔, 올바른 지지 간호 없는, 국소적 상처 간호는 효과가 없을 것이다! Elizabeth Q, Ayello, PhD,RN, CS, CWOCN (Email communication, April 2004)

알림

그것이 의학적 또는 간호학적 문제인가?

몇몇 간호교육자들은 간호사들이 독립적으로 문제를 해결하는 것에 너무 많이 초점을 두고 있다. 그들의 독립적인 역할에 너무 집중해서 즉각적인 의학적 주의가 필요한 문제를 인식하는데 실패하고 있는 새로운 대학 졸업생들이 우리에게 오고 있다. 예를 들면 : 장폐색의 증상및 징후를 놓치고 변화된 영양으로 문제를 다루는 것을 선택하는 새로운 간호사가 있다. 학생들은 간호문제를 확인하기 전에 의사의 사정이 필요한 확률을 배제하는 것을 학습해야 된다(나의 워크샵 참여자 중의 한사람).

비판적 사고 연습 VIII

간호진단을 인식하기, 지도그리기, 그리고 진술하기

이 부분을 완성하기 위해 114-133페이지를 읽어라. 예시에 대한 답은 269페이지에서 발견할 수 있다.

Ⅰ. 간호진단 인식하기

이 부분은 자료를 특징 정의와 구체적인 간호진단에 대한 관계요인과 비교함으로써 간호진단 인식을 당신에게 연습시키기 위해 고안되었다. 아래에 8가지 공통적인 간호진단이 있다(a문자에서 h). 진단 뒤에는 병원에 입원했던 8명의(1-8번) 가상의 환자가 있다. 각 번호에 대해, 유용한 환자 자료에 가장 잘 어울리는 진단에 대한 문자를 써라. 진단을 내리기 위해 :

1) 자료를 공부 하라,
2) 이용가능 한 선택으로부터 가능한 간호진단을 선택하라, 그리고 나서
3) 235페이지의 간호진단 시작에 대한 빠른 참조가 있는 장에서 간호진단을 살펴보고 자료와 특징 정의 그리고 선택된 진단에 대한 관련 요인을 비교하라. 각 문자는 오직 한번만 사용한다. 시작하기 위해, 나는 당신에게 첫 번째 답을 주었다.

   a. 기도흡인 위험성
   b. 활동의 지속성 장애
   c. 불안
   d. 피부 손상 위험성
   e. 두려움
   f. 비효율적 호흡 양상
   g. 기도개방 유지불능
   h. 피부손상

      1. __b__ Ballard 부인에 대한 사정자료.
      주관적 자료(SD) : 그녀는 항상 피곤을 느낀다고 말하고 있다.
      객관적 자료(OD) : 폐 깨끗함 ; 90cm 걸은 후 호흡이 가빠짐 :
      90cm 걸은 후 1분에 130회로 심박동률 증가 : 창백함(헤모글로빈 7g/dl)

계속

2. ______Jim Riley 에 대한 사정자료.
SD : 그녀의 턱이 어제 철사로 폐쇄 되었다고 진술한다 : 구토를 호소하였다.
OD : 턱이 철사로 닫혀 있다.

3. ______Charles Lindsay 에 대한 사정자료.
SD : 그는 일종의 "신경과민" 을 느끼지만 왜 그런지 지적할 수 없다고 진술한다.
OD : 눈 접촉을 잘 유지하지 않음; 안절부절 함.

4. ______Daryl Laird 에 대한 사정자료.
SD : 그는 자신에게 주사를 놓기위하여 배우는 것을 매우 두려워하고 있다고 진술한다.
OD : 눈 접촉을 잘 유지하지 않음; 안절부절 함.

5. ______Tim Dydo에 대한 사정자료.
SD : 그는 2주동안 감기에 걸렸으며 이제 우측 흉곽하에 통증이 있다고 진술한다; 그는 기침을 해야 하지만, 그것이 매우 고통스럽다고 진술했다.
OD : 1분에 34회의 호흡; 맥박은 1분에 128회; 만약 흉곽이 나에 의해 부목으로 지지된다면 기침할 수 있다 : 기침하여 짙은 흰 점액을 배출함.

6. ______Beth Hendrix를 위한 사정 자료.
SD : 그녀가 뇨실금 문제를 가지고 있다고 진술 한다.
OD : 패드를 하고 있음; 회음부위가 붉고 피부가 벗겨짐.

7. ______Mary Eipert에 대한 사정자료.
SD : 그녀는 5년동안 경미한 폐기종을 가지고 있지만 이제 점점 악화되는 것 같아보인다고 진술한다; 그녀가 계단을 한층 올라갈 때 호흡이 가빠진다고 진술한다; 그녀는 호흡 대처 기술을 결코 배운 적이 없다고 말한다.
OD : 양쪽 폐에 호기성 천명음이 들림. 입술을 오므리는 호흡을 시범보일 수 없음; 계단을 한층 올라간 후 분당 48회로 호흡률이 오름

8. ______Margaret Wolartowski에 대한 사정자료.
SD : 그녀는 둔부의 통증 때문에 움직이는 것이 두렵다고 말한다.
OD : 92세; 매우 야윔; 어제 골반에 핀을 삽입하였음; 피부가 매우 건조 하지만 현재까지 명백한 손상은 없음.

Ⅱ. 간호진단 지도 그리기

1. 세 가지에서 다섯까지 문장으로, 진단에 대한 지도 그리기와 그림 그리기가 왜 비판적 사고를 향상 시켜주는지 설명하라.
2. 진단적 과정에 대한 지도를 그려라(이용 가능한 답이 없다. 당신의 지도를 동료의 것과 비교하거나 당신의 지도를 누군가에게 설명하라).

계속

III. 간호진단 진술하기

Part A

1. 문제, 관련요인, 그리고 증상 및 징후들을 확인하는 연습하라. 다음의 간호진단을 공부하라.
   문제에 원을 두르고, 원인(원인론 혹은 관련요인)에 밑줄치고, 증상 및 징후를 다음과 같이 있는 그대로 두라.
   a. 소변보고 싶은 욕구를 인식한 직후에 즉시 배설함으로 입증되는 것과 같이 많은 량의 소변을 참을 수 없는 것과 관련된 긴박성 뇨실금.
   b. 임박한 죽음에 대한 극심한 슬픔의 진술에 의해 입증되는 것과 같은 임박한 죽음과 관련된 예견된 슬픔.

2. 하나나 세문장으로 당신이 증상, 징후 또는 특징을 정의하기를 기술하는 위험성 진단을 적지 않는 이유를 설명하라.

Part B. 진단을 진술하기 위한 PES(또는 PRS)체계 연습

아래의 임상적 각 상황 내에서 제시된 자료는 다음의 진단 중 하나와 어울린다; 무력감; 영양 불균형; 영양부족; 기도개방 유지불능. 각각을 공부하고, 어울리는 진단을 선택하고 PES(혹은 PRS) 포맷을 사용하여 세 부분으로 진단적 진술을 작성하라.

1. Stuart는 다음의 단서(증상과 징후)를 보여 준다.
   주관적 자료(SD) : 분비물을 제거하기 위해 도움을 요청한다; 그는 흡입의 도움을 받아 기도를 청결히 할 수 있다고 진술 한다.
   객관적 자료(OD) : 기관절개술 튜브로부터 매우 많은 분비물
   간호진단 :

2. Bob은 다음의 단서를(증상 및 징후) 보여 준다.
   SD : 그는 우울증 때문에 2주간 식욕이 없었다고 보고한다.
   OD : 마지막 방문 이후 10파운드 체중 감소; 권장된 체중 보다 15Lb 이하임.
   간호진단 :

3. Lilly는 다음의 단서를(증상 및 징후) 보여 준다.
   SD : 그녀는 우울하였으며 일상생활 활동에 대한 조절력이 없었다고 보고하였다.
   OD : 사지마비는 - 매일 물리치료의 엄격한 계획을 가진다.
   간호진단 :

Part C

아래의 임상적 각 상황 내에서 제시된 자료는 다음의 진단 중 하나와 어울린다; 기도개방 유지불능 위험성; 비효율적 개인적 대응 가능성; 체액부족 위험성; 성 기능장애 가능성. 각 상황을 공부하고, 어울리는 진단을 선택하며, 문제와 원인을 기술하는 두 - 부분 진술로 작성하라.

계속

1. Reardon씨는 양쪽 다리에 석고 붕대를 가지고 침대에 누워만 있다. 그는 화가 난 것 처럼 보이며 어떤 사람과도 말하고 싶지 않다고 진술한다. 당신은 그가 그의 여자친구와 싸웠다는 것을 알고 있다.
   간호진단 :

2. Cappelli부인은 체온이 101℉이다. 그는 수면을 많이 취하며 식욕이 저하되어 있다. 그녀는 만약 당신이 수분을 자주 공급하고 그녀에게 마시기를 격려한다면 하루에 2000ml를 마신다.
   간호진단 :

3. Rogers 씨는 전신 마취하에 오늘 담낭을 제거하였다. 그의 간호사정 서식에는 그가 과거 20년 동안 하루에 담배 한 갑씩 흡연하였다는 것을 제시해준다. 그는 객담이 나오는 기침을 한다.
   간호진단 :

4. 당신은 자궁적출술을 한지 3개월이 지난 Jackson 부인을 보고 있다. 그녀는 자신이 신체적으로는 건강하다고 느끼지만 정서적으로 아직 자신처럼 느껴지지 않는다고 진술한다. 그녀는 쉽게 화를 내며, 많이 웃고, 자궁적출술이 자신에게 정서적 그리고 신체적으로 영향을 주고 있는 것을 걱정하고 있다고 진술 한다.
   간호진단 :

Part D. 진단적 진술 내에서 에러 인식하기

a) 바르게 진술된 각 간호진단의 앞에 "C" 를 써라.

1. ______침대에 누워있는 것과 관련된 변비의 위험성
2. ______침대위의 난간 부족과 관련된 손상의 위험성
3. ______수술과 관련된 통증과 불안
4. ______진행적인 질병 과정과 관련된 절망감
5. ______무신론과 관련된 정신적 고통
6. ______암과 관련된 유방 절제술
7. ______발뒤꿈치 압력과 시트의 마찰과 관련된 피부 손상(우측 발뒤꿈치에 2.5cm의 수포)
8. ______출혈과 관련된 혈액역학 불균형
9. ______관절의 운동을 제한하는 통증의 보고에 대해 입증되는 것과 같은 관절통증과 관련된 활동의 지속성장애
10. _____영양 불균형 : 구강으로 음식 섭취할 수 없음에 의해 입증되는 것과 같은 금식 상태가 되는 것과 관련된 영양부족

b) 각 진단을 위하여 당신은 틀린 것을 확인하고 틀린 이유를 설명하라.

잠재적 합병증 확인하기

실제적 그리고 잠재적 합병증을 명명하는 것은 잠재적 합병증(PC)을 예측하는 것을 포함하고 있다. 이 장의 앞부분에 나온 다음의 정의를 기억해라

잠재적 합병증. 현재의 진단, 치료 또는 침습적 진단적 검사나 모니터링 때문에 발생할 수 있는 해부학적 또는 생리학적 문제들.

PCs를 확인하기 위하여, 환자의 현재 문제를 살펴보고 다음의 질문에 답하라.

나의 정보자원(인간, 프린트에서나 기계적인)이 나열하는 내 환자의 잠재적 합병증은 무엇인가?

- 진단?
- 투약이나 치료요법?
- (적용 가능하다면) 침습적인 진단적 검사나 모니터링?

다음의 규칙을 기억하라

규칙 : 잠재적인 합병증(PCs)를 예방하는 것은 합병증이 발생하였을 때 증상 및 징후에 대한 조기 인식을 필요로 한다. 예를 들면; 만약 당신에게 늑골 골절을 가진 누군가가 있다면, 골절된 늑골을 살펴보고 공통적으로 관련된 합병증이 무엇인지를 알아내라(기흉과 혈흉). 그리고 나서 당신이 살펴볼 필요가 있는 기흉과 혈흉의 증상과 징후(흉통, 호흡수 증가, 공기를 충분하게 얻을 수 없다는 느낌, 호흡음 감소)를 살펴보라.

당신이 초보자 일 때 - PCs를 예측하고 발견하기가 어렵다. 예를 들어, 당신은 그가 건강할 때조차도 만성 호흡문제와 같은 천명음, 기침, 가쁜 호흡을 가진 누군가를 검사해야 할지도 모른다. 당신은 이러한 비정상적인 결과가 개인의 만성 질병에 대한 평소의 패턴이 일부인지 아닌지 또는 자료가 잠재적 합병증에 대한 조기 증상과 징후를 가리키는지 아닌지를 알기 어려울 수 있다.

PCs를 예측하고 발견하기 위한 당신의 능력은 당신의 간호지식이 확장된 만큼 커질 것이며 당신이 다른 유형의 문제를 가진 사람을 시험하는 반복된 경험을 가지게됨에 따라 성장한다. 약간의 지식은 오직 임상적 경험에 의해서만 획득될 수 있다. 예를 들면, 당신은 비정상적인 호흡음이 어떻게 들리는지 명확하게 알기 위해 많은 폐음을 들어야 한다. 당신이 경험을 얻을 때까지, 다음의 규칙과 기침은 PCs가 예방되고 발견되고 적시의 방법으로 관리되고 있다는 것을 확인해 주면서, 당신이 당신 환자의 최상의 관심 내에서 활동하도록 돕는다.

규칙 : 1. **잠재적인 합병증을 확인하는데 자신감을 느낄 때까지, *모든 비정상적인 자료를 보고하라.*** 당신에게는 고립된 단서처럼 보이는 것이 더욱 경험 있는 사람은 염려스럽게 생각할 수 있다.

2. **종종 합병증의 발병은 미묘하다.** 변화는 분명하지 않고 증상과 징후는 시간이 가면서 점차 악화된다. 항상 당신의 자료와 과거 24에서 48시간(때로는 더 길게)에 걸쳐서 타인에 의해 기록되었던 자료와 비교하라. 만약 비정상적인 증상과 징후가 점차 증가하는 것을 점점 보게 되면 당신은 잠재적 합병증의 초기증상과 징후를 살펴보아야 될 것이다. **예** - 당신은 99.6°F로 표시되는 체온을 얻게 된다. 당신 과거 24시간에서 48시간에 걸친 체온을 비교하라. 만약 그것이 새로운 상승이라면, 초기 합병증을 발견하고 있는 것이고 더욱 세밀하게 그사람을 감시 해야함을 알수 있다.

지침 : 잠재적인 합병증 확인하기

◆ 모든 투약을 살펴보아라. 다음의 어떤 것을 환자가 경험할 가능성을 고려하라(SODA를 기억하라).
- 부작용(S)?
- 과용량(O)?
- 약물 상호작용(D)?
- 알레르기나 역반응(A)?

◆ 항상 알레르기의 가능성을 고려하라(새로운 약, 진단적 검사에서 사용된 염료, 또는 다른 환경적 요인들).

규칙 : 만약 당신이 알레르기를 확인한다면, 다른 돌봄제공자들을 위하여 이 문제를 알리는 방법으로 알레르기 기록에 대한 기관 정책을 따르라.

◆ 믿을만한 자료 안에서 환자의 주요한 진단(입원이나 접촉의 이유를 설명해주는 진단)의 일반적 합병증을 살펴보라. 환자기록(의학적 과거력 그리고 신체적 보고서, 간호과정보고서, 의뢰, 진단적 검사)을 읽어보라. 종종 의학적 진단과 관련 합병증들은 이러한 기록 내에 기술되어 있다.

◆ 간호를 시작하기 전에 개인의 의학적 문제와 관련된 가장 흔한 합병증을 살펴보라(흔한 잠재적 합병증의 예를 위해, 표지의 안쪽 뒷부분을 보라).

◆환자의 상황을 언급 해주는 임상경로, 정책, 절차, 프로토콜, 그리고 표준을 검토하라(예 - 흉곽 튜브의 관리). 이러한 것은 종종 잠재적 합병증에 대해 감시하기 위해 보고해야 하는 특수한 증상 및 징후에 대한 사정으로 안내해 준다.

◆최초의 진단적 또는 치료 종류에 대해 알고 어떤 것이 잠재적 합병증과 흔하게 연관되는 지를 결정하라(예 - 혈전, 색전 및 출혈이 심장 카테터법의 잠재적 합병증이다)

◆복잡한 상황 내에서, 일차 진료 의사나 APN과 체크하라. 예를 들어, 당신은 참석한 의사나 임상 간호 전문가에게 "이 환자에게 많은일이 진행되고 있습니다. 우리가 관심을 가져야 하는 어떤 특별한 증상 및 징후가 있나요?" 라고 물을 수 있다.

규칙 : 잠재적인 합병증을 기록하기 위해, "PC" 뒤에 콜론을 사용하고 나서 잠재적 합병증을 명명하라(Carpenito, 2004b). 예 - PC : 기흉

약과 질병에 대한 온라인 참고문헌이 필요한가?

Medscape는 투약 정보, 부작용, 상호작용 및 다른 주의사항에 관한 임상정보를 제공해준다. 그것은 또한 질병 정보와 환자 유인물을 제공해준다 : http://www.medscape.com/druginfo

다학제간 접근을 요구하는 문제 확인하기

우리가 이장에서 얘기할 마지막 것은 다학제간 접근이 요구되는 문제를 확인하는 것이다. 문제가 너무 복잡해서 작업과 물리요법과 같은 다른 학문 분야를 포함할 필요가 있다는 것을 조기에 인식하는것은 비용 효과적인 결과를 성취하는데 핵심이다. 당신이 가지고 있는 문제가 다학제간 접근을 요하는 문제인지 결정하기 위한 주요 질문은 다음과 같다 :

사람의 상황에 대한 큰 그림을 살펴보는 것은, 그가 오직 간호 관리를 위해 간호 전문가를 이용하여 기대되는 시간틀 안에서 바람직한 결과에 도달할 수 있을 가능성이 있는가?

만약 답이 "아니오" 라면 적절한 의뢰를 개시하라. 예를 들어 만약 자궁 절제술을 한 건강한 여성의 결과가 "수술 후 첫날 보행할 수 있을 것" 이라면, 당신은 단지 간호 자원만 사용하여도 이런 결과를 성취하기를 기대할 수 있다.

그렇지만, 만약 그 여성이 예를 들면 근골격 문제로 인한 걷기 장애와 같은 다른 문제를 가지고 있다면, 당신은 보행을 계획하고 관리해주는 물리치료사의 참여 요구를 고려할지도 모른다

비판적 사고 연습 IX

잠재적 합병증 예측/다학제간 접근을 요구하는 문제 확인하기, 그것을 모두 통합하기.

이 부분을 완성하기 위하여 137-139페이지를 읽어라. 각 질문에 대한 정답은 269페이지에서 발견할 수 있다.

Part Ⅰ

잠재적인 합병증을 확인하는 것을 연습하라. 당신이 아래의 각 문제를 가진 누군가를 돌보고 있다고 상상해라. PC 글자(잠재적 합병증)뒤에, 당신이 고려할 필요가 있는 PC를 예측하라. 당신은 지침으로서 뒷표지 안쪽을 이용할 수 있다.

1. 정맥 요법
   PC :
2. (뇌)진탕
   PC :
3. 심근경색
   PC :
4. 비위관 흡인
   PC :

part Ⅱ

당신 환자의 문제가 다학제간 접근을 필요로 할지도 모른다면 어떻게 결정할 것인가(하나에서 세 문장)?

part Ⅲ

다음에 있는 사례 간호력을 위해 주어진 자료를 공부하라. 다른 종이에 강점, 간호진단, 그리고 확인할 수 있는 잠재적 합병증을 기술하라.

뇌진탕으로 입원했던 Goode 부인에 대한 입원자료 :

주관적 자료

- 그녀는 두통이 있으며 베개에서 그녀의 머리를 들었을 때 어지러움을 느낀다고 진술한다.
- 그녀는 남편이 "그것에 익숙하지 않기" 때문에 그녀의 두 아이를 돌보는 것에 대해 걱정을 표현하고 있다.
- 그녀는 병원과 주사바늘에 대해 두려워한다고 진술한다.
- 그녀는 자신의 아이들이 그녀를 필요로 하기 때문에 결코 집 밖에서 일한적이 없었다고 진술한다.
- "나는 침대에 들어 있을 수가 없으며 의사가 말한대로 침삼용 변기를 사용한다." 고 진술한다.

객관적 자료

- 연령 : 31; 키 : 174cm; 체중 : 160lb

계속

- ◆체온 : 98.4℉
- ◆맥박 : 78회이며 규칙적임
- ◆호흡 : 24회이며 힘들지 않음
- ◆혈압 : 128/72
- ◆같은 강도로 모든 사지를 움직임
- ◆동공은 똑같이 빛에 반응을 함
- ◆우측 이마에 큰 타박상
- ◆복부는 부드럽고, 압통이 없으며, 살이 찜.
- ◆말초 맥박 강함
- ◆우측 팔의 정맥 주사는 30ml/h 로 떨어지고 있음.

요 약

90페이지는 예측, 예방, 관리 그리고 증진 모델의 맥락에서 간호과정의 중요한 두 번째 단계인 진단에 대한 시각적인 요약을 제공해 준다. 간호사의 진단적 책임은 계속해서 커지고 있으며, 모든 수준에서 간호사들에게 예방하기, 진단하기, 그리고 건강문제 처리하기에 대한 더 많은 책임이 주어지고 있다. 오늘날 간호사의 진단적 역할은 표준임상지침, 컴퓨터 이용 진단, 다학제간 실무, 사회의 변화 요구와 간호 지식 기초 확장의 사용에 영향을 받고 있다. 정보학 분야가(정보를 관리하고 의사 결정 지지를 제공하기 위한 컴퓨터 이용) 발전함에 따라, 표준 어휘가 계속해서 도출되고 있다. 98과 121페이지는 간호사가 진단을 내리기 위해 배워야 하는 방법에 중요하게 영향을 미치는 낡은 사고와 새로운 사고를 비교하고 있다. 진단시에 파트너로서 환자를 포함시키는 것은 효율성의 핵심이다. 당신이 초보자이든 전문가이든 간에 잘 고안된 도구를 발견하는 것이 비판적 사고에 필수적이다. 환자 간호는 너무 중요해서 기억에만 의존할 수는 없다. 안전하게 도구를 사용하기 위해 도구 뒤의 추론을 알아야 한다. 우리가 유능한 진단가가 되기 위해 점점 더 컴퓨터화 될수록 당신은 이 장에서 언급된 것과 같이 진단의 기본적인 원칙과 규칙을 자기 것으로 내면화해야 한다.

이 장에 대한 당신의 지식을 평가하라. 당신이 89페이지에 있는 학습 결과를 달성할 수 있는지 살펴보라.

포괄적인 분석도구 진단적 추론을 위한 인쇄

주의 : 이 도구는 성인 환자를 돌보는 초기 단계의 학생을 위해 고안 되었다. 이것은 표준 사정도구를 대신하기 위해 고안된 것은 아니다. 오히려, 이것은 이위에 기록된 자료에 대한 결론을 이끌어 내기 위하여 심층분석을 하도록 돕는다. 이러한 안내가 당신에게 진단을 체계적으로 접근하도록 자극하는 반면에 (간호과정 적용 시에 이용 가능한 : 비판적 사고를 위한 도구) 그것은 독립적인 판단이나 진단적 추론의 기본적 원칙을 적용할 능력의 필요성을 대신하지 않는다[Lippingcott, 2005]. 이 도구를 지속적으로 사용하는 것은 진단에 대한 당신의 접근에 우선순위를 정하는 습관을 개발하도록 돕는다.

환자 자기 관리, 생물 - 심리 - 사회적 기능, 그리고 삶의 질을 극대화 시켜주기 위한 간호초점을 유지하는 것 - 이 도구는 간호 관심사에 관하여 사고의 과정을 통하여 안내해 준다. 그것은 Gordon의 기능적 건강 패턴과 Maslow의 인간의 욕구로부터 원칙을 통합시켜 주며 건강한 사람들 2010 권장을 고려하고 있다(예를 들면, 우울에 대한 선별검사).

그것은 역시 당신이 종종 질병관리 프로그램 내에 포함시켰던 질병을 체크하도록 자극한다. 당신이 우선순위를 정하는 것을 돕기 위해, 이것은 초기에 생각할 필요가 일에 따라 질문을 목록화 해준다(예를 들면 증상과 징후가 전염성 질환에 의해 야기 되는 것인지). 이 도구와 환자 자기 사정 도구는 아래주소에서 개인이나 학생 사용시 무료로 다운로드를 하여 이용 가능하다 :
www. AlfaroTeachSmart.com(publicantions를 클릭하고 나서, Handouts)에서

1. 이용 가능한 완성된 환자 자가 - 사정 형식을 검토하라.

2. 주요한 진단을 나열하라 : 주요한 진단은 환자가 건강돌봄을 받고 있는 이유인 어떤 진단이다. 만약 환자나 보건의료 기록에 의해 확인된 주요한 진단이 없다면 여기에서 결정된 단어에 동그라미를 쳐라.

3. 급성 감염이나 전염성 질환을 제외 시켜라(발열, 피로, 발적, 열감, 부종, 배액, 전염성 질환이나 중독물질에 대한 노출, 외국 여행에 대한 체크).

4. 환자의 증상과 징후가 실제적인 의학적 문제인지를 배제하라. 모든 약을 복용하였다고 고려하라(처방 없이 팔리는 약이나 한약 치료법을 포함하여). 당신을 상기시키기 위하여 SODA를 사용하라.

◆ S(부작용)?
◆ O(과용량)?
◆ D(약물 상호 작용)?
◆ A(알레르기)나 A(역반응)?

도구의 첫 번째 두 페이지. 완전한 도구는 www. AlfaroTeachSmart.com에서 다운로드 가능

5. 환자의 증상과 징후가 실제적으로 알레르기 반응인지 수술이나 외상의 기왕력으로 인한 것인지 제외 시켜라. 다음의 환자 과거력에 대해 체크하라.

◆관절염이나 요통	◆우울/정신적 건강문제	◆갑상선 질환
◆천식이나 다른 폐질환	◆당뇨	◆혈관/순환문제
◆출혈문제	◆고혈압	◆상처 회복 문제
◆암(유방, 전립선, 기타)	◆감염/HIV	◆수술/외상
◆울혈성 심부전(심장 질환)	◆ 비만	◆다른 질병/문제 :

6. 중요한 체중감소나 증가가 있었는가?(6주만큼 멀리 거슬러 올라가서 고려하라. 설명되지 않은 체중 감소는 암이나 당뇨와 같은 심각한 문제를 가리킬지도 모른다; 설명되지 않은 체중 증가는 심각한 신장, 심장 또는 갑상선 질환을 가리킬지도 모른다.)

7. 흡연 패턴과 현재 문제안에서 가능한 역할을 결정하라 :

예 ☐금연 ☐담배 핀적 없음 하루 당_______갑

8. 폐경전 여성(55세 이하)을 위해, 임신의 가능성을 제외시켜라(많은 약, 진단적 검사, 또는 치료는 태아에게 영향을 미친다).

9. 다음의 어떤 것에 문제(혹은 문제에 대한 위험요인)를 가지고 있든지 간에 제외 시켜라.

	(적응되는 것에 동그라미 하시오.)			
◆호흡이나 기침, 혹은 산소화?	Yes	No	[1]AR	[2]Pos
◆혈압, 맥박, 출혈, 순환?	Yes	No	AR	Pos
◆통증, 뻣뻣함 또는 불편감?	Yes	No	AR	Pos
◆체온이나 발한?	Yes	No	AR	Pos
◆환경에 대해 사고하거나 지각할 능력?	Yes	No	AR	Pos
◆의사소통(보기, 듣기 또는 말하기)?	Yes	No	AR	Pos
◆식사, 소화, 혹은 영양?	Yes	No	AR	Pos
◆장 배설?	Yes	No	AR	Pos
◆요 배설?	Yes	No	AR	Pos
◆탈수, 부종이나, 전해질 불균형?	Yes	No	AR	Pos
◆이동, 관절 가동 범위나 활동내구성?	Yes	No	AR	Pos
◆발진, 피부 문제, 궤양이나 조직 관류?	Yes	No	AR	Pos
◆수면?	Yes	No	AR	Pos
◆감염(취약하거나 타인에게 전염시키는)?	Yes	No	AR	Pos
◆안전(손상이나 낙상의 위험, 허약성 또는 발작)?	Yes	No	AR	Pos

◆불안, 대처, 혹은 스트레스 관리?	Yes	No	AR	Pos
◆약이나 알콜 의존성?	Yes	No	AR	Pos
◆성장과 발달적 도전?	Yes	No	AR	Pos
◆생활 양식 변화(예 - 이혼, 이사, 새부모)?	Yes	No	AR	Pos
◆역할, 관계, 성이나 자존감?	Yes	No	AR	Pos
◆투약, 치료 또는 알레르기 관리?	Yes	No	AR	Pos
◆환자나 가족의 교육적 요구?	Yes	No	AR	Pos
◆가정이나 직장에서의 어려움?	Yes	No	AR	Pos
◆필수적 활동 뿐 아니라 원하는 것을 할 능력?	Yes	No	AR	Pos
◆개인적, 종교적 정신적 문화적 신념?	Yes	No	AR	Pos
◆윤리적 이슈?	Yes	No	AR	Pos
◆사회 - 경제적 이슈?	Yes	No	AR	Pos

우선순위 정하는 방법 : 문제는 보통 떼를 이루어 나타나게 된다(환자는 거의 한가지 문제만 가지는 경우는 드물다). 다음 페이지로 가기 전에, 위의 것을 공부하고 문제 사이의 관계를 고려하라. 예를 들면, 만약 통증이 우울이나 활동 문제의 원인이라면, 통증은 중요한 문제이다. 만약 당신이 문제가 있는지의 여부가 확실하지 않다면, 더 많은 자료를 수집하라.

[1] AR=문제에 대한 위험(증상과 징후가 없지만, 위험요인이 명백할 때)

[2] Pos=가능한 문제(자료가 불충분하지만, 당신이 문제를 의심할 때)

포괄적인 환자 자가 - 사정 도구

우리의 환자 파트너에 주목하라 : 당신이 자신을 가장 잘 아는 사람이기 때문에, 우리는 당신의 간호에 대해 당신에게 정보제공이 되고 관여된 참여자가 되기를 원한다. 연구에서 자신의 간호에 관해 의사결정을 할 때 적극적으로 참여한 사람들이 최상의 결과를 가질 가능성이 있다는 것을 보여준다. 당신의 간호의 모든 측면에서, 미국의 병원 신임 연합 기구(JCAHO*)로부터 다음의 Speak up 단계를 기억하라 :

- S(만약질문이나 걱정이 있다면, 의논하라. 만약 이해하지 못한다면, 다시 질문하라. 그것은 당신의 신체이며 알 권리가 있다).
- P(당신이 받고 있는 간호에 주의를 기울여라. 올바른 보건 의료 전문가에 의해 올바른 치료와 투약을 받고 있는지를 확인하라. 어떤 것도 추측하지 말라).
- E(진단, 검사 절차와 치료 계획에 관해 자신을 교육하라).
- A(믿을만한 가족 구성원이나 친구가 당신을 옹호하도록 부탁하라).
- K(투여 받고 있는 약이 무엇인가와 그것을 투약하는 이유를 알라. 투약사고는 가장 흔한 보건의료 사고이다).
- U(JCAHO에 의해 제공된 것과 같은 확립된 기술의 상례 질과 안전 표준에 대한 엄격한 방문 평가를 받고 있는 병원, 클리닉 외과센터나 보건 의료조직의 다른 형태를 이용하라).
- P(치료에 관한 모든 결정에 참여하라. 당신은 보건의료팀의 중앙에 있다).

1. 집중하고 우리가 우선 순위를 정하는 것을 도와주십시요. 우리에게 당신의 3가지 가장 큰 문제나 걱정거리를 말해주세요.

2. 현재의 어떤 의학적 문제를 나열해 주세요.

3. 수술 받았던 날짜를 포함하여 당신이 받았던 수술의 종류를 목록으로 만들어 주세요.

완전한 도구는 www. AlfaroTeachSmart.com에서 다운로드 가능

포괄적인 환자 자가 - 사정 도구

4. (여성의 경우) 최종 월경일은 언제였습니까?

5. 흡연하십니까?

□ 예 □ 금연중 □ 흡연한 적 없음 하루당______갑

금연 정보를 원하십니까? □ 예 □ 아니오

6. 술을 마십니까?

예 아니오 예라면, 일주일에 얼마나 드십니까?

7. 알레르기와 투약에 대해 기록하여 주세요(처방없이 팔리는 약과 한약을 포함하여).

알레르기 :

약	용량	얼마나 자주 복용하였는가?	마지막 용량?	처방의사

8. 증상 중 어떤 것이 투약과 관련 될 수 있습니까? SODA를 기억하라 :

- S(부작용)?
- O(과용량)?
- D(약물 상호 작용)?
- A(알레르기)나 A(역반응)?

포괄적인 환자 자가 - 사정 도구

9. 당신이 받았던 검사는 어떤 선별검사 입니까?(예 - 결장경, 유방 엑스선 검사)

10. 만약 당신이 다음의 어떤 것에 대해 가족력을 가지고 있다면 박스 내에서 X를 붙이세요.

☐ 암
☐ 심장질환
☐ 당뇨
☐ 고혈압
☐ 녹내장
☐ 정신건강문제
☐ 기타

11. 아동/임신 :

생존하고 있는 자녀수 : ________사망한 수 : ________

여성의 경우, 임신 횟수 : ________

CHAPTER 4

계획

비판적 사고 연습

■비판적 사고 연습 X : 표준을 적용하고, 우선순위를 결정하며, 기대결과 설정하기
■비판적 사고 연습 XI : 중재를 결정하고 계획이 적절하게 기록되었는 지 확인하기

이 장의 개요

이 장에서는 대상자를 동반자로 포함시키는 결과 - 중심 간호의 중요성을 강조하면서, 주요 표준을 충족시키고 안전하고 효과적인 간호를 증진시키는 계획을 개발하고 기록하는데 필요한 지식과 기술을 습득하도록 돕는다. 우선순위를 설정하고 현실적인 결과와 중재를 확인하는 과정을 제시한다. 또한 표준계획(표준임상지침과 컴퓨터화된 간호계획 등)의 활용을 포함한 포괄적인 계획을 기록하는 데 대한 책임을 명백하게 한다.

ANA 표준

표준 3 : **결과 확인.** 간호사는 환자나 상황에 대해 개별화된 계획의 기대결과를 확인한다(ANA, 2004).
표준 4 : **계획.** 간호사는 기대결과를 달성하기 위한 전략과 대안을 지시하는 계획을 개발한다(ANA, 2004).

기대되는 학습 효과

이 장의 내용을 학습한 후에, 다음을 할 수 있다.

- 간호계획의 4가지 주요 목적을 기술한다.
- 초기계획과 계속적 계획 간의 차이를 설명한다.
- memory-jog인 EASE가 어떻게 4가지 주요 간호계획 요소를 기억하도록 돕는지를 설명한다.
- 우선순위 설정에 영향을 미치는 5가지 요인을 명명한다.
- 임상 상황에서 우선순위를 어떻게 설정할 지를 결정한다.
- 구체적이고 측정가능한 결과가 효과적인 계획의 해답이 되는 4가지 이유를 나열한다.
- 결과와 책임과의 관계를 말한다.
- 임상적 결과, 기능적 결과, 삶의 질 결과를 고려하는 중요성을 설명한다.
- 표준계획(예 - 표준임상지침, 지침, 컴퓨터화된 계획)을 어떻게 사용하는 지를 토의한다.
- 효과적이고 비용-효율적 간호를 계획하는 데 있어서 사례관리의 역할을 설명한다.
- 간호중재를 결정할 때 위험성과 잇점을 어떻게 비교검토하는 지를 토의한다.
- 간호의 포괄적 계획을 개발하고 기록한다.
- 주요 요소가 적절하게 기록되었는 지를 결정하기 위해 간호계획을 평가한다.

간호계획의 4가지 주요 목적

"만일 당신이 어디를 가고 싶은지를 알지 못한다면, 그곳에 어떻게 가는 지를 이해할 수 없다."는 말이 있다. 이 장의 최종 결과, 즉 모든 간호제공자들에게 환자들이 시기적절하게 결과를 성취하도록 돕는데 요구되는 정보를 제공하는 간호계획을 봄으로써 "우리가 *계획*을 통하여 가길 원하는 곳"에 대해 생각해 보자.

간호계획은 :

1. 간호의 지속성을 증진시키기 위해 간호제공자들 간의 의사소통을 증진시킨다.
2. 간호와 기록을 지시한다.
3. 나중에 평가, 연구, 법률적 이유로 이용될 수 있는 기록을 작성한다.
4. 보험 상환 목적을 위한 건강관리 요구에 대한 기록을 제공한다.

초기계획 vs 진행중인 계획

어떻게 계획이 수행의 중요한 부분이 되는 지를 보여주는 1장에서의 도표를 기억하자 :

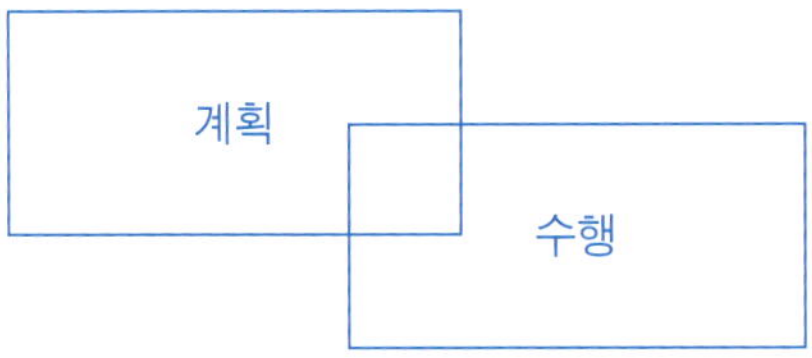

이 장은 초기계획에 중점을 두고, 환자 간호에 포함되는 모든 사람들이 실무 표준을 충족시키고 사례관리를 의사소통하는 간호계획을 어떻게 개발하고 기록하는 지를 학습하도록 돕는다. 다음 장은 수행 단계 동안 하는 계속적인 매일의 계획을 다룬다. 이 장을 읽으면서, 다음의 규칙을 명심하도록 한다.

규칙 : 이 단계 동안 기록하는 계획은 수행 단계 동안 수행하는 중재를 이끈다. 또한 평가의 지표가 된다, 즉 기록된 기대결과와 환자의 경과를 비교함으로써 계획의 성화를 측정한다. 다음을 확인할 책임이 있다. 1) 각 환자의 독특한 특성과 상황(예 - 나이, 건강상태, 문화, 가치, 능력, 인적 및 재정적 자원, 요구, 욕구)을 고려하여 계획이 대상자에게 개별적인가, 2) 정책과 절차에 따라 기록되었는가(비판적 사고의 증진은 표준화된 방법으로 정보를 기록해야 한다는 1장의 내용을 기억해라).

다음은 간호의 초기계획을 개발하기 위한 계획의 활동을 보여준다.

계획

- 우선순위 설정
- 기대결과 확인
- 기록해야 할 문제 결정
- 개별적 간호중재 확인
- 계획이 적절하게 기록되었는 지 확인

표준 적용

위에 제시된 활동을 어떻게 성취할 지를 말하기 전에, 표준(계획단계의 모든 활동에 적용되는 것) 적용에 대해 살펴보자.

적용해야 하는 표준은 다음에 의해 결정된다.

- 법규 : 국가별 간호사 실무 법령은 간호실무의 범위를 나타낸다.
- 국가 실무 표준 : 미국간호협회, 캐나다 간호협회, 대한간호협회의 표준 등
- 전공별 전문직 단체 : 응급간호사협회, 위기관리간호사협회 등 특정 전문적 실무를 위해 개발된 표준
- 건강돌봄조직 인정을 위한 연합위원회(JCAHO) : 이 강력하게 공인된 조직은 인가 유지를 위해 따라야 할 상세한 표준을 개발하였다.
- 건강돌봄 연구와 질을 위한 기관(AHRQ) : 이 조직은 건강관리 제공자들이 흔한 특정 임상 상황을 예방하고 진단하고 관리하도록 돕기 위한 임상지침을 개발하고, 검토하고, 갱신한다.
- 고용주 : 각 기관은 대개 기관의 독자적인 표준(간호의 표준, 지침, 정책, 절차, 표준임상지침, 표준간호계획 등)을 개발한다.

통증관리, 환자 안전, 오류예방 표준

우리가 근거-중심 간호에 지속적으로 초점을 둠에 따라, JCAHO와 AHRQ와 같은 중요 기관들은 통증관리와 오류, 낙상, 감염 및 환자 결과의 위협상황 예방을 위한 국가표준과 권고사항을 지속적으로 정련하고 있다. 이러한 표준은 불필요한 환자 고통을 예방하기 위한 집중적이고 포괄적인 접근을 제공한다. 또한 바람직하지 않거나 지연된 결과를 초래하는 간호는 비용이 많이 들기 때문에, 표준은 비

용을 절감하는 열쇠이기도 하다. 새로운 기관에 들어 갔을 때, 통증관리, 억제대 적용, 감염, 낙상, 오류 예방 등에 대한 정책과 절차에 대해 묻도록 한다. 정책과 절차를 엄중히 따르면, 법적 문제로부터 자신을 보호하고 더 나은 결과를 얻을 수 있을 것이다(1장 24페이지의 환자 안전에 초점을 둔 주요 기관 Web site 참조).

컴퓨터와 표준 계획

오늘날 많은 상황에서 우리는 특정 환자 상황을 위하여 개발된 표준 계획과 컴퓨터 지원을 가지고 있다. 이러한 도구들은 계획에 포함시킬 필요가 있는 중요한 요인들에 대해 생각하도록 하며 경향을 탐지하기 때문에 도움이 된다. 예를 들면 만일 당신이 당뇨병 진단을 입력한다면, 컴퓨터는 환자의 영양학적 요구를 논의할 영양 부서로 협의를 보낼 필요가 있는 지를 확인할 것이다. 그러나 다음의 규칙을 기억해라.

> **규칙 : 표준 계획은 전적으로가 아니라 일반적으로 개별적인 환자 상황에 적용하는 지침이다.** 간호사는 적용해야 하는 것과 하지 말아야 하는 것을 구별하고 그에 따라서 개별화된 간호를 할 책임이 있다(이 장은 이 책임감을 충족시키도록 돕는다).

긴급한 우선순위 설정

일부 간호사들은 계획은 우선순위를 설정함으로써 시작된다고 말하고, 또 다른 간호사들은 기대결과를 정함으로써 시작된다고 말할 것이다. 둘 다 옳다. 시작 시에 당신은 두 가지를 한다 :

1. 결과를 정하는데 시간을 보내기 전에 긴급한 문제(예 - 즉각적인 주의를 요하는 것)를 결정한다.
2. 긴급한 우선순위를 처리한 후에, 총체적인 기대결과(대개 퇴원결과라고함)를 결정해라. 그러면 환자 간호의 큰그림 안에서 어떻게 우선순위를 정해야 할지를 알 수 있다.

예를 들어, 다음의 두가지 퇴원결과를 가지고 환자에 대한 간호를 계획하고 있다면 당신의 우선순위가 어떻게 다를 지에 대해 생각해보자.

- 수술 후 3일에, 환자는 가정으로 퇴원하여 상처간호를 시범할 수 있다.
- 수술 후 3일에, 환자는 상처간호와 의학적 관리를 위해 숙련된 간호시설로 퇴원할 것이다.

만일 환자가 가정에서 자신의 상처간호를 해야 한다면, 상처간호에 대한 교육에 우선순위를 높게 둘 것이다. 그러나 만일 환자가 숙련된 간호시설로 퇴원하게 된다면, 상처간호에 대한 교육은 낮은 우선순위를 가지게 되며, 이것은 환자 능력에 따라 부적당할 수도 있다.

계획단계의 초기에 원하는 결과를 확인하는 것은 우선순위를 설정하는데 매우 중요하다. 기대결과를 명백히하는 부분으로 진행하기 전에, 우선순위 설정의 기본 원칙을 제시하는 제시 4-1, 계획단계 동안의 비판적 사고를 설명하는 제시 4-2, 계획단계와 관련된 비판적 사고 지침(CTIs)를 나열하는 표 4-1을 공부하도록 한다. 또한 각각의 CTIs와 관련해 당신의 입장에 대해 잠시 생각하도록 한다.

생각하기

통증관리에 있어서 당신의 계획에 환자의 참여가 나타나 있는 지 확인하라.

통증관리는 인간의 고통 측면에서 매우 중요하다. 그것은 환자가 자신이 회복하기 위해 하기 원하는 것을 수행 하는 능력을 향상시킨다. American Pain Society의 질 향상 기준과 JCAHO 요구사항은 다음을 해야 한다고 강조한다 : 1) 통증관리는 계획의 중요한 부분이 될 것임을 환자에게 약속한다, 2) 통증을 감시하고, 적시에 치료하고, 반응을 평가하는 방법을 결정한다, 3) 환자, 가족, 직원에게 즉시 이용가능한 진통제와 비약물적 중재에 대한 정보를 제공한다. 더 많은 정보를 위해, www.jcaho.org나 www.ampainsoc.org에 들어가면 통증이 있는 대상자에게 제공되는 다학문적 교육 기관 및 과학 기관이 제시되어 있다.

기대결과 설정

국가 실무 표준은 결과 중심 건강간호 관리에 대한 필요성을 제시한다 : 기대결과의 조기 설정은 효율성의 열쇠이다.

규칙 : 기대결과는 간호관리의 잇점을 보여주기 위해 간호가 제공된 후에 환자에게 무엇을 관찰할 것인지를 기술한다. 예 - 환자는 수술 후 3일째 보조없이 걸을 수 있다.

기대결과(언제까지 무엇을 할 수 있다에 대한 진술)는 3가지 목적을 가진다 :

1. **기대결과는 간호계획을 위한 "측정 잣대" 이다.** 기대결과가 달성되었는 지 확인함으로써 계획의 성공을 결정한다.
2. **기대결과는 중재를 지시한다.** 어떻게 달성할 지를 결정하기 전에 무엇을 달성하기 위하여 노력하고 있는 가를 알 필요가 있다.
3. **기대결과는 동기부여 요인이다.** 일을 하기위해 특정 시간틀을 가지는 것은 모든 사람을 참여시킨다.

제시 4-1 우선순위 설정 : 기본 원칙

1. **우선순위를 정하는 방법을 선택하고 지속적으로 사용한다.** 예를 들면, 초기 긴급한 우선순위를 확인하기 위해서 일부 간호사들은 ABC 방법(기도관리, 호흡, 또는 순환의 위험을 가지고 있는 지를 확인하는 것)을 사용한다.

2. **Maslow의 욕구계층**은 또한 우선순위 설정에 좋은 모델이다.
   - **우선순위 1.** 생리적 욕구 - 생리적 욕구에 대해 위협을 주는 생명을 위협하는 문제(또는 위험요인)로 호흡, 순환, 영양, 수분, 배설, 체온조절, 신체적 안위 등.
   - **우선순위 2.** 안전과 안정 - 안전과 안정을 위협하는 문제(또는 위험요인)로 환경적 위험, 공포.
   - **우선순위 3.** 사랑과 소속감 - 사랑받거나 한 부분이라는 느낌을 위협하는 문제(또는 위험요인)로 고립감 또는 사랑하는 사람의 상실.
   - **우선순위 4.** 자아존중감 - 자아존중감을 위협하는 문제(또는 위험요인)로 정상활동을 수행하는 데의 무능력 등.
   - **우선순위 5.** 자아실현 - 개인적 목표를 성취하기 위한 능력에 위협을 주는 문제(또는 위험요인).

3. **문제는 대개 여러 개가 함께 나타난다 - 주요 우선순위를 결정하기 위해 문제 간의 관계를 연구한다.** 여러 문제 중 다른 문제의 원인이 되는 문제에 우선순위를 높게 정한다. 예를 들면 어떤 사람이 흉통과 호흡곤란을 가지고 있다고 하면, 통증이 스트레스와 산소요구도를 증가시키기 때문에 통증관리가 우선적이다.

다음의 정보는 우선순위 설정을 위해 부가적인 전략을 제공한다 :

- **"어떤 문제가 즉각적인 주위를 요하는지, 그리고 내가 나중에 그 문제를 다룰 때까지 기다린다면 어떤 일이 일어날 것인지"를 확인한다.** 지시된 대로 치료를 시작하기 위한 즉각적이고 적절한 조치를 한다. 예를 들면, 책임간호사에게 보고하고 문제를 경감시키기 위한 활동을 시작한다.
- **간단한 해결책을 가진 문제를 확인하여 해결하기 위해 활동을 시작한다**(예를 들면, 호흡을 증진시키기 위해 환자의 체위를 바꾸거나, 가족이나 친구를 들어오게 하기 등). 때때로 간단한 활동이 생리적, 심리적 상태에 큰 영향을 준다.
- **실재적, 잠재적 문제를 확인하고 알려진 원인을 확인하여 초기 문제 목록을 작성한다.** 이 방법은 놓친 것이 무엇인지를 점검하기 위해, 또한 한 문제가 다른 문제를 유발할 수 있는 지를 생각하기 위해 숙고할 수 있는 시각적인 기록을 제공한다.

결과 vs 지표

결과와 지표는 때때로 상호교환적으로 사용되지만, 이 두 용어는 약간의 차이가 있다 : 지표는 결과보다 구체적이고, 측정가능한 자료이다. 이러한 정의를 명확히 하기 위해서 다음의 박스에 제시된 예를 참고한다.

결과	*관련 지표*
투약정보 유인물의 도움으로, 퇴원시 투약요법에 대한 지식을 설명한다.	◆약물명, 작용, 용량, 투여경로, 부작용을 열거한다. ◆공복시 또는 식후 투여해야 되는 지를 포함해 약물을 투여하는 시기와 투약하는 것을 잊었다면 어떻게 해야 하는 지를 설명한다. ◆특별한 투약기술을 설명한다(예 - 주사 등) ◆보고해야 할 증상 및 징후를 열거한다.
피부통합성을 유지한다.	◆피부에 변색이나 자극의 징후가 나타나지 않는다. ◆프로토콜에 의해 기록된 위험요인을 통제 한다 (환자는 적절한 영양과 수분을 섭취한다. 매시간 체위변경을 한다. 매 8시간마다 피부간호를 한다).

제시 4-2 계획단계의 비판적 사고 : 10가지 주요 질문*

1. **간호계획이 종결될 때 이 특정 대상자, 가족, 또는 집단에서 우리가 보길 기대하는 주요 결과는 무엇인가?** 예 - 수술 3일 후, 대상자는 감염 징후가 없고 스스로 간호할 수 있는 상태로 퇴원할 것이다.

2. **주요 결과를 달성하기 위해 다루어야 할 문제, 위험요인, 또는 논제는 무엇인가?** 이 질문에 답하는 것은 우선순위 설정에 도움이 될 것이다. 문제목록을 조사하고, 다루어져야 하는 문제로 범위를 좁힌다.

3. **그 상황이 어떠한가?** 누가 포함되는지(예 - 어린이, 성인, 집단), 급성 문제인지 만성 문제인지, 문제에 영향을 미치는 요인은 무엇인지(예 - 언제, 어디서, 어떻게 문제가 발생되었는지), 환자의 가치, 신념, 문화와 같은 것을 고려한다.

4. **어떤 지식이 요구되나?** 2장에 제시된 CTI의 모든 지식이 요구된다. 또한 3번에서 제시된 상황을 명확하게 인식해야 한다.

5. **실수의 여지가 얼마나 많은가?** 예를 들어, 다음의 예시 중 어느 것이 더 많은 실수의 여지를 가지고 있다고 생각하는가?

◆건강한 어린이에게 열성 발진에 대해 의사의 진단없이 acetaminophen을 1회 투여할 지를 결정하고자 한다.

◆3일 동안 열로 아픈 아이를 돌보고 있고, 아이의 엄마는 의사의 진단없이 계속 acetaminophen을 지속적으로 투여해야 하는 지 알고자 한다.

만일 당신이 첫 번째를 생각했다면, 그 예는 옳은 것이다. 두 번째 사례에서, 증상이 진단없이 3일동안 지속

계속

되었다. 만일 의사의 진단없이 acetaminophen을 지속적으로 투여하는 실수를 한다면, 의학적 관리가 필요한 문제의 증상을 가리게 될 수 있다.

6. **시간이 얼마나 많은가?** 환자 간호에 소요되는 시간에 대해 현실적이어야 한다. 할 수 있는 것을 수행하고 추후간호를 위해 의뢰를 고려한다.

7. **도울 수 있는 자원은 무엇인가?** 인적 자원은 임상간호교육가, 간호학 교수, 프리셉터, 더 숙련된 간호사들, APN, 동료, 사서, 그리고 다른 건강관리 전문가들(약사, 영양사, 물리치료사, 의사)을 포함한다. 정보 자원으로는 책, 논문, 컴퓨터 데이터베이스, 의사결정 지원 소프트웨어, 국가실무지침, 기관 기록(예 - 지침, 정책, 절차, 사정도구) 등을 포함한다. 또한 무료 지역사회 프로그램이나 서비스와 같은 재정적 자원도 고려한다.

8. **어떤 견해를 고려해야 하는가?** 환자의 견해를 가장 중요하게 고려해야 한다. 핵심 의사결정자(환자에게 중요한 사람이나 간호제공자), 관련된 제3자(예 - 보험회사), 환자의 문제에 적용하는 표준 등을 포함한다.

9. **사고에 영향을 미치는 것은 무엇인가?** 핵심 의사결정자(예 - 가족, 보험회사)의 편견과 동기 뿐 아니라 개인의 가치와 신념을 인지한다.

10. **2번에서 확인된 문제, 논점, 위험요인을 예방하고, 관리하고, 제거하기 위해 무엇을 해야 하는가?** 결과를 달성하고, 문제, 논점, 위험요인을 관리하고, 기능, 독립성, 안녕을 증진시키기 위한 목적의 간호중재를 확인한다.

* Alfaro-LeFevre, R.(2004). Critical thinking and clinical judgement : A practical approach(3rd ed.), Philadelphia : WB Saunders.

표 4-1 계획단계에서 요구되는 지적 기술과 관련된 주요 비판적 사고 지표(CTIs)

간호과정과 의사결정기술	다른 관련 기술
◆간호를 계획하고 제공하고 적응시킬 때의 표준과 원칙을 적용한다. ◆다양한 설명과 해법을 고려한다. ◆개별화된 결과를 설정한다. 결과에 초점을 둔다. ◆위험요인을 관리하고, 합병증을 예측하며, 건강, 기능, 안녕을 증진시키고, 결과와 의미를 예상한다. ◆우선순위를 설정하고 시기적절한 방법으로 의사를 결정하며, 의사결정에 주요 의사결정자를 포함시킨다. ◆위험요인과 잇점을 파악하고 중재를 개별화한다.	◆팀웍을 촉진한다(공통 목표에 초점을 둔다. 다른사람에게 각자의 방법으로 기여하도록 돕고 격려한다.) ◆적절하게 위임한다; 다른 사람을 이끌고, 격려하고, 동기를 부여한다. ◆조직사고를 설명한다(건강관리체계 내외에 존재하는 상호관계의 인식을 보여준다) ◆환자, 가족, 동료 및 협력자와 협력을 강화한다. ◆환자, 자신 및 타인을 교육한다.

계속

- 구두와 기록으로 효과적으로 의사소통한다.
- 윤리적 문제를 확인하고 적절한 활동을 취한다.
- 기술적 자원, 정보자원, 인적 자원을 확인하고 이용한다.
- 시간과 환경을 조직하고 관리한다.
- 갈등을 공정하게 처리한다; 긍정적인 상호 관계를 촉진한다.
- 변화를 촉진하고 조종한다.

규칙 : 목적과 목표(당신이 하고자 의도하는 것)를 결과와 지표(환자가 할 수 있기를 기대하는 것)로 변경하기. 목적과 목표, 결과와 지표 용어는 종종 상호교환적으로 사용된다. 그러나 목적과 목표는 종종 의도(예 - "우리의 목표는 이 환자에게 당뇨병에 대해 교육하는 것이다")를 언급한다. 반면, 결과와 지표는 최종 결과(예 - "이 환자가 당뇨병에 대해 알아야 하는 것을 실제적으로 학습했는 지를 우리가 어떻게 알 수 있을까")를 설명한다. 환자-중심 결과와 상응하는 지표로 변경해야 환자에 대한 간호의 영향에 초점을 맞출 수 있다.

환자-중심 결과의 원칙

결과를 어떻게 설정하고 상응하는 지표를 어떻게 기술하는 지를 아는 것은 오늘날 결과 중심 건강관리 상황에서 일하는 데 필요한 중요기술이기 때문에, 다음의 원칙과 규칙을 확실히 이해해야 한다.

1. **결과는 간호를 받은 후 환자에게 나타나길 기대하는 특정한 잇점을 기술한다.** 어떤 경우에는 예를 들면, 어린이나 노인의 경우에는 간호제공자에게 나타나길 기대하는 것을 결과로 기술할 수도 있다(예 - "아버지는 안전하게 신생아를 목욕시킨다").
   - **단기 결과**는 간호중재 초기에 기대하는 결과를 기술한다 (예 - "내일까지 화장실에 도움없이 걸어갈 수 있다")
   - **장기 결과**는 계획을 수행한 후에 어떤 시점에서 나타나길 기대하는 결과를 기술한다. (예 - "수술후 10일 이내에 하루에 3회 복도 끝까지 혼자서 걸을 수 있다")

2. **결과는 문제나 중재와 관련될 수 있다.**
   - **문제 결과**는 문제가 해결되거나 통제될 때 환자에게 관찰되길 기대하는 것을 진술한다(예 - "환자는 어떤 감염의 증상이나 징후도 없다").
   - **중재 결과**는 중재를 한 후 환자에게 관찰되길 기대하는 것을 진술한다(예 - 만일 환자의 기관절개관을 흡인한다면, 흡인 후 호흡음이 더 깨끗해질 것이라고 기대한다). 만일 간호중재 후에 환자에게 나타나길 기대하는 잇점을 명확하게 확인할 수 없다면, 당신은 중재를 하지 않아야 한다.

규칙 : 기초 단계에서, 결과를 설정할 때는 간단하게 *문제와 반대되게* 하거나 중재를 한 후 환자에게 관찰되길 기대하는 것을 진술한다. 예로, 만일 환자가 어떤 문제를 가지고 있다면, 기대결과는 환자가 그 문제를 가지고 있지 않을 것이다(또는 적어도 최소화될 것이다)라고 한다.

예

문제 또는 중재	기대결과
◆문제 : 피부통합성 장애	◆피부는 상처나 자극의 징후가 없고, 피부 프로토콜에 기록된 것과 같이 위험요인이 조절된다.
◆중재 : 비위관 세척	◆비위관이 개방되어 공기나 액체가 배액되고 있다.

3. 다음의 구성요소를 포함하여 명확하게(매우 구체적인) 결과를 진술한다.

결과 진술의 5가지 구성요소

대상 : 결과를 달성하길 기대되는 사람은 누구인가?(예 - 환자인가? 부모인가?)
동사 : 결과를 달성하기 위해 대상자가 어떤 행위를 취해야 하는가?
조건 : 어떤 상황 하에서 대상자가 행위를 수행하나?
수행 기준 : 대상자가 얼마나 잘 행위를 수행하는가?
목표시간 : 언제까지 대상자가 행위를 수행할 수 있기를 기대하는가?
예 - "부모는 5월 8일까지 혼자서 방안에서 신생아를 목욕시킬 수 있다."

4. **측정가능한 동사(보고, 느끼고, 냄새맡고, 들을 수 있는 것을 기술하는 동사)를 사용한다.** 예를 들면, 한 여성을 대상으로 기대결과를 "무균술을 사용하는 방법을 이해할 것이다" 라고 작성했다고 가정하자. 이해하다라는 동사는 모호하므로 측정가능하지 않다. 스스로에게 그녀가 이해했는 지를 진짜 어떻게 알 수 있을까? 라고 묻자. 그녀가 어떻게 잘 이해하는 지를 진짜 알 수 있는 유일한 방법은 그녀가 실제로 무균술을 말하거나 시범하는 것이다.
   - **측정가능한 동사(이와 같이 구체적인 동사를 사용한다.)**

확인하다	나열하다	걷는다
기술하다	잡다	기침하다
진술하다	운동하다	공유하다
말하다	수행하다	감소된다
시범하다	표현하다	증가된다
의사소통하다	이야기하다	없다

◆ 측정불가능한 동사(사용하지 않는다.)

안다	이해하다	수용하다
생각하다	인정하다	느끼다

5. 정의적, 인지적, 정신운동적 결과를 고려한다.
   - ◆ 정의적 결과 : 태도, 감정, 또는 가치의 변화와 관련된 결과(예 - 예전의 식습관이 변화될 필요가 있음을 결정함)
   - ◆ 인지적 결과 : 필요한 지식이나 인지적 기술을 다루는 결과(예 - 당뇨성 혼수의 증상과 징후를 학습함)
   - ◆ 정신운동적 결과 : 운동기술의 발달을 다루는 결과(예 - 목발을 사용해 걷는 방법을 숙달함)

표 4-2는 정의적, 인지적, 정신운동적 결과에 흔히 사용되는 동사의 예이다.

표 4-2 3가지 영역을 나타내는 동사의 예

인지적	정의적	정신운동적
교육하다	표현하다	시범하다
토의하다	공유하다	실시하다
확인하다	경청하다	수행하다
기술하다	의사소통하다	걷다
나열하다	이야기하다	투여하다
조사하다	제공하다	

지침 : 환자-중심 결과 결정

현실적이어야 하며 다음을 고려한다 :

- ◆ 환자의 건강상태, 전반적인 예후
- ◆ 예상 입원기간
- ◆ 성장 및 발달
- ◆ 환자의 가치와 문화적 고려사항
- ◆ 다른 치료계획
- ◆ 이용가능한 인적, 물적, 재정적 자원
- ◆ 위험요인, 잇점, 최근 과학적 증거
- ◆ 평소 기대결과를 수정할 필요가 있음을 나타내는 상태의 변화

건강관리를 위해 대상자 및 대상자를 돌보는 사람들을 모두 포함시킨다. 만일 결과가 표준계획에 의해 미리 결정된다면, 결과가 무엇인지를 포함된 사람들에게 정보를 제공하고 도달가능한 결과에 동의를 구한다.

복잡한 사례일 경우, 단기 및 장기 결과를 개발한다. 단기 결과를 장기 결과의 초석으로 이용한다.

결과와 지표는 측정가능해야 한다 : 대상자에게 결과가 성취되었음을 설명하기 위해 듣고, 보고, 느끼고, 냄새맡을 수 있는 것을 기술한다. 측정가능하고 관찰가능한 동사를 사용한다.

앞부분 박스에서 나열된 5가지 구성요소를 고려한다.

지표당 하나의 행위만을 진술한다. 두 가지 행위를 적을 필요가 있다면, 두가지 지표를 적는다.

예

틀림 : 12월 15일까지 탄수화물 대사에서 인슐린의 역할을 설명하고, 스스로 인슐린을 주사한다.

옳음 : 12월 15일까지 탄수화물 대사에서 인슐린의 역할을 설명한다. 12월 15일까지 인슐린을 스스로 주사한다.

때때로 결과와 지표가 표준계획에서는 환자 문제에 대해 이미 설정되었을 수 있다. 환자의 실제 상황과 표준계획을 주의깊게 비교하고, 지표가 환자의 특정 상황에 적절한지를 결정한다.

결과와 책임과의 관계

결과를 설정하는 것은 문제 해결에 대한 책임을 결정하도록 돕는다. 다음 그림은 기대결과를 확인한 후의 의사결정과정을 요약한 것이다.

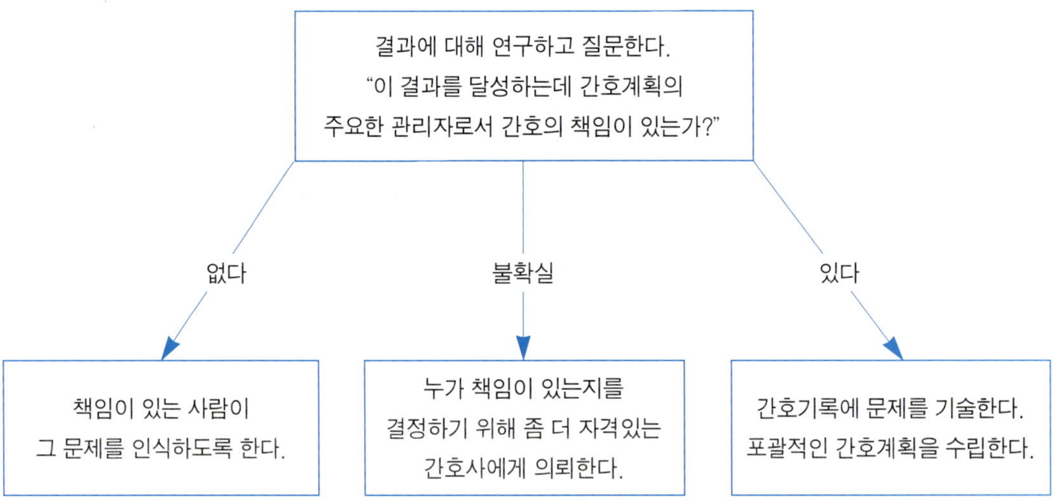

임상적 결과, 기능적 결과, 삶의 질 결과

간호사는 환자에게 전인적으로 초점을 두고 있기 때문에, 아래에 설명된 것과 같이 임상적, 기능적, 삶의 질 결과를 고려하는 것이 간호사의 역할이다.

1. **임상적 결과**는 치료가 제공된 후 어떤 시점에서 의학적, 간호학적, 또는 다학 제간 문제에 대해 기대되는 상태를 기술한다. 문제가 해결되었는 지 또는 어느 정도 향상되었는 지를 말한다.

다음은 임상적 결과의 예이다.
- ◆수술 후 3일째 흉관이 제거된다.
- ◆입원 2일 후 폐는 깨끗하고, 감염 징후가 없다.
- ◆수술 3일 후 상처간호를 시범할 수 있다.

2. **기능적 결과**는 바라는 일상적인 활동에 대해 기능하는 개인의 능력을 기술한다. 다음은 전슬관절 대치술을 받은 환자의 다른 시점에서의 2가지 기능적 결과를 보여준다.
   - ◆전슬관절 대치술 4일째, 김씨는 하지를 수직으로 올릴 수 있고 ROM운동을 하루에 2회 수행할 수 있으면 재활병원으로 퇴원할 것이다.
   - ◆전슬관절 대치술 6개월 후, 김씨는 경찰로서 직업에 복귀하여, 업무를 수행할 것이다(계단을 2-3개를 걷고, 걸어서 추격에 참가하는 등).

3. **삶의 질 결과**는 삶을 즐기고 개인적 목표를 성취하기 위한 능력에 영향을 미치는 요인에 초점을 두고 있다.
   - ◆통증관리가 성공적이라고 말한다.
   - ◆우울하지 않다.
   - ◆평소 수면양상으로 회복되었음을 진술한다.
   - ◆업무와 여가활동을 수행할 수 있다.

건강문제와 함께, 환자의 생활이 간호에 의해 긍정적으로 영향받고 있는 지를 측정하는 매우 구체적인 지표들이 있다. 예를 들면, 소아천식 지표는 천식관리를 위한 계획이 응급실 방문을 감소시키고 학교 출석을 증가시키는 지를 설정하는 것을 포함한다.

퇴원 결과와 퇴원 계획

퇴원 결과를 확인하고 퇴원 계획을 조기에 시작하는 것은 효율성의 지표이다.

퇴원 계획은 광범위한 용어로 사용되는데, 환자들이 가정에서 필요로 하는 것에 대해 보조 수준을 기술하는 것이다("가정으로 퇴원하여 아내가 간호를 하며, 가정간호사가 격주로 방문할 것이다"). 이러한 진술은 퇴원시 다양한 환자의 문제에 대해 기대되는 상황을 설명하는 지표로 제시될 수 있다("복부배액 제거", "상처간호 시범" 등).

제시 4-3은 조기에 퇴원 계획을 시작할 때 도움을 줄 수 있는 퇴원 계획 설문지의 예시이다. 다음 도식은 입원 전에 환자와 토의하여 환자가 병원에서 퇴원할 때 기대되는 것이 무엇인지에 대해 알게 되는 간단한 가정간호 경로이다.

제시 4-3 퇴원 계획 설문지

1. 가정에 다음과 같은 문제가 있는가?			
◆난방	예	아니오	있을 수 있음
◆온수/냉수	예	아니오	있을 수 있음
◆ 전기	예	아니오	있을 수 있음
◆냉장고	예	아니오	있을 수 있음
◆요리	예	아니오	있을 수 있음
◆계단	예	아니오	있을 수 있음
◆휠체어 접근성	예	아니오	있을 수 있음
2. 이용가능한 교통수단이 있는가?	예	아니오	있을 수 있음
3. 환자에게 전화연락이 되는가?	예	아니오	있을 수 있음
4. 환자에게 다음의 사항이 필요한가?			
◆일상생활활동의 보조	예	아니오	있을 수 있음
◆투약의 보조	예	아니오	있을 수 있음
◆치료의 보조	예	아니오	있을 수 있음
◆부가적인 교육	예	아니오	있을 수 있음
◆계속적인 간호사정	예	아니오	있을 수 있음
◆지역사회자원이나 의뢰	예	아니오	있을 수 있음
5. 이용가능한 지지체계를 나열한다(예 - 가족, 도움을 줄 수 있는 이웃)			

심장 수술 후 회복을 위한 '가정간호' 경로

활동	건강	투약	자가간호	정보를 얻기 위해 전화할 경우
◆하루에 4회 걷기 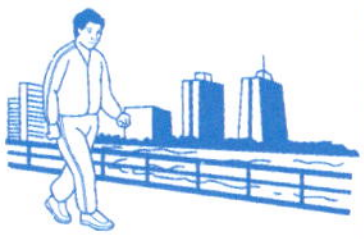 ◆지시된 대로 운동하기 ◆안정 ◆첫주 방문객 제한 (하루에 30분간 3-4명) ◆가능한 경우 성생활 지속 ◆2주후 가벼운 집안일 돕기	매일 같은 시간에 다음의 항목을 수행한다. ◆수술상처 점검 ◆구강체온 측정 (100°F이상시 전화함) 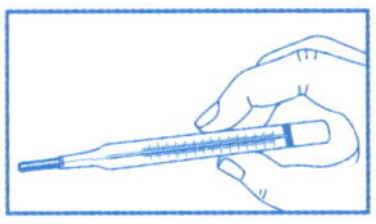 ◆1분간 맥박측정 (정상 : 60-120/분) 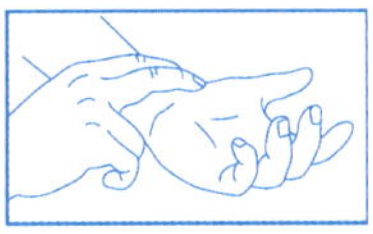 ◆체중측정(하루 2lb (0.9kg) 이상 증가시 전화함)	◆처방된 대로 투약 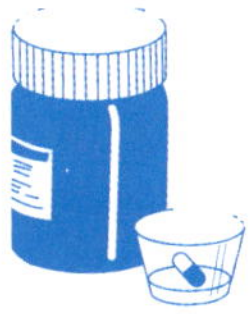 ◆매일 여러잔의 물 마시기 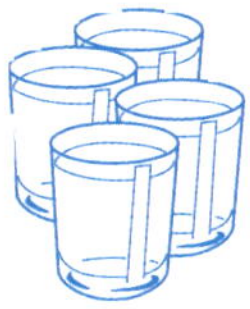	◆휴식시 다리올리기 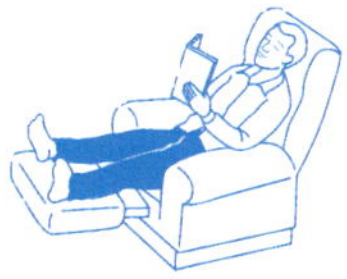 ◆지시된 대로 샤워나 목욕하기 ◆지방, 콜레스테롤, 나트륨 수준에 대한 식품라벨 읽기 ◆건강하게 섭취하기! 새로운 요리법 시도하기 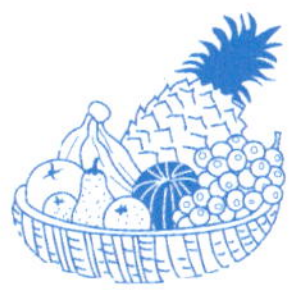 ◆처방된 경우 스타킹 신기	간호사실 전화번호는 ***** 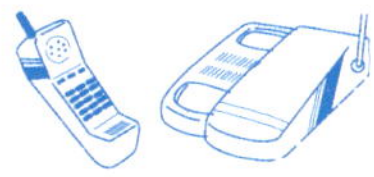 의사에게 전화해야 할 경우 ◆안정시 심박동수가 분당 60회 미만이거나 120회 이상일때 ◆심한 오한이 있을 때 ◆비정상적인 가쁜 호흡이 있을 때 ◆체중이 하루 2lb(0.9kg)이상, 일주일에 5lb(약2.3kg) 이상 증가시 ◆상처의 발적 및 분비물 ◆흉통 ◆기타 질문이 있을 때

출처 : North Carolina Baptist Hospitals, Winston-Salem, NC에서 개발된 경로에서 발췌.

사례관리

미국간호협회(ANA) 표준(2004)은 간호사들이 간호계획의 경제적 영향에 주의를 기울일 필요가 있음을 강조한다. 입원기간의 단축은 비용을 경감시키고 환자를 병원-획득 합병증의 위협에 대해 안전하게 지켜준다.

사례관리는 조기에 결과를 확인하고 자원을 최대한 활용함으로써 비용을 경감시킬 목적으로 시행되는데, 계획단계의 필수적인 부분이다. 오늘날 병원과 지역사회의 간호사들은 시기적절한 방법으로 결과를 달성하기 위해 부가적인 자원이 요구되는 문제가 있는지 조기에 인식해야 한다. 예를 들면, 담낭절제술을 받은 하지마비 환자를 사정한다고 가정하자. 이 환자는 장애가 없는 대상자는 가지고 있지 않은 부가적인 요구를 가질 수 있다. 다음의 규칙을 기억하도록 한다.

> **규칙 : 계획 단계의 초기**에 "이 대상자는 독특하거나 복합적인 건강문제나 장애를 가지고 있는가?"를 확인한다. 만일 그렇다면 환자를 관찰하기 위해 사례관리자와 접촉하도록 한다.

기록되어야 하는 문제 결정

기록되어야 하는 문제를 결정하는 것은 다음과 같은 요인에 의해 영향받는다.

- ◆존재하는 모든 문제에 대한 전체 상황
- ◆환자의 건강상태와 기대되는 퇴원결과
- ◆환자와 예상 접촉 기간. 하기 좋은 것인 무엇인지보다 달성되어야 하는 것이 무엇인지에 초점을 둔다.
- ◆우선순위에 대한 환자의 인지. 만일 환자가 간호사의 우선순위에 동의하지 않는다면, 계획은 성공하지 않을 것이다.
- ◆적용할 표준계획의 존재 여부. 예를 들면, 이 특별한 환자의 상황에 대한 매일의 우선순위를 설명하는 표준임상지침, 지침, 프로토콜, 절차, 또는 표준계획이 있는지.

> **규칙 : 항상 계획을 기록하는 정책과 절차를 점검한다.** 왜냐하면 정책과 절차는 환자를 돕고 간호사를 법적 책임으로부터 보호하도록 고안되었기 때문이다.

모든 주요한 간호 우선순위에 대한 간호사의 인식과 반응을 환자기록을 통해 전달한다. 일부 문제는 간호계획에 기록될 필요가 없을 때도 있는데, 이는 그 문제가 다른 부분의 기록에 진술되기 때문이다(예 - 유치도뇨관 간호는 대개 정책과 절차 안내서에 진술되어 있다).

기록되어야 하는 문제를 결정하기 위한 3가지 기본 단계는 다음과 같다.

1. 문제목록을 작성한다.
2. 간호의 전체 결과를 달성하기 위해 관리되어야 하는 문제를 확인한다.
3. 각 문제가 어떻게 관리되는지를 안내하는 기록을 결정한다.
   (예 - 의사의 처방인가 아니면 APN의 처방인가?, 프로토콜을 따르는가?, 표준임상지침인가?, 간호사가 개발한 개별화된 계획인가? 환자 자가-관리인가?)

전체 건강관리 팀과 모든 주요 문제를 의사소통하기 위해서는 과거나 현재의 주요 문제의 요약과 함께 지금까지의 문제목록을 환자 기록에 있어서 눈에 잘 띄는 곳에 두도록 해야 한다. 예를 들면, 박스 4-1의 문제목록이 어떻게 모든 환자 문제의 상황에 대한 빠른 이해를 제공하는 지를 보도록 한다.

박스 4-1 다학제간 문제목록

문제	개시일	상 태
당뇨	2/5	인슐린과 혈당 flow sheet 확인. 인슐린 투여.
불안/대처	2/5	주 1회 상담을 위해 APN 방문
우측 슬관절 대치술	4/5	주 2회 이동성 물리치료
관절염	1995	Vioxx로 잘 관리
고혈압	1992	안정적-투약기록지 확인
천식	1995	안정적-최근 흡입기 확인
척추중절제술	1996	징후 없음

규칙 : 결과 달성을 위한 진행을 방해할 수 있는 문제, 진단, 또는 위험요인을 환자 기록에 어딘가에 기록하는 것은 간호사의 책임이다.

생각하기

부정적인 질문을 하는 것은 우선순위 설정에 도움이 된다.

계획을 어떻게 기록할 지에 대해 결정할 때, 부정적인 질문을 스스로 해본다. 부정적인 질문은 "만일 내가 하지 않는다면, 무슨 일이 일어날까?"로 시작한다. 예를 들면, "만일 간호계획에 이 문제를 진술하지 않는다면 무슨 일이 일어날까?" 또는 "내가 만일 이 문제를 보고하지 않는다면, 이 환자에게 무슨 일이 일어날까?" 이러한 형태의 질문을 스스로에게 하는 것은 가장 중요한 것이 무엇인지에 초점을 맞추도록 한다. 만일 대답이 "일어날 일이 많지 않다"라면 이 문제는 우선순위가 낮다. 만일 대답이 당신의 걱정을 유발한다면, 그 문제가 우선순위가 높음을 알 수 있다.

비판적 사고 연습 X

표준 적용, 우선순위 설정, 기대결과 설정

part Ⅰ. 표준 적용과 우순순위 설정

1. 간호실무에 적용되는 표준의 유형을 적어도 3가지 제시하시오.
2. 간호계획의 4가지 주요 목적은 무엇인가?
3. 간호계획의 4가지 구성요소를 열거하고 각 예를 제시하시오.
4. 우선순위 설정에 영향을 미치는 5가지 요인을 나열하시오.
5. 다음 문제를 가진 대상자 중 즉각적으로 치료할 필요가 있는 문제는 무엇이며, 그 이유는 무엇인가?
   a. 설사

계속

b. 심한 호흡곤란
c. 체액결핍 위험성
6. 우선순위 설정과 퇴원을 위한 기대결과 확인 간에는 어떤 관계가 있는가?

part II. 기대결과 설정

1. 결과의 3가지 주요 목적은 무엇인가?
2. 대개 중재에 대한 바라는 결과를 의미하며 때때로 상호교환적으로 사용되는 4가지 용어는 무엇인가?
3. 위에 열거한 4가지 용어 중 가장 구체적으로 고려되는 두가지는 무엇인가?
4. a. 결과를 확인하고, 결과를 성취하기 위해 문제를 다루는 것이 간호의 책임 하에 있지 않다고 결정한다면, 무엇을 해야 하는가?
   b. 만일 간호의 책임 하에 있다면 무엇을 해야 하는가?
5. 사례관리에 대해 계획하는 동안 당신의 책임은 무엇인가?(세줄 이내로)

part III. 결과 진술

1. 결과를 설정할 때 측정가능한 동사를 사용하는 것이 왜 중요한가? 측정가능한 동사의 예를 3가지 제시하시오.
2. 결과 진술의 5가지 구성요소는 무엇인가?
3. 다음의 결과 중 옳게 작성된 것을 고르시오. 진술이 옳지 않게 작성된 것은 무엇이 틀렸는 지 확인하시오.
   a. 1월 4일까지 4가지 기초 식품군에 대해 안다.
   b. 토요일까지 보조없이 보행기를 사용하는 방법을 시범한다.
   c. 11월 5일까지 식욕을 증진한다.
   d. 9월 5일까지 무균 드레싱 교환시 필요한 기구를 열거한다.
   e. 수술 후 다음날 복도를 혼자서 걷는다.
   f. 무염식이를 지키는 것이 중요함을 이해한다.
   g. 3월 4일까지 지팡이를 사용하여 화장실까지 걸어간다.
   h. 1월 9일까지 체중이 5lb 감소한다.
   i. 목요일까지 통증이 감소됨을 느낀다.
4. 각 진단/문제에 대해, 적절한 결과를 적으시오.
   a. 불량한 구강위생과 관련된 구강점막 손상
   b. 지속적인 설사와 관련된 피부통합성 장애 위험성
   c. 한국어 회화 못함과 관련된 언어소통장애

part IV. 정의적, 인지적, 정신운동적 결과를 인식하는 연습

다음의 결과가 정의적, 인지적, 정신운동적 영역인지를 확인하시오. 정의적 영역이면 "a", 인지적 영역이면 "c", 정신운동적 영역이면 "p"로 적으시오.(각 결과가 한 개 이상의 영역에 포함될 수 있음을 유의하라.)

a. 아기의 우유를 살균하는 방법을 시범한다.
b. 집으로 가는 것에 대한 느낌을 이야기한다.

계속

c. 혈당수치와 음식 섭취 간의 관계를 토의한다.
d. 아침 혈당검사 결과에 따라 인슐린을 스스로 투여한다.

part V. 정의적, 인지적, 정신운동적 결과를 달성하게 하는 활동을 확인하는 연습
환자가 위의 결과를 성취하도록 돕는 활동을 1-2개 적으시오(다음의 예 참조).

예

결과 : 7월 4일까지 보조없이 스스로 옷을 입는다.
영역 : 정신운동적
활동 : 7월 1일, 2일 신발끈을 묶고 옷의 단추를 잠그는 연습을 한다.
7월 3일 블라우스, 치마, 신발, 양말을 신는 연습을 한다.
7월 4일 스스로 옷을 입는다.

간호중재 결정

간호중재는 간호사에 의해 수행되는 활동으로 :
1. 건강상태를 관찰한다.
2. 위험을 감소시킨다.
3. 문제를 해결하고, 예방하고, 관리한다.
4. 일상생활활동(목욕 등)을 돕거나 독립심을 조성한다.
5. 신체적, 정신적, 영적 안녕을 최적의 상태로 증진시킨다.

간호중재는 2가지 범주로 분류된다 :
- 직접간호중재 : 환자와의 직접적 상호작용을 통해 수행된 활동으로, 당뇨병에 대해 교육하거나 침상 밖으로 나가는 것을 돕는 활동을 포함한다.
- 간접간호중재 : 환자와 떨어져서 그러나 환자를 대신하여 수행된 활동으로, 건강관리 환경을 관리하고 학문간 협력을 증진시키기 위한 목적을 지닌다. 임상검사 결과를 확인하고, 환자를 다른 병실로 이동시키고, 사회복지사와 연락을 취하는 등의 활동을 포함한다.

직접 및 간접적 중재 둘 다를 고려하는 것은 간호사의 시간을 설명하는 데 도움이 된다. 만일 간호사가 환자를 직접적으로 간호하는 것에만 초점을 둔다면, 다른 중요한 간호활동을 하는 데 사용한 많은 간호시간을 놓치는 것이다.

사정-건강상태 감시

간호를 계획할 때, 상태를 관찰하기 위해 무엇을 사정해야 하는 지를 고려하는 것이 중요하다. 사정은 특히 문제를 확인하거나 평가하기 위해서 또는 중재에 대한 반응을 확인하기 위해서 계획될 수 있다. 사실상, 사정은 모든 중재의 한 부분이다. 다음의 3가지 면에서 대상자 사정의 필요성에 대한 인식을 계획에 반영해야 한다.

1. 수행 전에 그 행위가 안전하고 적절한 지 확인하기
2. 수행 시 역반응을 확인하기
3. 수행 후 반응을 확인하기

생각하기

재난에 대한 비결 : 꼼꼼하지 못한 사정과 부적절한 계획

많은 간호사들은 실제적으로 문제를 처리하는 데 보다 대상자를 사정하는데, 즉 문제를 확인하는 데 많은 시간을 보낸다고 말할 수 있다. 그래야만 하는 것이다. 간호사가 건강상태를 주의깊게 감시할 때, 잠재적 문제에 대한 위험요인과 조기 증상 및 징후를 발견할 수 있다. 문제가 조절 불가능하기 전에 중재를 할 수 있다. 건강상태를 감시하는 것은 시간을 많이 소모하게 된다. 그러나 서두르거나 빠뜨린 한 번의 사정으로 유발된 재난을 경험한다면 사정 단계의 매 시간이 가치있음을 인식할 것이다. 예를 들어, 수술 후 회복기의 4세된 아이가 구획증후군(compartment syndrom : 심한 부종으로 유발된 혈관, 신경, 근육의 압박)을 완화시키기 위해 추가적인 응급수술을 해야만 한다. 간호사들과 병원당국은 주의의무태만으로 선고받았는데, 그 이유는 간호사들이 아이의 상태를 적절하게 감시하지 않았다는 증거가 재판에 제시되었기 때문이다. 간호사가 자신의 학습요구를 확인하지 않았다는 사실은 주의의무태만의 원인이 되었다. 구획증후군에 대한 검사에 필요한 기구를 알지 못했고 기구가 어디에 있는지 모르는 데 책임을 져야 했다.

(Pirkov-Middaugh v. Gillette Children's Hospital, 1991)

교육-능력부여의 열쇠

대상자의 건강과 치료계획에 대해 교육하는 것과 자신의 간호에 참여하도록 동기를 부여하는 것은 스스로 가장 좋은 옹호자 및 간호제공자가 되도록 대상자에게 능력을 부여하는 열쇠이다. 교육은 특정 문제에 대한 지식을 증가시키기 위해(예 - 당뇨병 교육) 계획되거나 중재를 왜 하는 지를 설명하는 중재의 한 부분(예 - 환자에게 기침과 심호흡을 하도록 돕기 위해 기침과 심호흡의 이론적 근거를 강조하는 것)으로 계획될 수 있다. 모든 환자들과 만날 때마다 교육의 기회를 가지도록 한다. 복잡한 상황에서는 무엇을 어떻게 교육할 것인지를 신중하게 계획한다. 교육은 많은 다른 요인들에 주의를 기울이는 것을 포함하는 복잡한 기술이기 때문에, 교육계획 수립시 다음의 지침을 활용한다.

지침 : 교육 계획하기

- 교육계획을 개발하기 전에 학습 준비사항과 이전의 지식을 사정한다.
- 선호하는 학습방법을 묻는다(예 - "독서가"라면 팜플렛을 먼저 읽기 원할 것이고, "행동가"라면 먼저 기구를 다루길 원할 것이다). 간호사가 선호하는 방법보다 환자가 선호하는 방법을 채택한다.
- 무엇을 학습하고 숙달해야 할 지를 알기 위해서 환자와 함께 학습목표를 설정한다.
  (예 - "목요일까지 주사하는 방법을 학습하는 데 대해 어떻게 생각하는가?")
- 방해없이 학습을 할 장소를 계획한다.
- 실제적인 학습경험을 확인한다. 예시, 시뮬레이션, 게임, 시청각 자료를 활용한다.
- 단순한 용어를 사용하고 기본 개념을 가르친 후 좀 더 복잡한 내용으로 들어간다.
- 학습경험이 성공적이도록 계획한다.
- 학습하고 있는 내용에 대한 이해를 표현하고 질문을 하도록 격려한다.
  (예 - "당신이 의미없다고 생각하는 것이라도 자유롭게 질문을 하길 바란다. 새로운 것을 배우는 것은 쉽지 않은 일이다. 당신이 이점을 이해하는 것은 매우 중요하다.")
- 학습의 속도를 계획한다. 한번에 너무 많은 정보를 제공하지 않는다; 대상자의 학습 속도에 따라 진행한다.
- 학습진행에 대해 토의하고 교육내용을 요약하는 시간을 가진다(예 - 자신의 학습진행을 어떻게 생각하는 지를 묻는다).
- 교육시간에 의미있는 사람들을 참여시키는 방법을 찾는다. 외국인을 위해 통역자가 함께 하거나, 대상자의 언어로 된 유인물을 제공한다.

상담-대상자의 선택 돕기

대상자의 생활에 필요한 변화와 건강관리에 대한 선택을 돕기 위한 상담은 계획에 포함시켜야 할 중요한 간호중재이다. 상담은 자신의 건강관리에 대해 결정하는 데 요구되는 지식을 얻도록 돕는 교육방법을 포함한다. 또한 새로운 환경에 적응해야 되는 기간동안 동기를 부여하고 지지를 제공하는 것도 포함된다. 교육과 치료적 의사소통기술을 사용함으로써, 가치있는 심리적·지적 지지를 제공하고, 건강관리에 대한 선택과 관련된 스트레스를 감소시킬 수 있다. 대상자와 상담 시에는 윤리적 원칙을 적용하고 자율성을 증진시킨다. 정보를 받는 것은 대상자의 가치와 신념에 기초하여 좋은 결정을 하기 위한 비결임을 강조한다.

협의와 의뢰-다학제간 접근의 초석

적절한 협의와 의뢰는 다학제간 실무 내에서 건강관리 전달의 초석이다. 예를 들면, 알약을 삼킬 때 어려움을 가진 대상자가 있다고 가정하자. 약사가 약물을 투여할 더 좋은 방법(예 - 물약)을 알고 있는지 궁금하다라는 생각을 해야 한다. 만일 병원음식을 싫어하기 때문에 먹지 않는다면, 영양사에게 다른 음식을 제공하도록 의뢰하는 것을 생각해야 한다. 다른 간호사나 건강관리 전문가와 협의함으로써 환자 간호에 이득이 있음을 인식하는 것이 중요하다. 오늘날의 복잡한 환경에서는 공식적인 협의나 의뢰가 요구되지 않을 때라도 다른 전문가와 협의를 하기도 한다.

개별적 중재

중재를 확인하는 목적은 다음과 같다:

- 건강문제와 위험을 진단하고, 예방하며, 관리한다.
- 최적의 기능과 안녕감을 증진시킨다.
- 기대결과를 안전하고 효과적으로 달성한다.

개별적 중재를 결정할 때 특정 대상자 상황에서 다음의 4가지 질문에 답해 본다.

1. 이 문제의 위험성이나 원인을 예방하거나 최소화하기 위해 무엇을 할 수 있나?
2. 이 문제를 관리하기 위해 무엇을 할 수 있나?
3. 기대결과를 달성하기 위해 나는 어떻게 중재를 맞추어 할 수 있나?
4. 중재에 대한 기대하는 반응과 역반응을 어떻게 확인하고, 유익한 반응을 증가시키고 위험성을 감소시키기 위해 무엇을 할 수 있나?(그림 4-1 참조)

생각하기

환자와 간호사 스스로를 옹호하는 방법 알기

최근의 다학문적 실무에서, 환자관리를 위해 많은 전문가들이 있다. 간호사로서 당신은 환자 옹호자로 역할한다. 다른 사람들과 협력하고, 환자를 옹호하고, 스스로를 옹호하는 방법을 습득해야 한다.

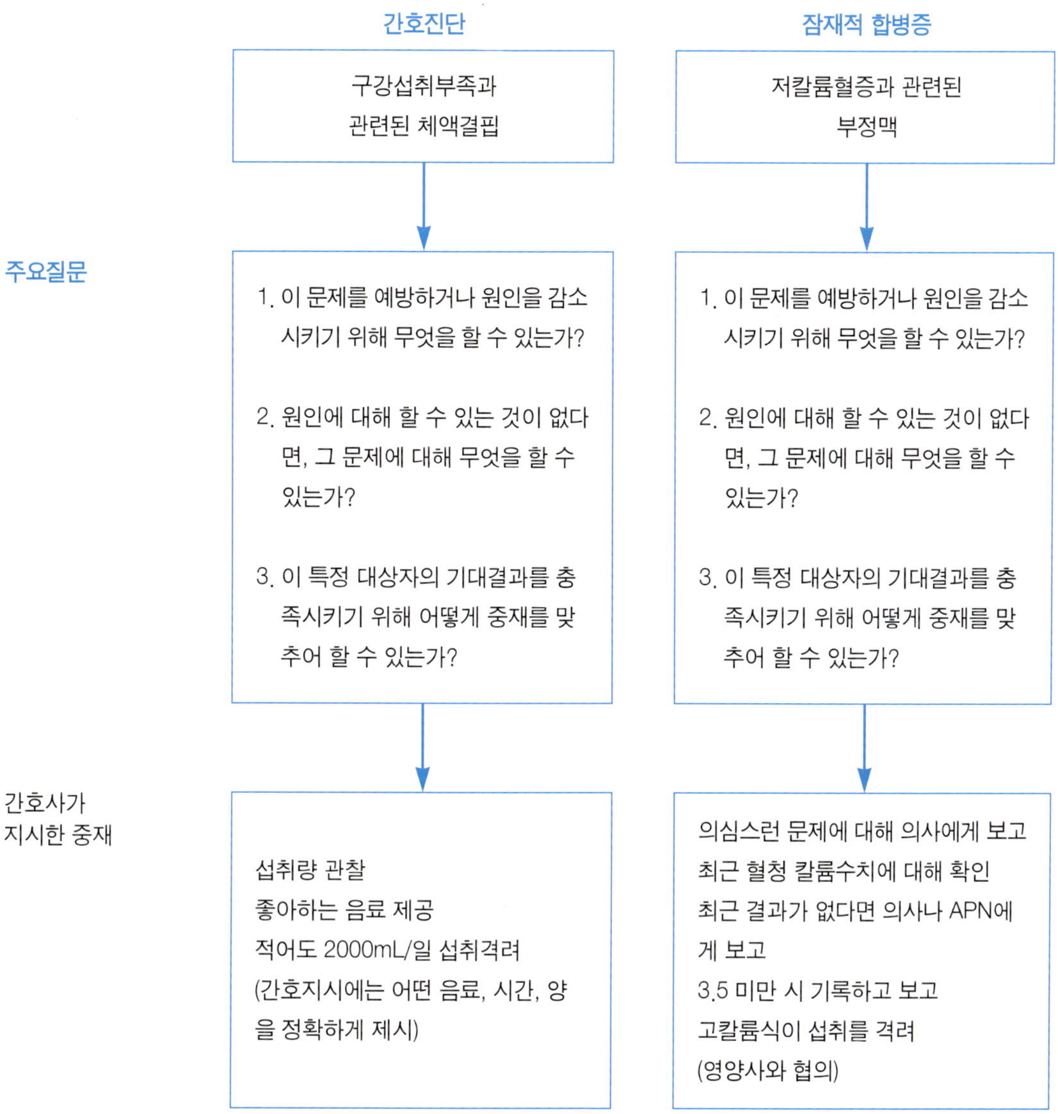

그림 4-1 간호중재를 결정하는 방법의 예

근거-중심 실무 : 위험성과 잇점을 비교분석

근거-중심 실무는 중재의 이용을 지지하는 연구에 대한 인식을 필요로 한다. 성공적인 중재를 지지하는 근거를 아는 것은 중재를 수행한 후 위험성(역반응을 가지거나 문제가 치료되지 않는 것)과 잇점(기대되는 반응을 얻음)을 비교분석하도록 돕는다.

많은 사례에서 간호사의 중재를 지지하는 "어려운 연구"를 하지 않는다. 그러나 "이 중재가 효과가 있는 것을 어떻게 아는가?" 라고 질문한다면, 당신은 "교과서에 있습니다", "병원의 프로토콜과 절차를 따릅니다" 라고 대답할 수 있을 것이다. 근거를 제시하고 그것이 신뢰할만한 가에 대해 생각하는 것이다.

기대하는 결과를 얻는 가능성에 대해 해를 끼치는 위험성을 평가하기 위해서, 다음의 질문을 한다 :

1. 내가 계획한 중재가 효과적인지를 지지하는 근거가 얼마나 신뢰할만 한가?
2. 이 특정 대상자와 상황에서 기대하는 반응을 어떻게 관찰할 것인가?
3. 이 중재를 수행한 후에 일어날 수 있는 최악의 상태가 무엇이며, 어떻게 발생할 수 있는가?
4. 해를 유발하는 기회를 최소화하기 위해 어떤 방법을 취할 수 있는가?
5. 이 문제나 위험요인에 대해 아무것도 하지 않는다면 무슨 일이 일어날 것인가?

이 다섯가지 질문에 대답하는 것은 가장 안전한 중재를 선택하고 역반응이 발생되지 않도록 돕는다.

지침 : 개별적 간호지시

- ◆문제에 대한 최근의 증상, 징후, 위험요인의 기준을 확인하기 위해 대상자를 사정한다.
- ◆문제와 관련된 간호중재에 대한 의학적 처방을 점검한다(예 - 투약, 식이, 활동, 진단적 검사 등).
- ◆만일 표준계획(예 - 표준임상지침, 프로토콜, 미리 인쇄된 계획이나 컴퓨터화된 계획)을 사용한다면, 이 계획이 당신이 생각하는 것처럼 의도되지 않았음을 기억해야 한다. 그것들은 간호의 지침으로 사용되도록 의도된다. 간호사는 다음에 대한 책임이 있다:
  - 그 계획을 사용는데 금기일 수 있는 환자 상태의 변화를 확인한다.
  - 계획의 어떤 부분을 적용하거나 적용하지 않을 지에 대한 현명한 판단을 한다.
  - 계획으로 문제가 해결되지 않을 때를 인식하고 그 문제를 다룰 다른 방법을 찾는다(예를 들면, 일부 시설은 "박스" 외의 상황이나 접근을 진술하기 위한 기록칸을 추가 페이지에 적도록 한다.)
  - 적절한 장소에 특정 대상자에게 필요한 물품(예 - 보행기)을 둔다.

규칙 : 실수로부터 환자를 보호하고 법적 문제로부터 간호사를 보호하기 위해서, 비판적 관점으로 표준과 컴퓨터화된 계획을 사용해야 한다 :

1. 대상자의 특정 상황과 표준이나 컴퓨터 계획을 비교한다. 적용할 것, 적용하지 않을 것, 제외할 것을 결정한다.
2. 최근의 사정결과와 이 대상자를 위해 무엇을 해야 할 것인지에 따라 지시된 대로 중재를 수정(추가, 삭제, 변형)한다.

- 잠재적 합병증에 대한 처치를 확인한다 : 증상과 징후를 감시하기 위해 어떤 초점사정이 필요한가? 경향을 발견하여 기록하는데 얼마나 자주 사정자료가 필요한가?
- 문제에 내재된 원인이나 위험요인을 예방하거나 최소화하고 기대결과를 달성하기 위한 중재를 확인한다. 예를 들면, "만성 근허약과 관련된 손상위험성" 진단과 "보행기를 사용하여 안전한 보행을 시범한다" 라는 결과라면, 대상자가 보행기를 사용할 것이라는 중재를 계획해야 한다(예 - 계단을 오르내리고, 화장실을 가는 것과 같은 다양한 상황에서의 보행을 위해 보행기를 사용하는 연습을 한다).
- 원인이나 위험요인에 대해 어떤 것도 할 수 없다면, 문제에 대해 무엇을 할 것인지를 결정한다. 예를 들어, 누군가가 말기 질환으로 죽음에 대한 불안을 가지고 있다면 그 환자가 죽을 것이라는 사실에 대해서는 어떤 것도 할 수 없으나, 상담과 치료적 의사소통을 통해 불안에 대해서는 무엇인가를 할 수 있다.
- 중재가 다른 치료와 부합되는 지를 확인한다(예 - 물리치료 후 안정을 취하도록 하기).
- 대상자의 기호를 고려한다. 중재가 어떻게 언제 수행될 지에 대해 환자로부터 정보를 얻는다. 가능한 한 최대로 개별화시킨다.
- 계획된 활동에 대한 과학적 근거를 확인한다.
- 교육의 기회를 마련한다(예 - 모든 행동의 근거를 설명한다).
- 다른 전문가(의사, APN, 물리치료사)와 협의한다.
- 각 활동을 지시하기 전에 :
  1. 그 활동을 수행하는 잇점과 위험성을 비교한다.
  2. 지시한 중재의 반응에 책임을 지고자 하는지를 결정한다.
  3. 구체적으로 지시한다 : "보다, 행하다, 교육하다, 기록하다" 를 명심한다(예 - 무엇을 사정하고, 행하고, 교육하고, 기록할 지). 예를 들어 복부수술을 한 환자를 간호하고 있다고 가정하자. 만성흡연과 수술상처 통증과 관련된 비효율적 기도청결 위험성이라고 진단내렸다.

     간호지시는 다음과 같다 :
     - 4시간마다 호흡음을 사정한다.
     - 4시간마다 수술부위를 베개와 손으로 지지한 후 기침과 호흡운동을 하도록 돕는다.
     - 기침과 심호흡의 중요성을 강조한다.
     - 필요시 또는 교대시한번 호흡음과 객담생성을 기록한다.
     - 현재의 질병을 계기로 금연하도록 격려한다.

다음의 칸에는 간호지시에 포함할 것을 요약한다.

간호지시에 포함 할 내용

날짜 : 지시를 작성한 날짜
동사 : 수행할 활동
주체 : 수행할 대상
서술구 : 언제, 어디서, 어떻게, 얼마나 자주, 얼마나 오래, 얼마나 많이?
서명 : 일관성 있는 서명
예 : (오늘 날짜) 허리지지대를 착용하여 하루에 2회 10분 동안 침상옆에 서도록 돕는다. 김영희, RN

계획의 기록이 적절한지 확인

계획수립의 마지막 단계는 그 계획을 적절히 기록하는 것이다. 다음 내용은 계획이 적절히 기록되었는지를 판단하기 위해 평가해야 하는 네 가지 주요 항목들을 나타낸다.

주요 간호 계획 항목

EASE 란 말은 4가지 간호계획 항목을 기억하도록 도와준다.

주요 간호계획 항목

E : 기대되는 결과(Expected outcomes)
A : 실제적이고 잠재적인 문제(Actual and potential problems)
S : 특정한 중재(Specific interventions)
E : 평가/경과 기록(Evaluation/progress notes)

간호계획을 기록할 때 표준용어 또는 인정된 용어를 사용해야 한다(3장 94-100페이지의 "표준 또는 인정된 용어" 참조). 다음에 덧붙이는 지침은 컴퓨터화된 차트 기록시에 효과적인 기록의 원칙을 적용하도록 도와줄 것이다. 제시 4-5에서는 간호계획이 현재 기준에 부합되는지를 판단하기 위해 간호계획을 평가하는 주요점을 보여준다.

지침 : 컴퓨터를 사용하는 차트기록

- 컴퓨터화된 기록은 수기로 작성한 차트와 마찬가지로 법적으로 요구되는 것이다. 따라서 전자화 차트의 방침과 절차를 주의깊게 따라야 한다(오류 수정의 절차 포함).
- 대부분의 차트 기록과 마찬가지로 환자의 자료, 비밀, 정보 공개에 대한 주 정부의 관례와 규정을 알아야 하고 소속 기관의 방침과 절차를 알아야 한다.

◆ 기록하는데 대하여 숙고하는 방법을 찾아야 한다. 단지 컴퓨터에 자료를 입력하는 것으로는 안되며 정확성에 대해 재확인하고 경향을 파악해야 하며 빠뜨릴 수 있는 것에 대해 생각해봐야 한다.
◆ 사람에게 직접 또는 전화로 구두 처방 또는 지시를 할 때는 명료하게 전달해야 한다. 자신의 패스워드를 누구에게도 말하면 안된다. 패스워드는 자주 변경하며 다른 사람이 추측을 할 수 있는 패스워드는 피한다(대부분 기관에서는 패스워드가 45~90일 마다 자동으로 변경된다).
◆ 누가 자신의 암호를 사용한다고 의심되면 직속 상사에게 이야기한다.
◆ 환자의 정보가 컴퓨터 화면에 나타나 있는 채로 두지 말 것 ; 컴퓨터를 사용하지 않을 때는 로그오프 할 것.
◆ 프린트된 문건은 즉시 회수한다.
◆ 백업 파일은 지정된 대로 보관한다.

제시 4-5 간호계획을 평가하기 위한 체크리스트

1. 계획이 환자와 함께 수립되었는가(그리고 적절하고 중요한 다른 사람들, 그리고 다른 건강관리 제공자)

2. 기술되었는가 :
   ◆ 종합적인 결과를 얻기 위해 반드시 기술되어야 하는 실제적이고 잠재적인 문제점들을 안전하고 시기 적절한 방법으로 기술
   ◆ 개별화되고 비일상적인 간호중재를 필요로 하는 문제들

3. 간호계획에 없는 문제들을 확인하였다면 환자의 기록에 기술하였는가(예 - 흉관관리는 의사의 처방지에 기술되어야 한다)?

4. 결과는 :
   ◆ 진단 또는 문제에서 유도되었는가?
   ◆ 측정가능한가?
   ◆ 환자와 다른 주요 역할자?
   ◆ 실제적이고 달성가능한가?
   ◆ 기준에 따라 작성되었는가(환자 중심; 알맞은 동사; 누가, 무엇을, 언제, 어떻게, 어디서)?

5. 간호지시를 할 때는 :
   ◆ 문제의 잠재적인 원인 또는 위험인자 통제에 대해 초점을 둔 중재를 포함(불가능할 경우 문제를 처리함)하였는가?
   ◆ 중재를 명확히 지시(누가, 무엇을, 언제, 어떻게, 얼마나)하였는가?
   ◆ 자원과 힘을 통합하였는가?
   ◆ 지시자의 서명이 나타나있는가?

계속

6. 계획은 :
- 현재 방침 및 업무 기준이 반영되었는가?
- 조사와 과학적인 원칙이 적용되었는가?
- 건강 증진과 교육에 대한 간호중재가 포함되었는가?
- 연속성을 제공하는가?(쉽게 접근할 수 있으며 명확하고 간결한가?)
- 편의성과 안위를 증진하는 동시에 비용절감을 목표로 하는가?

간호계획의 기록 양식과 방법은 간호사와 환자 각각의 독특한 환경에서의 수요에 정확히 부합되어야 한다. 간호사가 다른 곳으로 옮겨 근무하게 되었을 때 각 간호계획의 기록에 대한 특정 기준과 방침에 대해 친숙해져야 한다.

규칙 : 간호사는 환자에 대한 간호계획이 각 기관의 특정한 기준에 부합되도록 해야할 책임이 있다. 환자에 대한 기록에는 사람들이 간호계획의 네 가지 필요 항목 EASE(기대되는 결과, 실제적이고 잠재적인 문제, 특정 중재, 평가/경과 기록)에 대해서 증거를 찾을 수 있도록 해야한다.

박스 4-2 전산화된 기록 시스템에 대해 더 알고 싶다면

다음은 다양한 관점에서의 환자 간호에 대한 기록 스프트웨어를 제공하고 있는 웹사이트이다(대부분 웹사이트에서 보기를 다운로드를 할 수 있다).

www.adldata.com
www.cerner.com
www.dataportals.com
www.eclipsys.com
www.epicsys.com
www.ergoparteners.com
www.glmi.com
www.himss.org
www.idx.com
www.ltcsbooks.com
www.meditech.com
www.ptct.com
www.tsystem.com
www.virtualcharting.com

이상 웹사이트에 추가하여 www.hardhats.org/foia.html 에서 퇴역군인 건강 정보 시스템과 Technology Architecture(VISTA) 소프트웨어에 대한 많은 정보를 찾을 수 있으며 정보 자유법(FOIA)에 의거하여 무료(또는 최소 비용)로 이용할 수 있다.

박스 4-2는 다양한 목적의 전산화된 기록 시스템을 제공하는 웹사이트이다.

다학제간 계획

전체 학문분야(의학, 식품학 등)가 같은 계획으로 일하는 다학제간 계획은 자주 일반화되고 있다. 다학제간 접근은 "모든 분야의 최고"를 지향하는 것이다. 그렇지만 환자의 곁에 최고 오래 있는 사람

은 간호사임을 명심해야 한다. 간호사는 어떻게 계획이 매일, 매시간 단위로 전체적으로 실행되는지 실제적으로 파악하기 가장 좋은 위치에 있다. 계획에 통합된 전체로서의 인간이 어떻게 반응할 것인지 즉, 인간의 반응에 초점을 두고, 환자 개인의 요구와 욕구를 계획에서 고려하는 것이 간호이다.

제시 4-6은 다학제간 계획이 보여주는 종합적인 문제목록과 SOAP기록 작성 사례를 나타내는데, 이는 주관적 및 객관적 자료를 보여주어 진단을 지원하며, 또한 분석과 계획을 기술한다(다음 장에서 상세히 기술한다).

이 장의 끝부분 181-188페이지에서는 다양한 간호계획의 사례들을 보여준다(그림 4-2~4-5).

학생들의 계획은 일반적으로 길고 더 이론적이며 매우 종합적인데, 이는 학생으로서 다양한 이론과 간호과정의 자세한 내용에 대한 지식들을 실제로 평가해보려고 하기 때문이다.

제시 4-6 다학제간 기록 및 SOAP 기록

설명 : 다학제간 기록의 예로 모든 분야가 같은 기록지에 기록하며, 다음은 다학제간 문제목록과 SOAP 기록의 견본이다.

Ⅰ. 문제목록

진단일자	문제	해결일자
1/5	1. 뇌졸증(의사)	
	2. 부동과 관련된 피부손상 위험성(간호사)	
	3. 불안정한 보행(물리치료사)	
1/7	4. 신체상 장애(간호사)	
1/8	5. 요로감염(의사)	1/13

Ⅱ. SOAP 기록 *

S : 주관적 자료	"오른쪽에 감각이 없어요"
O : 객관적 자료	우측편 반사 없음, 우측으로 기울어진 채 침대에 늘어져 있음 우측 둔부에 5cm 정도 발적
A : 분석	우측 감각손상 및 부동과 관련된 피부손상 위험성
P : 계획	피부손상을 예방한다. 2시간마다 압박부위의 순환감소 징후에 대해 등과 둔부를 관찰한다. 2시간마다 측위, 앙와위, 측위로 체위변경을 한다. 공기침대와 양피를 침대에 깐다.

* 일부 기관에서는 초기계획 이후 I(수행)와 E(평가)를 추가해 SOAPIE로 기록한다.

비판적 사고 연습 XI

중재결정과 계획 기록의 정확성 확인

part Ⅰ. 중재결정

1. 중재를 직접중재와 간접중재로 분류하는 요점은 무엇인가(3문장 이하)?
2. 중재결정 시, "보다, 행하다, 교육하다, 기록하다" 등의 단어가 당신이 고려할 필요가 있는 것을 기억하도록 어떻게 돕는가?
3. 문제확인 후, 중재를 결정하기 위해 필요한 2가지 질문은 무엇인가?
4. 위험성과 잇점을 어떻게 비교분석하는 지를 설명하시오(5문장 이내)

part Ⅱ. 문제와 결과를 기반으로 중재를 개별화하는 연습

아래의 문제와 결과에 대해, 결과를 달성하기 위한 적절한 간호중재를 나열하시오.

1. 침상안정 처방과 하지 감각상실과 관련된 피부손상 위험성
   결과 : 피부통합성을 유지한다.
   지표 : 발적이나 자극이 없음, 매일 피부프로토콜에 기록된 위험요인 관리
   간호지시 :

2. 흉부 절개부위 통증과 관련된 비효과적 기도청결 위험성
   결과 : 효과적으로 기도청결을 시범한다.
   지표 : 3시간마다 기침, 폐가 깨끗함
   간호지시 :

3. 4일간 장운동 부재로 나타나는 불충분한 운동과 부적절한 수분 및 섬유소 섭취와 관련된 변비
   결과 : 변비가 없다고 말한다.
   지표 : 매일 부드러운 장운동, 매일 20분간 운동, 매일 최소 2000cc 수분섭취, 적당량의 섬유소 섭취
   간호지시 :

part Ⅲ. 잠재적 합병증 발견을 위한 감시

다음의 문제에 대해, 잠재적 합병증을 확인하고 문제를 감시하기 위한 계획을 설정하시오.
(성인간호학과 같은 참고자료를 사용하도록 한다)

1. 시간당 25ml 정맥주입
   잠재적 합병증 :
   잠재적 합병증 발견을 위한 감시 계획 :

2. 인슐린 의존형 당뇨병
   잠재적 합병증 :
   잠재적 합병증 발견을 위한 감시 계획 :

계속

3. 유치도뇨관

   잠재적 합병증 :

   잠재적 합병증 발견을 위한 감시 계획 :

part IV. 계획기록의 적절성 확인

EASE를 사용해서, 계획이 적절하게 기록되었는지를 확인하게 위해 계획을 점검하기 위해 요구되는 4가지는 무엇인가?

스스로 해 보기

위험성과 잇점을 비교하고 중재를 결정한다. 다음의 중재를 고려하여, 내재된 위험을 최소화하기 위해 수행할 것이 아무것도 없는지, 중재를 지시할 것인 지를 결정한다.

1. 당신의 이웃이 밤 10시에 전화해서 9살짜리 딸이 수두에 걸려 불안정한 상태라고 말한다. 그녀는 당신에게 소아용 타이레놀을 먹여도 되는지를 물었다. 그녀에게 어떻게 말할 것인가? 아스피린이라면 어떻게 말할 것인가? 답하기 전에 이러한 약물에 대해 찾도록 한다.

2. 김씨는 침상안정으로 허약한 상태이다. 그는 다른 사람에게 많이 의존하게 되므로 우울하다고 말한다. 그는 지금 혼자서 욕실에 가고, 감독없이 매일 개인위생을 하도록 허락되었다. 당신은 그가 욕실에서 피곤할 수 있다고 생각을 했다. 이때 욕실에서 혼자 아침간호를 하도록 허락하는 지시를 낼 것인가? 그렇다면 위험을 최소화하기 위해 무엇을 할 것인가?

3. 환자는 좌측 흉관을 삽입하고 있고 통증이 심해서 좌측으로 돌아누으려 하지 않는다. 우측폐도 이전의 질병 과정으로 손상될 수 있음에도, 그는 우측으로만 돌아눕기를 고집한다. 당신은 그를 우측으로만 돌아누워 있는 것을 허용할 것인가? 만일 그렇다면 위험을 최소화하기 위해 무엇을 할 것인가?

요 약

기록된 간호계획은 다음의 4가지 목적을 가진다 :

1. 간호의 지속성을 증진시키기 위해 간호제공자들 사이의 의사소통을 증진시킨다.
2. 간호와 기록을 지시한다.
3. 나중에 평가, 연구, 법률적 이유로 이용될 수 있는 기록을 작성한다.
4. 보험 상환 목적을 위한 건강관리 요구에 대한 기록을 제공한다.

건강관리제공자들은 보다 더 효과적인 방법을 추구하기 때문에 간호계획을 개발하고 기록하는 방법은 계속 변화한다. 국가실무표준은 각 대상자의 독특한 상황을 고려하는 결과-중심적이고 개별적인 간호를 제공하는 필요성을 강조한다(신체적 및 정신적 능력, 인적 및 재정적 자원, 가치와 신념을 포함). 계획을 설정할지, 표준계획을 통합할지 간에, 간호사는 계획이 개별적이도록 하는 책임이 있다.
간호를 계획하기 위해 다학제간 접근은 "최상"을 제공하는데, 다양한 전문가들이 함께 전문성과 견해를 가질 수 있기 때문이다. 우리가 계속 변화함에 따라, 오늘날 표준을 충족시키기 위해 우리가 사용하는 간호계획 방법이 무엇이건 간에 다음의 질문에 대답할 수 있어야 함을 기억해야 한다.

1. 간호에 대한 기대결과는 무엇인가?
2. 퇴원 때까지 예방하고, 해결하거나 개선되어야 하는 문제는 무엇인가?
3. 문제를 예방하고, 해결하거나 개선되어야 하는 중재는 무엇인가?
4. 진행경과(평가)를 감시하는 진술을 어디서 발견할 수 있나?
5. 지시할 때, 또한 계획은 교육요구, 안전조치, 퇴원계획에 특별한 주의를 기울여야 한다.

중요 간호계획 구성요소를 기억하기 위해 EASE가 어떻게 사용되는지 175-176 페이지을 참조한다.

다학제간 재활간호 계획

환자 성명 : 김**	연령 : 75세	신장, 체중 : 170cm, 60Kg	간호 검토
주진단명	식이 : ADA	종교 : 가톨릭	주 : 7/14/05
R-THA(7/1/05)	입원일 : 7/7/05		
	예상퇴원일 : 7/21/05		
주치의 : 이**			

주요 문제	돌봄관리	상태	비고
통증관리	재활팀	현재	조절됨. flowsheet 참조. 치료에 참여중
기동성 장애	재활팀	현재	보행기로 운동중
ADL 기능부전	재활팀	현재	최소한의 보조
상처회복 지연	상처간호팀	현재	엉덩이 절개 2cm, 분홍색 소량 배액

동반 질환			
파킨슨병	Dr. 김	현재	1995년 이후로 안정적
인공심박동기를 가진 만성 A-fib(좌측)	Dr. 박	현재	2001부터 Coumadin, 항응고제 flowsheet 참조, 심박동률 60회, 박동 조절됨, 수술전 6/15일 최종 점검
양안 녹내장	Dr. 최	현재	1999년 이후로 안정적
당뇨	Dr. 이	현재	스스로 혈당 및 인슐린 관리

퇴원계획		
예상퇴원일 : 7/21/05	**협의** :	**기타** : Dr. 박에게 항응고제 보고
퇴원결과 :	**사례관리자** : 박**	
가정으로 퇴원; 주요 간호제공자는 아내; 보행기 보조; 주 2회 방문관리	**가정간호** : 전**	

그림 4-2 다학제간 관리계획의 첫 페이지 예(2004 Terri Patterson,-----)

Care Plan Based on Nursing Diagnosis

Date	Nursing Diagnosis	Expected Outcomes	Target Date	Resol Date
	Ineffective Breathing Pattern related to neuro-muscular impairment	(1) Achieve optimal lung expansion with adequate ventilation.	LTO	
	as evidenced by C-6 spinal cord injury, poor chest expansion	X Identify causative factors and relate adaptive ways of coping with them.	Strength: Knows this well.	
		(3) Remain free of signs and symptoms of hypoxia.	LTO	
	Commmon Etiologies Neuromuscular Impairment Pain Musculoskeletal Impairment Inflammatory Process Anxiety Decreased Lung Expansion Decreased Energy or Fatigue Infection Tracheo-Bronchial Obstruction Structural Damage	(4) Relate relief of symptoms and comfort in breathing.	LTO	
		(5) Demonstrates effective breathing techniques and use of assistive devices.	LTO	

그림 4-3 각 간호진단에 따라 각 페이지에 기록하는 간호계획의 예

Nursing Interventions	Date IMP/DC	Nursing Orders	Date IMP/DC
1. Assess causative or contributing factors.	5/10	- Auscultate lungs q 4° + prn + chart q 8°.	5/10 RA
2. Reduce or eliminate causative or contributing factors, if possible.	5/10	- Monitor use of incentive spirometer (he tries to skip when he's tired).	5/10 RA
3. Assist patient in use of respiratory devices and techniques.	5/10		
4. Provide for adequate rest periods between treatments.	5/10	- Reinforce need for practicing quad cough.	5/10 RA
5. Promote comfort.	5/10	- Encourage family to help him to ↑ mobility and to turn from side to side.	5/10 RA
6. Provide emotional support.	5/10		
7. Maintain adequate ventilation.	5/10		
8. Assess for signs and symptoms of hypoxia.	5/10	- Document vital capacity q 8 hours on flow sheet.	5/10 RA
9. Initiate health teaching and referrals as indicated.	5/10	- Record daily teaching on discharge planning sheet.	5/10 RA

그림 4-3 계속

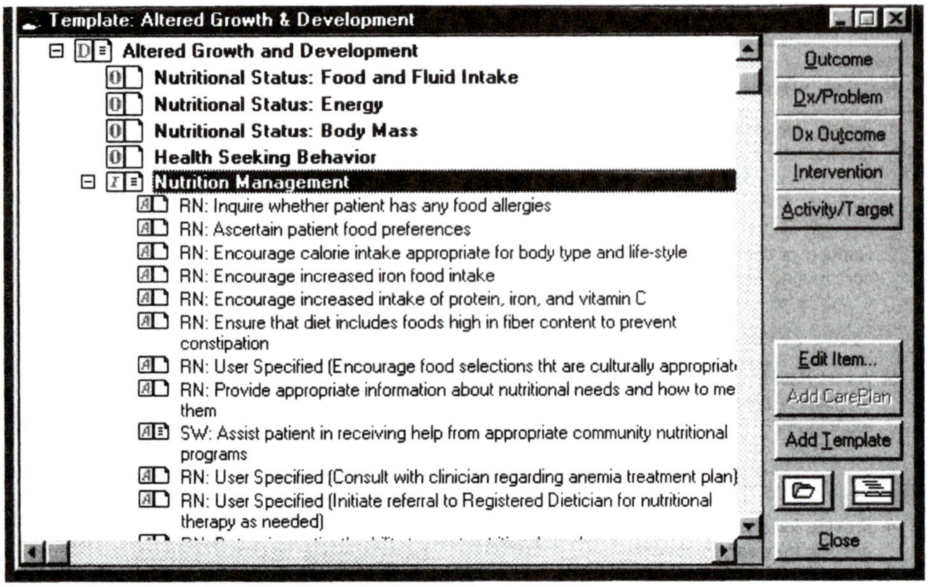

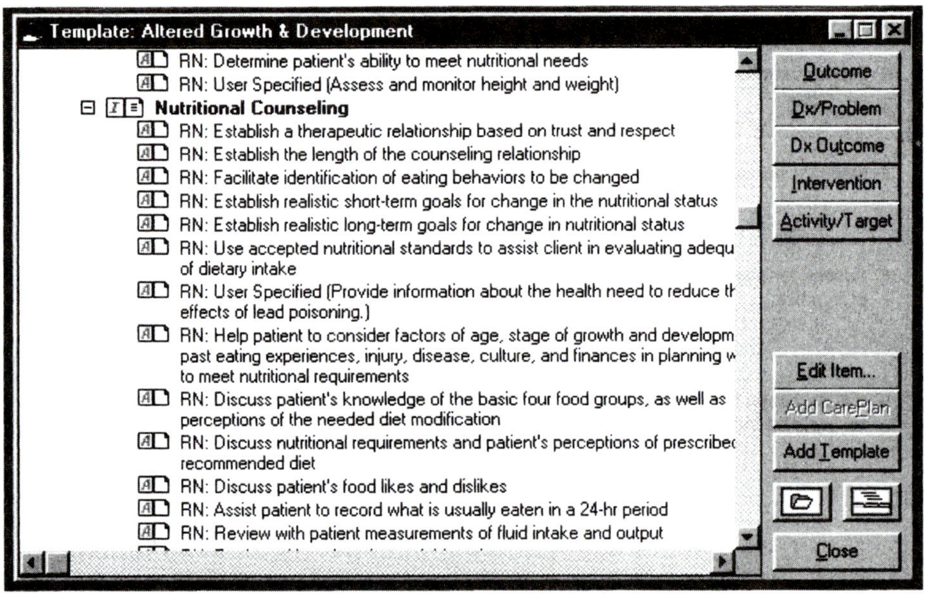

그림 4-4 NANDA, NIC, NOC의 표준화된 언어를 사용한 컴퓨터화된 간호계획의 예제 화면

TKR Day of Surgery (date) ______	TKR Post-op Day 1 (date) ______	TKR Post-op Day 2 (date) ______
PHYSICAL ASSESSMENT & TREATMENT		
___ Possessions labeled and secured ___ ___ ___ VS Q15 min × 3 until stable, then Q1h×4, then Q4h ___ ___ ___ ___ **VS normal, Temp <101°F** ___ ___ ___ Lungs clear, non-productive cough, no dyspnea ___ ___ ___ Oxygen as ordered ___ ___ ___ IS, cough & deep breathing Q1h W/A ___ ___ ___ I/O Q Shift ___ ___ ___ Nausea and vomiting tolerable w or w/o meds ___ ___ ___ Emesis without blood ___ ___ ___ Wearing TEDs ___ ___ ___ Skin without breakdown ___ ___ ___ Pneumatic boots or stockings on when in bed ___ ___ ___ Begin CPM setting ______ ___ ___ ___ IV patent, site without redness ___ ___ ___ ___ **Alert and Oriented × 3, speech clear** ___ ___ ___ ___ **Normal Neurovascular checks (Q2h)** ___ ___ ___ ___ **Hemovac patent and vacuum intact** ___ ___ ___ ___ **Hemovac drainage <500 cc in 8 hrs** ___ ___ ___ ___ **Wound bandage clean, dry and intact**	___ AM care completed ___ ___ ___ VS Q4h ___ ___ ___ ___ **VS normal, temp <101°F** ___ ___ ___ IS, cough & deep breathing Q1h W/A ___ ___ ___ Lungs clear, non-productive cough, no dyspnea ___ ___ ___ Oxygen saturation >92%, oxygen discontinued ___ ___ ___ I/O Q Shift ___ ___ ___ IV line converted to saline lock, site w/o redness ___ ___ ___ Nausea and vomiting tolerable w or w/o meds ___ ___ ___ Emesis without blood ___ ___ ___ Wearing TEDs ___ ___ ___ TEDs removed × 1/2 hr, heels w/o redness ___ ___ ___ Skin without breakdown ___ ___ ___ Pneumatic boots or stockings on when in bed ___ ___ ___ CPM Settings ______ ___ Measured for brace/applied (if ordered) ___ ___ ___ ___ **Alert and Oriented × 3, speech clear** ___ ___ ___ ___ **Normal Neurovascular checks (Q shift)** ___ ___ ___ Hemovac discontinued ___ Wound dsg change time: ______ ___ Staples/suture intact ___ Wound drainage min amt, serous/serosanguinous	___ AM care completed ___ ___ ___ VS Q4h ___ ___ ___ ___ **VS normal, temp <101°F** ___ ___ ___ IS, cough & deep breathing Q4h W/A ___ ___ ___ Lungs clear, non-productive cough, no dyspnea ___ ___ ___ I/O Q Shift ___ ___ ___ Saline lock site w/o redness ___ ___ ___ Wearing TEDs ___ ___ ___ TEDs removed × 1/2 hr, heels w/o redness ___ ___ ___ Skin without breakdown ___ ___ ___ Pneumatic boots or stockings when in bed ___ ___ ___ CPM settings ______ ___ Brace applied (if ordered) ___ ___ ___ ___ **Alert and Oriented × 3, speech clear** ___ ___ ___ ___ **Normal Neurovascular checks (Q shift)** ___ Wound dsg change time: ______ ___ Staples/sutures intact ___ Wound drainage min amt, serous/serosanguinous
PSYCHOSOCIAL ASSESSMENT		
___ Oriented to room ___ ___ ___ Coping effectively ___ Sleeping well: ❑ with medication ❑ without medication	___ ___ ___ Coping effectively ___ Sleeping well: ❑ with medication ❑ without medication	___ ___ ___ Coping effectively ___ Sleeping well: ❑ with medication ❑ without medication
TESTS/LABS		
___ Other tests WNL ______	___ H&H ≥ 9/26 ______ ___ Chem 7 WNL ___ T/K Revision cultures no growth ___ Other: ______	___ H&H ≥ 9/26 ______ ___ Other: ______ ___ Final T/K Revision cultures without growth
PAIN CONTROL/MEDICATION		
___ ___ ___ IV antibiotics given ___ ___ ___ Ice pack to surgical site ___ ___ ___ Pain control: ❑ Spinal ❑ Epidural ❑ PCA ___ ___ ___ Patient reported pain level ≤ 3 (0–10)___	Transfusion given if ordered ❑ AB ❑ BB ❑ DD # of transfusions ______ ___ ___ ___ IV Antibiotics completed ___ ___ ___ ❑ Spinal ❑ Epidural ❑ PCA discontinued ___ ___ ___ Patient reported pain level ≤ 3 (0–10)___	**Offer oral meds for pain 30 minutes before therapy prn** ___ ___ ___ Patient reported pain level ≤ 3 (0–10)___
NUTRITION		
___ ___ Offered liquids	___ ___ Diet advanced and tolerated	___ ___ ___ No nausea or vomiting, usual diet

그림 4-5 A portion of a clinical pathway for Total Knee Replacement(TKR). This section of the pathway indicates the type of clinical treatment or patient care activities to be carries out during the day of surgery and on the first 2 days after surgery for a patient undergoing total knee replacement. The accompanying pathway documentation form is used to document any variances from the pathway that occur.(Reproduced with permission from Inova Mount Vernon Hospital, Alexandria, VA, Key : T/K=total knee; EOB=edge of bed; SAQ=short arc quad; UE=upper extremity; LE=lower extremity; TJR=total joint replacement; RK=right Knee; LK=left Knee; 3:1 Commode=commode used at bediside, over toilet, and as a shower chair.)

ELIMINATION		
___ ___ Foley catheter in place ___ ___ Urine clear, output ≥30 cc/hr ___ ___ Bowel sounds present, abdomen soft	___ ___ Foley catheter discontinued ___ ___ Voiding QS ___ ___ Bowel sounds present, abdomen soft	___ ___ ___ Voiding QS ___ ___ ___ Normal bowel sounds, abdomen soft
ACTIVITY & THERAPY		
___ ___ General plan & comorbidities documented ___ ___ ___ Trapeze in place ___ ___ ___ Heels elevated while in bed ___ Dangled/stood at bedside 6–12 hrs after surgery ___ Ambulate Uni-knee ___________ **Instruction and practice:** ___ ___ Ankle pump. ___ ___ Quad/glut sets	___ ___ ___ Trapeze in place ___ ___ ___ Heels elevated while in bed/knee extended ___ ___ Ambulates to bathroom (BR) with walker or crutches uses 3:1 commode ______ | ______ ___ ___ PT/OT eval completed, Plan of Care established ___ ___ Goals established (Outcomes/Rehab Rounds Form) ___ ___ Evaluation same as pre-op ___ ___ Chart reviewed **Instruction and practice:** ___ ___ Supine to sit ______ | ______ | ______ ___ ___ Transfers to EOB ______ | ______ | ______ ___ ___ Dangle/Stand ______ | ______ | ______ ___ ___ Sit to stand ______ | ______ | ______ ___ ___ OOB in chair ______ | ______ | ______ ___ ___ Gait on level surface ______ | ______ | ______ ______ | ______ | ______ Device ______ | ______ | ______ Distance ______ | ______ | ______ **Exercises in gym:** ______ ______ Ankle pump, quad/glut sets ______ | ______ Heelslide ______ | ______ Straight Leg Raise ______ | ______ SAQ (right) ______ | ______ SAQ (left) ______ | ______ Eval for UE group ______ | ______ Extension HS Sitting flexion Quad leg ___ RK ______ | ______ | ______ | ______ ___ LK ______ | ______ | ______ | ______ ___ Endurance ___________ ___ Instruction in set up of elevated toilet seat	___ Trapeze removed ___ ___ ___ Heels elevated while in bed/knee extended ___ ___ Dressed in gym clothes ___________ ___ ___ OOB for 2 of 3 meals ______ | ______ ___ ___ Ambulates to BR with walker or crutches/assist: uses 3:1 commode ______ | ______ **Instruction and practice:** ___ ___ ___ Supine to sit ______ | ______ | ______ ___ ___ ___ Transfers to EOB ___ | ______ | ______ ___ ___ ___ Sit to stand ______ | ______ | ______ ___ ___ Curbs and steps ______ | ______ | ______ **Tech treatment** ______ ___ ___ Gait on level surface ___ | ______ | ______ Device ______ | ______ | ______ Distance ______ | ______ | ______ ___ ___ Toilet transfer ___________ ___ ___ Toilet hygiene ___________ ___ ___ Grooming ___________ ___ ___ Wash UE/trunk/LE ___________ ___ ___ Dressing (LE) ___________ ___ ___ Dressing (UE) ___________ ___ ___ Shoes/socks ___________ ___ ___ Brace on/off ___________ **Exercises in gym:** ______ ______ Ankle pumps, quad/glut sets ______ | ______ Heelslide ______ | ______ Straight Leg Raise ______ | ______ SAQ (right) ______ | ______ SAQ (left) ______ | ______ Abduction/adduction ______ | ______ Extension HS Sitting flexion Quad leg ___ RK ______ | ______ | ______ | ______ ___ LK ______ | ______ | ______ | ______ ___ Endurance ___________ ___ Instruction in set up of elevated toilet seat

그림 4-5 계속

TKR Day of Surgery (date) ______	TKR Post-op Day 1 (date) ______	TKR Post-op Day 2 (date) ______
EDUCATION		
____ TJR packet given to patient ____ Post do's and don'ts, exercises at bedside **Patient instructed in/demonstrates understanding of** ____ IS, cough & deep breathe ____ Weight bearing ____ Bed mobility, use of bedpan ____ Pain management, PCA/CADD	**Patient instructed in/demonstrates understanding of** ____ IS, cough & deep breathe ____ Ankle pump and quad/glut exercises ____ Pain management ____ Weight bearing ____ **Family teaching scheduled for:**	**Patient instructed in/demonstrates understanding of** ____ IS, cough & deep breathe ____ Pain management ____ Do's and Don'ts ____ Weight bearing ____ Family present for teaching
DISCHARGE PLANNING		
____ Family Participation reinforced ____ RN completes discharge outcomes form	____ Plan reviewed with patient/family ____ D/C transportation identified ______ ____ Discharge orders confirmed	____ Home equipment discussed and ordered ____ Patient adhering to pathway ____ Referrals completed:__ICF__HHC__OP__Sub acute Rehab
OTHER		
SURGEON NOTES		
Operative Note in Progress Notes	____ Examination as above, variances noted ____ Reviewed previous day's charting ____ Plan: continue pathway	____ Examination as above, variances noted ____ Reviewed previous day's charting ____ Plan: continue pathway

PATIENT IDENTIFICATION		Initials	Time			Initials	Time			Initials	Time
	RN D or A			**TKR POST-OP DAY 1**	RN D or A			**TKR POST-OP DAY 2**	RN D or A		
	RN E				RN E				RN E		
	RN N or P				RN N or P				RN N or P		
	PT				PT				PT		
	OT				OT				OT		
	CM				CM				CM		
	Physician				Physician				Physician		
	Tech				Tech				Tech		
	Other				Other				Other		

그림 4-5 계속

General Plan

Knee ❑ Right ❑ Primary

Diagnosis: ____________ ❑ Left ❑ Revision ❑ Bilateral ❑ Uni-compartmental

Major Releases: ____________

Weight bearing status: (with walker or 2 crutches)

❑ Non-weight bearing ❑ 25% ❑ 50% ❑ Full Weight Bearing as tolerated

Brace: ____________

CPM ____________

Anticoagulation medication: ❑ YES ❑ NO

Variance From General Plan:

❑ **Yes**

See Variance Documentation Pathway

Day ________

Comorbidities: (Date ID/Initials)

_______ / _______ Diabetes
_______ / _______ Hypothyroidism
_______ / _______ Obesity
_______ / _______ Hypertension
_______ / _______ Asthma
_______ / _______ CABG
_______ / _______ HF
_______ / _______ BPH
_______ / ___________
_______ / _______ CAD
_______ / _______ COPD
_______ / ___________

Date/Time	Pathway Day	Variance/Problem	Action Taken/Outcome	Initials

그림 4-5 계속

CHAPTER 5

수행

비판적 사고 연습

■ 비판적 사고 연습 XII : 위임, 사례관리, 표준임상지침과 간호상황의 다양성
■ 비판적 사고 연습 XIII : 효과적인 기록의 원칙

이 장의 개요

초기 간호계획을 개발하는 방법은 마지막 장에서 언급하는 반면에 이 장에서는 계획을 실행으로 옮기는 것을 포함한 매일의 간호활동에 초점을 맞추고 있다. 이 장에서는 간호사가 그 날의 업무를 시작할 때 우선순위 설정을 위한 전략을 제공하고 환자 안전과 안위가 최우선 순위여야 한다는 것을 지적하며, "다른 사람에게 간호를 위임하는 것을 언제 어떻게 하는 것이 적절한가"라는 질문에 답해준다. 개방적이고 적극적인 마음을 가지고 반응을 관찰하고 간호를 증진시키는 방법을 반영하는 계획을 수행하는 것의 중요성을 강조하고 있다. 마지막으로 전산기록을 포함한 다양한 기록체계를 사용하여 효과적으로 기록하기 위한 원칙, 규칙 및 지침들을 제시하고 있다.

ANA 표준

표준5 : **수행.** 면허간호사는 규명된 계획을 수행한다(ANA, 2004).
표준5 A : 면허간호사는 간호전달을 조정한다(ANA, 2004).
표준5 B : 면허간호사는 건강과 안전한 환경을 증진시킬 전략을 쓴다(ANA, 2004).
표준6 : **평가.** 간호사는 결과 달성에 대한 경과를 평가한다(ANA, 2004).

기대되는 학습 효과

- 교대근무시 보고를 준비하는 방법을 파악한다.
- 간호중재를 수행할 때 사정하고 또 재사정해야 하는 중요성을 설명한다.
- 매일의 간호활동 우선순위를 설정하는 방법에 대해 논의한다.
- 간호면허가 없는 보조자에게 간호활동을 위임하는 시기와 방법에 대해 설명한다.
- 간호행위 위임과 관련된 간호사의 책임을 설명한다.
- 간호중재로부터 해를 입을 가능성을 감소시키는 방법을 서술한다.
- 사례관리 및 사례의 다양성과 관련하여 간호사의 역할을 설명한다.
- 효과적인 기록체계의 특성을 서술한다.
- 기관의 지침에 따라 효과적으로 기록한다.
- 교대근무시 실제적이고 조직적인 보고 방법에 대해 논의한다.

수행 : 계획을 실행으로 옮기기

다음 그림은 수행-계획을 실행으로 옮기기-이 계획과 평가 사이에서 어떻게 끼어 있는지를 보여준다.

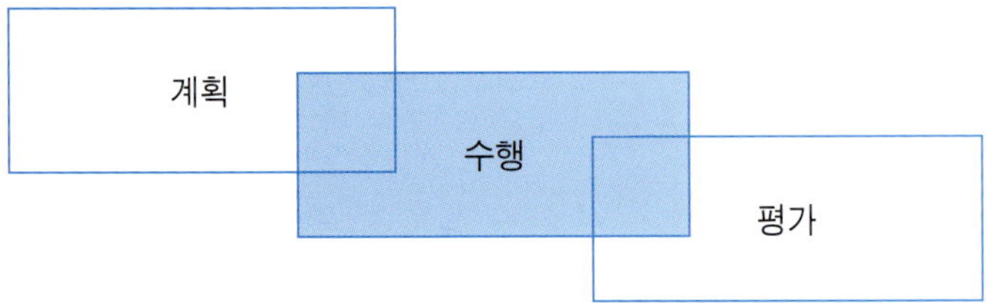

계획은 다음 2가지 이유로 수행의 일부분이다 :

1. 수행단계에서 간호사가 무엇을 할 것인지는 계획단계에서 수립된 계획에 의해 안내된다.
2. 간호사는 우선순위를 결정하고 근무교대 시작시 그 날의 계획을 작성해야 한다.

간호사가 간호중재에 대하여 대상자가 어떻게 반응하는지를 평가할 필요가 있기 때문에 평가는 수행의 일부분이다. 간호사는 계획을 바로 실행으로 옮기지 않는다-간호중재에 대한 대상자의 반응을 결정하기 위해 대상자를 세심하게 관찰한다.

이 장은 계획을 안전하고 효과적이며 조직적인 방법으로 실행에 옮기도록 접근하는 방법-오류와 다른 원하지 않는 결과를 방지하는 반면에 원하는 결과에 도달할 가능성을 증가시키는 방법-을 결정하는데 도움이 되도록 설계되어 있다.

수행

- 보고 준비와 보고 받기
- 매일의 간호활동에 대한 우선순위 설정하기
- 간호중재의 적절성과 신속성 사정하기
- 간호중재 실행하기와 초기 반응을 결정하기 위해 재사정하기
- 필요하다면 즉각적으로 변경시키기
- 간호에 대해 의사소통하고 경과를 모니터하기 위해 기록하기
- 보고하기

수행과 관련된 비판적 사고 지표

수행은 빠른 의사결정을 하기 위해 즉석에서 생각하는 동안 간호과정의 5단계를 모두 적용하도록 요구하기 때문에 도전적이다. 일반적으로 간호사는 다음과 같이 해야 한다 :

1. 대상자 상태가 변하지 않고 간호중재가 여전히 적절하다고 자신할 수 있도록 대상자를 사정해야 한다.
2. 진단 또는 문제가 변했을 때를 인지해야 한다.
3. 실행하기 전에 계획해야 한다.
4. 간호활동(간호중재)을 수행해야 한다.
5. 주의깊게 반응들을 평가해야 한다.

보고 준비와 보고 받기

교대보고를 받는 것은 간호사가 수행단계동안 하는 첫 번째 일이다. 준비되고 집중해 있는 상태는 실제적이고 관련된 보고를 받기 위하여 필수적이다. 이 보고는 간호사가 하루의 이른 시간에 조직적이되 우선 순위를 설정하는데 도움이 된다.

보고 준비하기

보고를 미리 준비하는 것-환자의 문제에 대해 알아두는 것, 일반적인 치료방법을 찾는 것, 환자 기록을 읽어보는 것-은 효율적으로 간호하기 위해 매우 중요하다. 흔히 환자의 기록을 읽을 시간이나 매일의 일상에서 발생하는 환자 문제의 관리방법을 찾아볼 시간이 부족한 경우가 많지만, 이런 것들을 준비하게 되면 더 자신감이 생기고 더 유능해져서 적절한 간호를 제공할 수 있게 된다.

보고받기

실제적이고도 관련된 보고를 받는 것은 여러 가지 이유에서 매우 어렵다 :

1. 종종 교대보고를 받는 동안 방해받고 주의 산만해진다.
2. 정보의 양이 너무 많아서 재빨리 받아 적기 어렵다.
3. 보고를 하는 간호사가 매우 지쳤거나 환자에 대해 너무 잘 알고 있어서 실제로 알아야 할 중요한 간호 내용을 말해주는 것을 잊어버리기도 한다(내가 소아병동의 유일한 면허간호사였을 때, 나는 한 아동이 "편도선절제수술을 위한 일상의 수술 전 처치 환자"라고 교대근무 보고에서 들었다. 간호사는 그 환자가 9명의 아동환자 중에서 우선적으로 간호해야 할 만큼 중요한 혼란을 야기할 요인인 정서적, 행동적 문제를 지니고 있다고 나에게 말하는 것을 잊어버렸다).

기록지를 준비해서 보고를 받는 것이 주의집중하여 필요한 요인들을 얻는 데 도움이 된다. 그림 5-1에서는 중환자실에서 파트타임으로 일하고 있을 때 자신이 개발한 기록지를 보여준다. 기록지 없이 짧은 시간에 모든 정보를 다 기억하고 조직화할 수 없다. 각각의 특별한 상황에서 필요한 정보를 얻도록 만들어진 기록지를 사용한다면, 다음과 같은 유용한 점이 있을 것이다 :

- ◆많은 양의 정보를 빨리 받아 적을 수 있을 것이다.
- ◆쉽게 정보를 조직화할 수 있다(비록 간호사가 조직화되지 않은 보고를 주더라도, 적당한 빈곳에 자료를 배치시킴으로써 재빨리 자료들을 조직화할 수 있을 것이다).
- ◆빠진 정보를 확인할 수 있다(기록지의 빈칸이 있으면 간호사로 하여금 환자에게 질문하도록 상기시킨다).
- ◆매일 개인적 유의점을 기록할 수 있다(적절한 자료는 계속해서 기록지에 기록할 수 있다).
- ◆좀더 조직화된 보고를 줄 수 있다(기록지에 있는 모든 범주를 체계적으로 채움으로써 좀더 조직화되고 포괄적이 될 수 있다).

인쇄된 기록지가 없다면, 자신이 근무하는 상황에 맞게 개발하여 일관성 있게 사용하기도 한다.

우선 순위 설정하기

수행동안 우선순위 설정은 154페이지의 제시 4-1에 있는 우선순위 결정의 원칙을 동일하게 적용한다. 한명 이상의 대상자를 간호하고 있을 때 매일 간호활동의 우선순위를 결정하는데 도움이 되는 부가적인 전략을 다음 부분에 제시하고 있다.

전략 : 여러 대상자에 대한 우선순위 정하기

1. 초기에 빠르게 대상자를 둘러보고 대상자가 어떻게 하고 있는지 대략적으로 파악하라(보고하러 가거나 간호계획을 세우기 전에 하는 것이 더 좋다). **합리적 근거** : 즉시 주의를 기울여야 할 대상자의 문제를 파악하고 보고 동안 들은 것과 대상자 기록에서 읽은 것을 실제와 관련지어 생각하는데 도움이 된다.
2. 정맥내 주입, 장비 작동과 같은 중요한 정보는 교대 보고후 즉시 확인한다. **합리적 근거** : 보고를 받은 정보를 확인하는 것은 잘못 이해하는 것을 예방하고 문제를 해결할 수 있도록 도와준다.
3. 급박한 문제(예를 들어 홍통이나 연결되지 않은 정맥주사선 등)를 확인하고 적절한 행위를 취한다. **합리적 근거** : 대상자의 모든 문제를 분석할 시간을 갖기 전에 심각한 문제를 먼저 해결하는 것이 우선순위이다.
4. 매일의 기대되는 결과에 관련하여 대상자의 주요 문제를 열거하고 다음과 같이 질문한다 :

- *오늘 어떤 문제가 해결되어야 하는가? 해결되지 않는다면 어떤 일이 발생할까?*
- *어떤 문제가 관찰되어야 하는가? 관찰되지 않는다면 어떤 일이 발생할까?*
- *전반적인 간호결과를 얻기 위해 오늘 꼭 해결되고 관리되어야 하는 핵심 문제는 무엇인가?*
- *오늘 대상자의 문제 중에서 어떤 것을 현실적으로 다룰 수 있는가?*

합리적 근거 : 이런 질문들은 간호사가 일과 중에 모든 것을 할 수 없으므로 꼭 해야하는 것이 무엇인지 결정하는데 도움이 된다.

규칙 : 우선순위를 정하기 위해 대상자와 협력하라.
매일의 우선순위 설정에서 중요한 부분은 대상자와 가족에게 그들이 생각하는 우선순위를 물어보는 것이다(예를 들어, "오늘 해 주었으면 하는 것 중 가장 중요한 것 세 가지를 말해주세요."라고 요청한다). **합리적 근거 :** 이것은 대상자에게 중요한 것을 간호사가 추측하지 않도록 해준다. 또한 상호적인 목표설정을 가능하게 해준다.

5. **열거된 문제들을 예방, 해결, 관리하기 위해 반드시 이루어야 할 중재가 무엇인지 결정한다.** 목욕이나 식사 등과 같은 일상적인 중재와 함께 이러한 중재를 열거한다. **합리적 근거 :** 이것은 하루 중에 수행해야 할 업무에 대한 대략적인 개요를 제공하고 무엇이 가장 먼저 이루어져야 하는지, 근무시간을 어떻게 가장 효율적으로 사용할 수 있는지에 대한 해답을 제공한다. 예를 들면, 위생을 증진시키기 위해 일상적인 목욕을 제공하면서 대처해야할 문제를 논의할 수 있다.

6. **대상자나 가족들이 자신의 힘으로 할 수 있는 일, 다른 인력에게 위임할 일, 간호사가 꼭 해야 할 일을 결정한다**(위임의 주요 내용 및 언제 위임하는 것이 안전한가에 대한 설명은 제시 5-1과 5-2에 있다). **합리적 근거 :** 대상자와 가족을 가능한 독립적이 되도록 격려함으로써 자신의 간호에 책임을 갖도록 돕는다. 종종, 대상자와 가족은 스스로 해도 되는지, 그렇지 않은지를 모를 때가 많다. 간호보조인력을 적절히 활용하는 것은 간호사가 전문성을 요구하는 업무에 더 충실할 수 있는 시간을 갖게 한다.

7. **그날에 마쳐할 일들을 위하여 개인적인 작업계획표를 만들고 그것을 자주 참조한다.** 반드시 병동의 일상적인 간호수행(예를 들어 식사하는 시간 등)을 고려한다. **합리적 근거 :** 하루 일과 중에 여러 가지 주의집중을 방해하는 일들이 생겨나므로 기억에 의존하지 않는다. 그리고 병동의 일상적인 간호수행 시간을 고려하는 것이 필수적이다. 예를 들어 목욕을 하고 있는데 식사가 제공된다던지, 불편한 시간에 물리치료실로부터 내려오라는 연락을 받는 것 등은 대상자와 간호사 모두를 방해한다.

간호는 위임하지만, 책임은 위임되지 않음

오늘날의 간호사는 종종 지도자적 역할을 맡기 때문에, 적절하게 간호를 위임할 수 있는 능력을 갖는 것이 중요하다.

이름 : OOO 연령 : 62세 담당의 : Q'Hara	병실 : 145호 의학적 진단 : 협심증 간호진단 : 활동의 지속성 장애
정신상태 : OK 기도 : OK 폐 : 깨끗함 산소 : 캐뉼라로 2L/분 심장 리듬 : 규칙적-PVC 없음 위장관 : 비뇨생식기계 : 피부 : OK 활동 제한 : 의자에 앉는 것만 허용	식이 : 일반식이 수액 공급 : Hep lock @ hand 통증 : 어제 이후 없음 관련 병력 : 고혈압 특별 고려사항 - 내일 스트레스검사 예정 - 목사님을 만나기를 원함
심전도 : OK Na OK Cl OK K 3.5 CO_2 OK 활력징후 : 36.5℃ - 72회 - 22회 140/90 동맥혈가스 : OK	혈당 : OK 산소포화도 : OK

그림 5-1 저자가 중환자 실에 근무하고 있을 때 개발한 개인별 기록지

기록지는 보고하는 동안 누락된 정보를 확인하고 조직화하는데 필수적이다. 예를 들면, "위장관"과 "비뇨생식기계"의 두 빈곳은 여러 범주에서 빠진 정보에 대해 지적해 준다.

제시 5-1 위임의 주요 내용 *

위임의 정의 : 다른 사람에게 특정 상황에서 특정업무를 수행할 수 있는 권한을 넘겨주되 책임을 지는 것

◆위임의 "5 rights"를 명심해야 한다 :

1. 맞는 업무(The right task) - 간호실무 범위 내에서 실수하지 않을 업무
2. 적절한 사람(To the right person) -그 업무를 할 수 있는 자격이나 능력을 지닌 사람
3. 적절한 상황(In the right situation) - 제시 5-2 참조(위임하기 안전한 때는 언제인가?)
4. 적절한 의사소통(With the right communication) - 업무, 목표, 업무 수행 후 위임을 받는 사람에게 보고받고자 하는 내용에 대해 명확하고 구체적으로 설명한다.
5. 적절한 평가 수행(Performing the right evaluation) - 업무가 수행된 후에 지시대로 하였는지와 대상자의 반응을 평가한다.

◆다음에 대한 완전한 지식을 가지고 위임해야 한다 :

1. 기관의 정책, 표준, 절차(위임 가능한 업무의 범위가 기관에 따라 다르다)
2. 위임을 받는 사람의 구체적인 직무 규정과 능력
3. (대상자와 가족에게 위임할 경우) 위임받는 사람이 업무수행에 필요한 지식과 기술을 가지고 있는지 여부

* 출처 : Hansten, R & Jackson, M.(2004)

주 면허시험을 통과하고 신중하고 유능한 임상전문가가 되기 위해서는 제시 5-1과 5-2에 열거된 위임원칙을 잘 알고 있어야 한다. 다음의 규칙을 기억하도록 한다 :

규칙 : 간호사는 그가 위임한 간호 결과에 대한 책임이 있다.

한 가지 예를 들면, 자살을 하려고 하는 소년을 간호하고 있는 간호조무사가 그 소년을 그의 어머니에게 맡긴 채 잠깐 휴식을 취하러 간다고 간호사에게 말하였다. 그 후 그 어머니도 소년을 혼자 둔 채 욕실로 갔다. 혼자 방에 남아있던 소년은 미끄러졌다. 비록 소년은 해를 입지는 않았지만, 이 경우 간호사는 소년에게 일어난 어떠한 손상에 대한 책임이 있다. 간호사는 간호보조인력이 행한 결정에 대해서 항상 주의를 하고 감독자로서 간호보조인력의 훈련과 자질에 대해서 확실히 알고 있어야 한다.

제시 5-2 안전한 위임

위임할 수 있는 상황

◆대상자가 안정되어 있을 때

◆업무가 위임받을 사람의 직무규정 내에 있고 수행할 능력이 있을 때

◆대상자와 함께 할 간호사의 시간이 너무 적어지지 않을 때

위임할 수 없는 상황

◆복잡한 상황이나 판단력이 요구될 때

◆업무의 결과가 예측 불가능할 때

◆위험요인이 있을 때(예 - 동맥 채혈은 정맥 천자보다 더 심각한 합병증을 야기할 수 있다)

◆문제 해결 능력과 창의력이 요구될 때

출처 : R, Alfaro-LeFevre Workshop handouts ©2004

알림

주면허시험(NCLEX)에 대비하여 우선순위를 설정하는 법을 아는 것은 중요하다.

오늘날 주 면허시험에서 많은 문제들은 “주어진 상황에서, 가장 우선적으로 행해야 할 활동은 무엇인가”와 같은 것들을 묻는다. 대부분 환자 시나리오를 주고 지원자에게 자료 해석, 간호활동 결정, 우선순위 설정 등을 묻는다. - Judith C. Miller, Nursing Tutorial and Consulting Services
(Miller, 2004)

간호 조정

미국간호실무표준(ANA, 2004)은 간호사가 간호수행 동안 간호를 조정하고, 간호 조정을 기록할 책임이 있다고 강조하고 있다. 대상자와 가장 많은 시간을 함께 하는 간호사로서, 대상자가 받고 있는 전반적인 모든 간호에 많은 주의를 기울어야 한다. 대상자들의 치료 계획과 그 치료계획들이 대상자에게 어떻게 영향을 미치는지를 숙고해야 한다. 간호사는 만약 대상자가 다르게 조직화하기를 원하는 치료계획(예를 들면, “아침형인 사람”은 아침에 신체적 치료가 이루어져야 한다) 들이 있다면 대상자들로 하여금 간호사에게 알리도록 격려해야 한다. 간호계획에서 전반적인 간호가 얼마나 잘 조정될 수 있는지를 반드시 기록해야 한다.

생각해 보기

정확한 대상자, 정확한 부위인지를 확인해야 한다.

국가의 대상자 안전의 목적은 수술 전에 수술부위를 표시하고 표시하는 과정에 대상자를 참여시킬 필요가 있음을 강조한다(JCAHO, 2004). 수술부위를 표시하고 대상자를 확인하는데 있어서 정책과 프로토콜을 따라야 한다. 대상자에게 다음과 같은 것을 말해줌으로써, 모든 침습적 절차에 따른 실수를 방지하는데 대한 개인적 책임을 져야 한다 : “나는 항상 대상자와 함께 나의 기록을 이중 점검하기를 좋아합니다. 이 절차가 수행될 부위를 알고 있는지 나에게 말해 주시오.” 만약 대상자가 대답하지 않는다면, 중요한 또 다른 것을 물어보아야 한다.

반응 감시 : 사정과 재사정

반응들을 감시하는 것-간호중재를 수행하기 전후에 대상자를 사정하는 것-은 수행의 매우 중요한 부분이다. 대상자의 안전을 보장하기 위하여, 간호사는 중재에 대한 대상자의 반응을 면밀히 관찰함으로써 간호계획의 적절성을 검토하여야 한다 : 대상자가 어떻게 반응하는가? 기대 결과를 얻고 있는가? 아니라면, 왜 그러한가? 대상자 반응을 관찰하지 않고 맹목적으로 계획을 행동으로 옮기는 것은 매우 위험한 방법이다. 흔히 대상자에 대한 직접 간호 시간이 제한되어 있다. 대상자를 만날 때마다 신체적, 정신적 상태를 관찰하는 기회로 삼아야 한다. 예를 들어, 목욕을 시키고 있는 중이라면, 피부상태(전신을 관찰함으로써)와 정신상태(치료적 의사소통을 통해)를 사정한다. 개방적인 마음으로 사정을 해야함을 명심하여야 한다. 다음의 예에서처럼 타인의 의견에 의해 편견을 갖게 되기 쉽다.

예

개방적인 마음으로 사정하는 것의 중요성. 초번 간호사 Jodi는 보고시간에 "Ross부인은 참 어려운 환자예요. 전혀 움직이려고 하질 않아요"라는 말을 들었다. 후에 Jodi 간호사는 Ross 부인에게 투약을 하러 가서 피곤하게 하는 일이 있느냐고 물었다. 그러자 Ross 부인은 자신의 딸이 유방암 진단을 받았는데 딸이 죽게 될까 걱정이 되어 여러 주 동안 잠을 잘 못 잤다고 대답하였다. 이것은 보고 받지 못한 매우 중요한 정보였다. 그때서야 Jodi 간호사는 Ross 부인과 함께 부인의 두려움과 걱정에 대해 함께 이야기를 나눌 수 있었고 유방암이 조기에 발견되면 예후가 좋다는 것을 설명함으로써 긍정적인 생각을 갖도록 도와주었다. 그날 초번 근무 이후 Ross 부인은 움직이기 시작했고 어떻게 하면 건강이 좋아져서 빨리 집에 갈 수 있는지에 대해 질문하고 이야기하게 되었다.

간호중재 실행하기

중재를 실행하는 것은 준비하기, 중재 실행하기, 반응 결정하기, 필요시 변화시키기를 포함한다.

제 4장에서 간호중재를 개별화하기 위한 전략을 제시하고 있다. 이 부분에서는 간호중재를 수행하는 방법을 언급하고 있다.

사전에 대처하기 – 안전, 안위, 효율성 증진

중재를 실행하기 전에 적절한 준비는 간호사와 대상자 모두에게 위험하고 해로운 간호가 되느냐 혹은 안위를 제공하고 결과를 성취하게 하는 효율적이고 안전한 간호가 되느냐를 결정하는데 중요하다. 중재를 실행하기 전에 다음의 질문을 해본다 :

- *무엇을 하려고 하는지, 그것이 이 특정한 사람에게 왜 필요한 것인지에 대해 분명한가?*
- *무엇을 필요로 하는가?*
- *무엇이 잘못되고, 잘못되는 것을 예방하기 위해 무엇을 할 수 있는지, 잘못된다면 그것을 처리할 준비는 되어 있는지?*
- *대상자는 준비가 되어 있는가?*
- *이것을 좀더 쉽게 준비하기 위해 무엇을 할 수 있는가?*
- *검토해야 할 정책과 절차는 있는가?*

수행과 근거에 기초한 실무

미국의 간호실무표준(ANA, 2004)은 합리적 근거에 기초한 중재를 사용하여 간호계획을 수행할 필요성을 강조하고 있다. 업무 중심 보다 오히려 사고 중심적인 간호사로서, 다음 질문에 답하여야 한다. "이들 중재가 진행될 수 있도록 지지해주는 근거는 무엇인가?" 어떤 경우, 계획된 중재를 지지하기 위해 간호사는 정책과 절차에 인용된 여러 연구결과들을 확보할 것이다. 또 다른 경우, 계획된 중재가 신뢰할 만한 교과서에서 추천되었다는 것을 알 것이다. 어느 쪽이든, "이것이 우리가 항상 행하는 방법이다." 라는 대답이 정해져 있지는 않다. 간호사는 계획된 중재를 지지하는 근거의 장점을 이해해야 한다.

지침 : 활동에 대해 준비하기

◆ 간호계획을 검토하고 중재의 이론적 근거와 원칙을 알고 있는지 확인한다. 만약 원칙과 이론적 근거를 모르고 있다면, 필요한 경우 그 절차를 적용할 수 없으며, 심지어 중재가 더 이상 적절하지 않을 때에도 그것을 인식하지 못하게 될 것이다.

생각해 보기

책무 : 대상자를 위한 안전 통로 만들기

역사적으로, 관리인은 합법적으로 담당할 것들이 없는 동안 왕국을 보호할 것으로 기대되는 사람이었다. 오늘날, 스튜어드들은 배나 비행기에서 여러분의 안전을 지키는 것을 담당하고 있다. 간호사로서, 대상자들이 자신을 돌볼 수 있을 때까지 대상자들을 위한 안전 통로를 고안하는 관리인과 같다. 다음과 같은 진술들은 대상자들이 책무라는 개념을 이해하는데 도움을 줄 것이다 : "나는 당신을 돌보기 위해 여기 있다..... 그러나 내가 없을 때 당신이 자신을 돌보는 방법을 알게 하기 위해 내가 여기 있다는 것이 더욱 더 중요하다. 나는 당신이 질문이나 걱정이 있을 때 나에게 알려주기를 원한다."

◆ 중재를 실행할 자격과 능력이 있는지를 스스로 결정한다(만약 능력과 자격이 없다면, 도움을 요청해야 한다).

◆ 간호중재 실행방법을 설명해 놓은 기관의 지침서나 프로토콜, 표준 등이 있는지를 찾아본다.

◆ 대상자의 현재 상태를 사정하고 간호중재가 여전히 적절한지 확인한다.

◆ 가능한 결과를 예측한다. 하고자 하는 것에 대해 대략적으로 이해하고, 발생할 수 있는 일, 잘못될 수 있는 일, 잘못 되었을 때 해야 할 일 등에 대해 생각해 두어야 한다.

- 위험과 이득을 고려한다.
- 대상자와 자신에게 해로운 위험을 줄일 수 있는 방법을 확인한다.
- 안위를 증진시키고 대상자의 스트레스를 감소시킬 수 있는 방법을 결정한다(예를 들어, 대상자가 오랫동안 앉아 있어야 된다면, 안락한 의자를 제공하고 기분전환을 시켜 준다).

- **필요한 자원**(예를 들어, 장비, 인력 등)을 얻고 간호중재를 실행하기에 적절한 환경과 충분한 시간을 계획하였는지 확인한다.
- **대상자와 가족, 다른 중요한 사람들을 포함시킨다.** 무엇을 해야 하고, 왜 해야 하는지, 얼마나 오래 해야할 것인지를 설명해 준다. 그들로 하여금 질문, 제안, 혹은 관심사를 표현하도록 격려해 준다.

> **규칙 : 어떤 중재든 수행하기 전에 스스로에게 질문하라.** *나는 과연 내가 하고자 하는 것이 무엇인지, 어떻게 하는 것인지, 이 대상자가 이것을 왜 해야 하는지를 명확히 알고 있는가?"*

비판적으로 사고하기 : 일이 잘못 되었을 때 어떻게 할 것인가.

충분히 준비하였다고 할지라도, 간호중재에 대하여 원하는 반응이 나타나지 않을 수 있다. 원하는 반응이 나타나지 않았을 때, 문제가 해결되지 않았을 때, 혹은 중재로 인해 상황이 더 악화되었을 때 어떻게 할 것인지 살펴보도록 하자.

만약 기대했던 반응이 나타나지 않았다면, 무엇인가 잘못 되었다는 경각심을 가져야 한다. 일단 하던 것을 멈추고 다음의 몇 가지 질문을 해 본다 :

1. 중재를 정확하게 수행하였는가? 예를 들어, 울혈된 소리가 나는 사람에게 흡인을 하였는데 점액이 나오지 않았다면, '충분히 흡인을 하였는가, 그리고 필요로 하는 방법으로 흡인관을 돌려주었는가?' 라고 생각해 볼 수 있다.
2. 진단이 정확했는가? 혹은 문제가 있는가? 혹은 문제의 원인이 변화되었는가? 예를 들어, 빈 맥을 가진 대상자를 간호하고 있는데, 심박동을 느리게 하는 약을 투여한 후에 기대했던 만큼 심박동수가 감소되지 않았다고 가정해 보자. '빈 맥을 유발시키는 또 다른 원인이 있는가? 즉 불안, 열, 호흡문제 등이 이 빈 맥을 유발시켰는가?' 와 같은 질문을 해보아야 한다.
3. 현재의 중재방법을 보완할 수 있고 효과를 증대시킬 수 있는 다른 중재방법이 있는가? 예를 들어 불안한 대상자에게 등마찰과 대화는 항불안제의 효과를 강화시켜 줄 수 있을 것이다.
4. 빠뜨린 것은 없는가? 추가적인 의견을 얻어야 하는가?

> **규칙 : 모든 간호활동은 원칙과 합리적 근거를 완전히 이해하고 대상자의 반응을 면밀히 관찰하면서 수행한다.** 만약 기대한 반응이 나타나지 않으면, 행동을 지속하기 전에 잘못된 것을 발견하기 위하여 질문들을 시작한다. 잘못을 발견하였을 때에는 필요하다면 변경하고 간호계획에 기록한다.

사례관리 : 표준임상지침과 개별성

만약 대상자 간호를 가이드하기 위해 그림 4-5 187-188페이지(제 4장)에 제시된 것과 같은 표준임상지침(critical path)을 이용하게 되면, 매일매일의 우선순위를 설정하는데 도움이 된다; 즉, 간호상황의 개별성이 확인되지 않는 한 표준임상지침을 이용하게 된다. 간호상황의 개별성은 대상자가 표준임상지침에서 말하는 시기에 결과를 성취하지 못하였을 때 발생한다. 예를 들어, 표준임상지침에서는 "수술 후 2일째, 대상자는 하루에 3번씩 침상에서 내려와 의자에 앉을 것이다" 라고 하였으나 실제로 대상자가 하루에 3번씩 침상에서 내려올 정도로 충분히 좋아지지 않았을 때, 간호상황의 개별성을 확인하게 될 것이다.

간호상황의 개별성을 확인하게 되면 간호사는 어떻게 하여야 하는가? 간호상황의 개별성이 발생하면 간호사는 이것이 정당한 것인지, 아니면 결과를 성취하기 위해 다른 행위가 필요한지 추가적으로 사정해야 한다. 대상자의 실제 상황을 표준임상지침과 비교함으로써 간호상황의 개별성을 사정하는 것은 안전하고 효과적인 간호에 필수적이다. 표 5-1과 다음의 규칙은 표준임상지침을 이용할 때 비판적 사고의 필요성을 강조하고 있다.

생각해 보기

간호는 좋아지게 하는 것 보다 더 많은 것을 의미한다.

너무 많은 간호사들이 간호란 단순히 도움이 되고 좋아지게 하는 것임을 의미한다고 생각하고 있다. 대상자는 이런 간호를 소중히 여긴다. 그러나 대상자들이 더 원하는 것은 그들의 간호를 면밀하게 관찰하는 총명하고 유능한 간호사이다. 대상자들은 간호관리를 주의 깊게 재확인하고 어떤 것이 잘못되거나 혹은 향상될 수 있을 때 주장하는 간호사를 원한다.

표 5-1 표준임상지침과 비판적 사고

표준임상지침을 이용할 때 비판적으로 사고하는 예	표준임상지침을 이용할 때 비판적으로 사고하지 않는 예
◆ *"나는 이 표준임상지침에 익숙해.... 이 표준임상지침과 관련하여 이런 대상자는 어떻게 하고 있는지 궁금하다."*	◆ *"이 대상자에 대한 표준임상지침이 있어서 이것은 쉽고 예측이 가능해. 나는 이미 무엇이 문제인지 다 알고 있어."*
◆ *"이 대상자에게 정말로 일어나고 있는 일에 대해 검토해 볼 시간을 갖는 것이 좋겠어."*	◆ *"이 대상자에 대한 모든 것들을 검토할 시간은 없어. 그냥 표준임상 지침을 따르는 것이 좋겠어."*

규칙 : 표준임상지침을 이용할 때, 대상자가 계획대로 모두 진행될 것이라고 추측하는 것은 금물이다 : 간호의 불일치를 찾아보아야 한다. 만약 간호의 불일치를 발견하면, 추가적인 사정과 치료를 위해 사례관리자에게 의뢰할지를 고려해 보아야 한다.

윤리적/법적 고려

간호사는 대상자의 사생활에 대한 권리를 보호할 법적, 윤리적 책임이 있다.

간호사는 윤리적으로(어떤 경우에는 법적으로) 신체적인 결과뿐만 아니라 간호중재에 대한 정서적인 결과에 대한 책임이 있다. 예를 들어, 어떤 주에서는, AIDS에 걸렸다는 사실을 전화로 알리는 것은 위법이다. 간호사는 AIDS에 걸린 사람에게 직접 구두로 말해야 하며 이때 충분한 상담과 지지를 제공해야 한다. 또 다른 예도 있다 : 대상자가 제거되어야 할 안면종양을 가지고 있다면, 재건수술에 대한 그림이 그려진 팜플렛을 대상자에게 주도록 간호표준에는 계획되어 있다. 신중한 간호사라면 대상자의 반응을 예측해야 하며 대상자와 함께 있어야 하고 지지해 주어야 한다.

생각해 보기

근거중심실무는 억제대 사용에 대한 가정에 의문을 제기한다.

비록 많은 간호사들이 대상자를 위험으로부터 보호하기 위해 억제대를 사용하고 있다고 믿을지라도, 연구가 Evans와 Strumpf(2004)는 신체적 억제가 낙상, 배회, 혹은 튜브 제거나 드레싱 제거로부터 대상자를 보호하지 않는다는 사실을 계속 증명해 왔다. 반대로, 신체적 억제가 실제로는 정서적, 신체적 문제와 심각한 손상을 유발시킬 것이라고 하였다.

비판적 사고 연습 XII

위임, 사례관리, 표준임상지침 및 간호변수들

이 장을 완성시키려면, 190-204페이지을 읽어보시오. 연습문제 답은 271페이지에 있습니다.

1. 오늘 수행해야 하는 많은 과제들 중 하나는 담낭절제술을 받은 후 처음으로 침상에서 일어나려고 하는 30세 여자환자에 관한 것이다.
   a. 간호사는 이 과제를 위임할 것인가?
   b. 그 이유는? 또는 그렇지 않다면 그 이유는?

2. 197페이지에 있는 규칙을 읽어보시오.
   a. 왜 간호사가 미끄러진 아이를 책임져야 한다고 생각하는가?
   (하나 또는 두개의 문장)
   b. 간호사는 어린아이가 미끄러질 수 있는 가능성을 줄이기 위해 무엇을 할 수 있는가?
   (하나 또는 두개의 문장)

3. 3~5개의 문장을 사용하여 다음 질문에 답하시오.
   a. 대상자에 따라 달라져야 하는 간호내용을 어떻게 사정하는가?
   b. 만약 달라져야 하는 내용이 확인되었다면 간호사는 무엇을 할 것인가? 그리고 그 이유는?
   c. 만약 대상자 간호에서 달리 고려되어야 할 점을 간호사가 감지하지 못했다면 대상자에게 어떤 일이 발생할 수 있겠는가?
   d. 만약 대상자 간호에서 달리 고려되어야 할 점을 간호사가 감지하지 못했다면 간호사에게 어떤 일이 발생할 수 있겠는가?

기록하기

간호를 제공하고 반응을 사정한 후, 다음에 해야할 일은 사정, 중재, 반응으로 기록하는 것이다. 그 두 가지 이유는 다음과 같다 :

1. 간호사가 관찰한 것과 수행한 것을 기록하는 것은 흔히 사정할 필요가 있거나 수행할 필요가 있는 어떤 것에 대해 기억을 되살아나게 한다. 예를 들면, 간호사는 복부사정을 기록하면서 비위관 장비가 적절하게 작동하는지를 점검하는 것을 잊었음을 깨달을 수 있다.
2. 간호사의 기억이 생생할 때 좀더 완전하고 정확해 질 것이다.

기록의 5 가지 목적

기록의 중요한 목적은 다음과 같다 :

1. 간호사가 무엇을 했고 어떻게 하고 있는지 알아야 할 필요가 있는 다른 건강전문가와 간호에 대하여 의사 소통한다.
2. 상태의 변화와 반응의 유형을 확인하도록 돕는다.
3. 간호 질의 평가, 연구, 개선에 대한 기초를 제공한다.
4. 제공된 간호의 유형을 평가하기 위해 후에 법정에서 사용될 수 있는 법적 문서를 만든다. 간호사의 기록은 간호사에게 가장 좋은 친구도 될 수 있고 또 가장 해로운 적이 될 수도 있다. 간호사가 실제로 관찰했거나 어떤 것을 수행했다는 최적의 근거는 그것을 기록해 두었다는 사실이다.
5. 보험료지불에 대한 근거를 제공한다. "만약 문서화된 것이 없다면, 보험회사에서는 보험금을 지불할 수 없다."고 말할 수 있다.

기록의 다른 방법들

기록은 기관에 따라 다양하며, 기록실무가 대부분 컴퓨터처럼 빠르게 변화하기 때문에, 다음의 몇 가지 기록방법에 익숙해지도록 하는 것이 중요하다.

- 출처중심기록 : 각 분야의 건강전문인(의학, 간호학, 물리치료)이 따로 분리된 기록지에 기록하고, 연대순으로 이야기형식의 기록을 한다(예 - 그림 5-2 참조).
- 핵심기록® : 간호사는 차트를 구성하기 위해 주요 용어를 사용하며(자료, 행동, 반응 등), 기록 내용에 반드시 문제만을 기록할 필요는 없다(예 - 대상자 행위의 변화를 단순하게 기술할 수도 있다). (그림 5-3 참조).
- 다학문간 기록 : 모든 분야의 건강전문인이 동일한 기록지에 기록한다(예 - 그림 5-4 참조).
- 상례기록 : 이러한 기록의 유형은 중환자실 같은 특정 공간에서 간호사가 구체적인 정보를 기록할 때 도움이 된다. 만약 기록하는데 중요한 정보라면 할당된 칸 안에 글자로 적어 넣는다. 그러나 그리 중요한 정보가 아니라면 칸 안에 표시하거나 줄을 긋는다. 약물기록과 같은 다른 적절한 정보를 기록할 때 별표와 같은 부가적인 표시를 사용할 수 있다(그림 5-5 참조).
- 예외기록 : 간호사는 대상자기록에 있어 단위기준, 정책 및 프로토콜을 참고하고 대상자의 자료가 변하거나 간호가 표준과 다를 때만 이야기형식의 기록을 한다(그림 5-6 참조).
- 추가 기록지의 이용 : 간호사의 기록지는 각 유형의 상황에 따라 각각 분리된 기록지(예 - 퇴원 요약 기록지, 교육 기록지)로 보완된다(그림 5-7 참조).
- 전산환자기록(CPR), 또는 전산의료기록(CMR), 전자의료기록(EMR) : 간호사가 직접 컴퓨터에 기록한다. CPR은 반복되는 기록을 줄이고 데이터베이스의 접근을 늘이는데 목적을 둔다. 어떤 컴퓨터시설은 또한 다양한 장소에서 기록의 접속이 허용되는 온라인 기록을 하도록 움직이고 있다(예 - 그림 5-8 참조).

간호사가 사용하는 기록의 유형이 어떤 것이든지-휴대용 컴퓨터를 사용하든지 혹은 기록지에 자필로 쓰든지- 제 2장과 4장에 제시된 기록 지침을 적용해야하며, 간호 수행하는 동안 자료를 기록하는데 있어서 다음의 부가적인 원칙도 적용해야 한다.

효과적인 기록의 원칙

1. 누군가 간호사의 기록을 읽을 때, 기록에서 다음의 증거를 보아야 한다 :
   - 초기사정과 진행사정 : 간호사는 처음 대상자를 만났을 때와 그 이후 다시 만났을 때, 특히 간호중재 전과 후에 무엇을 관찰했는가?
   - 대상자 문제의 상태 : 현재 나타나는 증상과 징후는 무엇인가?
   - 간호중재와 수행된 간호 : 대상자의 요구를 충족시키기 위1해 무엇을 했는가?
   - 간호에 대한 대상자 반응과 결과 : 어떤 결과를 관찰했는가?
   - 안전에 대한 구체적인 주의 : 대상자의 안전을 보장하기 위해 무엇을 했는가?
   - 퇴원 후 간호요구를 관리할 수 있는 대상자의 능력 : 대상자가 스스로 자신을 간호관리할 수 있는 가능성과 관련하여 무엇을 관찰했는가?

2. 효과적인 기록체계는 다음과 같아야 한다 :
   - 그 시설의 대상자 모집단에서 자주 나타나는 문제의 유형에 맞아야 한다. -효과적인 기록체계는 간호사로 하여금 간호의 중요한 측면을 기록하도록 지시하여야 한다.
   - 간호과정을 사용하고 법적으로 문제가 없어야 한다.
   - 이중 기록(두 다른 장소에 같은 내용을 기록하는 것)과 부적절한 기록은 하지 않아야 한다.
   - 기록하는데 소요되는 시간을 줄이는 반면 간호기록의 질을 높여야 한다.
   - 중요한 대상자 정보(예 - 사정과 중재)를 쉽게 검색할 수 있도록 고안하여 의사소통, 평가, 연구 및 간호의 질 개선을 용이하게 하여야 한다.

전산기록의 덤핑증후군 피하기

간호사가 전산기록체계를 더 많이 활용함에 따라, 덤핑증후군을 피하는 것이 중요하다. 덤핑증후군은 정보를 컴퓨터에 쌓아놓고 잃어버리는 경향을 말한다 : 자료는 뇌에서 컴퓨터로 이동하여 쌓이고, 뇌에서 사라진다.

기록에 있어서 중요한 부분은 간호사가 무엇을 기록할지를 숙고할 시간을 가지는 것이다. 간호사는 전산기록으로 옮겨감에 따라, 간호사는 프린트된 것을 통하든지 아니면 전산체계에서의 단서를 통해서든지 간에 기록에 대해 생각할 방법을 찾아야 한다. 만약 기록에 대해 생각하지 않는다면-만약 유형찾기, 큰 그림 고려하기, 빠버릴 것을 생각하기와 같은 것을 할 시간을 가지지 않는다면- 비판적으로 생각하고 있지 않으며, 단순히 자료를 컴퓨터에 쌓아놓고 있는 것이다.

생각해 보기

투약시의 5 Right는 9 Right가 된다.

투약은 공동의 수행부분이다. 역사적으로 간호사는 "투약시의 5 Right"를 따르도록 교육받았다. 대상자 간호에 관련된 모든 것에 대한 비판적 사고를 향상시키려면, 9 Right를 따를 필요가 있다(Pape, 2003) :

1. 정확한 대상자(Right Pt.)
2. 정확한 약(Right drug)
3. 정확한 근거(Right reason)
4. 정확한 용량(Right dose)
5. 정확한 빈도(Right prequency)
6. 정확한 투여경로(Right route)
7. 정확한 기록(Right documentation)
8. 대상자의 알 권리((Patient's) right to know)
9. 대상자의 거부할 권리((Patient's) right to refuse)

효과적인 기록의 학습

효과적인 기록을 학습하기 위해서는 지식, 경험, 효과적인 기록의 원칙 적용이 요구된다. 대상자를 사정하는 능력이 증진되고, 정상과 비정상의 차이를 잘 구별한다면 간호사의 기록은 향상될 수 있다. 이는 또한 다음의 두 가지 것들을 행하는데 있어서 중요하다 :

1. 임상현장에 나아가기 전에 이용하게 될 구체적인 기록의 유형을 사용해 본다.
2. 기록 법을 학습하기 위해 대상자의 **차트를 읽는다**. 차트를 읽으면서, "진단 명은 무엇인가?", "진단을 내릴 수 있는 증거는 어디에 있는가?", "진단이 내려진 질병을 치료하기 위해 무엇을 해야 하는가?" 그리고 "이 대상자는 어떻게 반응하는가?" 와 같은 질문에 스스로 답해 본다.

수행기록지침

1. 가능한 한 간호를 제공한 직후에 기록한다. 만약 차트를 가져갈 수 없다면, 메모지에 간단하게 기록해 둔다. 기억에 의존하지 않아야 한다.
2. 자필로 기록을 하든지 혹은 휴대용 컴퓨터를 사용하든지 간에, 간호사는 신중하게 각 기관의 기록정책과 절차를 따라야 한다.
3. '내가 어떤 것을 빠뜨리고 있는가?', 그리고 '내가 기록하고 있는 것과 나 이전의 다른 사람이 기록한 것을 어떻게 비교할 것인가?' 와 같은 질문을 하면서, 간호사는 무엇을 기록할 것인지를 생각하고 기록한 후에 그것을 반추해 보아야 한다. 이러한 전략은 간호사로 하여금 초기에 변화를 인식하도록 돕는다.
4. 행위가 끝났다는 것을 다른 사람들이 알 수 있도록 하기 위해 즉시 중요한 행위를 기록해야 한다.

5. 정상에서 벗어난 모든 변화(예 - 비정상적인 호흡, 순환, 정신상태 또는 행위)와 이와 관련하여 취한 행위들(예 - 만약 비정상 상태를 보고했거나 중재를 했다면)을 기록해야 한다.
6. 정확하게 기록해야 한다. 기록은 사건의 연속성에 대한 설명과 사건이 발생한 시기, 무슨 일이 일어났는지, 그리고 언제, 어디서, 어떻게 발생되었는지 등에 대한 정보를 주어야 한다.
7. 오늘 대상자에게 어떤 변화가 있는지를 전달하는 중요한 문제나 사건에 초점을 맞추어야 한다. 예를 들어, "도움 없이 화장실에 갔음"이 특이사항이 아니라면 기록하지 않는다.
8. 사실만을 기록해야 한다. 판단적 언어는 피해야 한다.

예

옳음 : "아무도 내 곁에 오지마, 그렇지 않으면 칠거야'라고 고함을 침"
틀림 : "화가 나고 공격적이다."

9. 구체적이어야 한다. 애매모호한 용어는 사용하지 않아야 한다.

예

옳음 : "직경 6인치 정도의 밝은 분홍색 분비물의 배액이 있는 복부드레싱을 하고 있다."
틀림 : "복부드레싱부위에서 중간정도의 분비물 배액이 있음."

10. 간결하면서도 서술적이어야 한다. 완전한 문장을 쓰지 않아도 된다. 행동하고 관찰한 것을 잘 나타낼 수 있는 형용사나 공식화된 약어를 사용하여야 한다. 예를 들면, "30분간 의자에 앉아 있었음(OOB)-(c/o) 일어설 때 약간의 현기증이 있으나 잘 움직임."
11. 간호행위를 끝마친 뒤에는 일관성있게 서명해야 한다(예 - OOO RN).
12. 기록을 잊은 것이 있다면, 추가기록 절차에 따라 가능한 한 빨리 기록하여야 한다.

예

"5/17 3 : 00 PM, 추가기록 : 오늘 오전 10시에 혈액이 섞인 대변을 봄. Dr. Eyler에게 보고함, R.Alfaro-LeFevre, RN"

13. 간호사가 수행한 행위뿐만 아니라 처방된 처치를 수행하는데 실패했거나 대상자가 거절한 것도 기록해야 한다. 예를 들면 : "물리치료 받으러 가는 것을 거절함. '어떠한 도움이 되지 않는다' 고 말함. 물리치료 담당의 Dr.Frazier와 Rochelle Hutton에게 보고함."

기록을 위해 사용되는 기억증진술

다음의 기억증진술은 이야기형식의 기록에 대한 몇 가지 접근법을 기억하도록 도울 수 있다.

- **AIR-A(사정, 중재, 반응, 행위).** 관찰한 사정자료, 수행된 간호중재, 중재에 대한 대상자의 반응, 그리고 반응에 근거를 두고 수행한 행위를 기록한다.
- **DAR(자료, 행위, 반응).** 관찰한 자료, 수행된 행위, 대상자의 반응을 기록한다.
- **DIE(자료. 중재. 평가).** 관찰한 자료, 수행된 중재, 대상자의 반응에 대한 평가를 기록한다.
- **PIE(문제, 중재, 평가).** 문제의 상태, 수행된 중재, 중재에 대한 대상자의 반응의 평가를 기록한다.
- **SOAP, SOAPIE(주관적 자료, 객관적 자료, 분석, 계획; 주관적 자료, 객관적 자료, 분석, 계획, 중재, 평가).** 수집된 주관적, 객관적 자료, 자료가 나타내고 있는 것(결론)에 대한 분석, 그리고 계획을 기록한다. SOAPIE는 또한 수행된 중재와 중재가 수행되고 난 후의(대상자 반응) 평가를 부가하여 기록한다.

비판적 사고 연습 XIII

효과적인 기록의 원칙

이 장을 완성하려면, 205-209페이지을 읽어보시오. 사례 답은 274페이지에 있습니다.

1. 간호사 기록의 5가지 기능을 열거하시오.

2. 가능한 한 간호를 제공한 직후 기록해야 하는 이유를 2 가지 제시하시오.

3. 기억증진술 DAR, AIR-A 또는 DIE를 사용하여 다음의 상황을 기록지에 기록해 보시오. :
대상자가 병실에서 간호사를 부르며 가래 때문에 숨이 막힐 것 같은 느낌은 들지만 복부 절개 통증 때문에 기침하는 것이 두렵다고 말한다. 간호사는 대상자에게 더 편한 자세를 취할 수 있도록 도와준 후 베개를 가지고 절개부위를 지지해 준다. 대상자는 마침내 기침을 해서 가래를 뱉어내고 간호사의 도움에 감사해 한다. 대상자의 폐음을 청진한 결과 폐에서 깨끗한 소리를 들을 수 있다. 간호사는 폐가 깨끗해지도록 기침하는 능력을 증진시키기 위해 통증에 대해 보고하는 것의 중요성을 강조한다.

4. 간호사의 기록지에서 발췌한 다음 2가지 내용 중 틀린 부분을 찾으시오.
   a. 5월 8일 대상자가 힘들어하고 비협조적이다. R. Alfaro-LeFevre, RN.
   b. 5월 8일 대상자가 혼동상태인 것처럼 보인다. R. Alfaro-LeFevre, RN.

5. 다음 차트에 간호사가 잘못 기록하였다고 주장하고 있다. 기록 중에서 오류가 있다면 바르게 수정해 보시오.
   5월 8일 비위관에서 옅은 녹색의 분비물이 나오고 있다.

근무교대시 보고하기

간호사의 근무교대시 보고는 정확하고 사실적이며 조직적이어야 한다. 간호사가 무엇을 어떻게 말하느냐에 따라 대상자가 받는 간호의 질에 커다란 차이가 생길 수 있다. 다음의 지침은 좋은 근무교대 보고 습관을 형성하는데 도움을 준다.

근무교대 보고의 지침

◆철저하고 조직적이 되도록 하기 위해 문서화된 또는 **인쇄된 지침서를 사용한다**(예 - 196페이지에 있는 것과 같은 기록지 혹은 포괄적인 상례 기록지를 사용).

◆근무교대 보고는 일반적인 **배경 정보를 주는 것으로 시작**해서 다음 사항을 포함한다 : 이름, 연령, 담당의사, 입원날짜, 현재 문제 목록(주요한 의료, 간호, 다학제간의 문제)

예

214호실 창문 옆에 있는 Brown 부인은 Dr. Jones에게 진찰을 받은 35세 환자로 담당의는 Dr. Smith이다. 그녀는 5월25일에 폐렴으로 입원했고, 당뇨가 있다. Brown부인은 5월26일에 기관지절개술을 받았다. 오늘은 Brown 부인의 기도가 깨끗해지고 수분을 더 많이 섭취하도록 관심을 기울였다.

◆**구체적이어야 한다.** 애매모호한 용어 사용은 피한다.

예

옳음 : Wu 부인은 호흡수가 32회/분로 증가되었다. 심박동수는 122회/분에 이르며, 체온은 101°F(38℃)이다.
틀림 : Wu 부인은 호흡이 어려운 것처럼 보인다.
옳음 : Wu 부인에게 절개부 통증경감을 위해 오후 5시 10분에 morphine 8mg을 근육 주사했다.
틀림 : Wu 부인에게 통증 경감을 위해 진통제를 투여했다.

◆**간호사가 추론한 것이라면 근거를 가지고 천천히 자세히 설명한다**(예를 들면, "대상자는 남편과 불화가 있어 보인다- 남편이 지지해 주지 않는다고 울면서 말한다.")

◆**모든 침습적 치료에 대해 기술한다**(예 - 정맥주입선, 유치도뇨관, 비위관).

◆비정상적인 결과(예 - 폐에서 들리는 수포음, 비정상적인 활력징후)와 일상적인 것 또는 기준으로부터의 변화에 역점을 둔다(예 - "이 대상자는 수술 전 투약을 처방하지 않을 것이다").

알림

대상자의 안녕은 관계(relating)와 의사소통(communicating)에 달려있다.

간호는 놀라울 정도로 관련되어 있다...... 우리는 수분 전에 초면자였던 사람들이 생존의 순간에 가장 친숙한 사람으로 초대받는다..... 우리는 그들을 알지 못하고, 그들의 가치관, 공포, 신념, 관계 및 삶의 계획을 알지 못하면서 진실 되게 그들을 간호할 수는 없다. 그래서 매일, 우리는 종종 예상할 수 없는 방법으로 우리 자신의 인간애에 영향주는 관련 업무에 깊게 관여한다.... 우리는 오직 지지와 이해 때문에 서로를 필요로 하는 것이 아니라, 대상자의 간호요구가 우리의 근무교대나 매일의 할당된 업무로 제한 받지 않기 때문에 우리는 서로를 필요로 한다. 우리가 업무를 잘 수행하기 위하여, 대상자와 가족의 생명에 영향을 주기 위하여, 우리의 업무는 근무 교대와 교대 간에, 간호사와 간호사 간에 잘 전달되고 조정되어 계속되어야 한다. -Gladys Campbell, RN, MSN.
(Campbell, 1997)

최신 계획 세우기와 근무 일과 평가하기

비록 다음 장에서 평가에 대한 구체적인 지침을 제시할지라도, 간호를 수행하는 동안 일찍부터 간호사는 상황이 어떻게 진행되고 있는지를 생각하고, 진행경과를 모니터하며, 필요시 계획을 최신의 것으로 갱신해야 한다는 것을 여기서 지적하는 것은 중요하다.

ANA 실무표준에 따르면, 간호사는 또한 근무시간 하루를 어떻게 보냈는지에 대해 생각할 시간을 가지고, 스트레스를 감소시키고 효율성을 증진시킬 수 있도록 하는 것이 무엇인지를 생각해야 한다.

간호와 개인적 업무를 평가하는 것과 관련된 ANA(2004) 전문직 실무표준

간호의 질 : 간호사는 체계적으로 간호실무의 질과 효과를 평가한다.
실무평가 : 간호사는 전문직 실무표준과 관련 법규 및 규정과 관련하여 자신의 간호실무를 평가한다.

제시 5-3은 최신의 간호 계획을 세우기 위하여 매일 매일을 기초로 하여 질문해야 할 질문의 유형을 보여주고 있다. 제시 5-4는 간호사의 근무일과를 평가하기 위하여 스스로 물어보아야 할 질문 목록이다.

제시 5-3 간호계획이 최신의 것인지 결정하기

- 대상자는 아직까지 계획시에 확인된 문제들을 나타내고 있는가?
- 간호계획에는 언급되어 있지 않았지만 결과 성취 과정을 방해할 수 있는 문제를 대상자가 가지고 있는가?
- 기대되는 결과가 여전히 현실적인가?
- 중재가 여전히 적절한가?

제시 5-4 간호사의 근무일과 평가

간호사 스스로 다음의 내용을 질문해 본다.

- 일반적으로 근무일과를 어떻게 보냈는가?
- 내가 해야할 일은 모두 끝마쳤는가?
- 나는 조직적이고 우선순위를 잘 세울 수 있는가?
- 우선순위를 설정하고 근무일과를 조직하는데 영향을 미치는 요소는 무엇인가?
- 협력적인 간호중재를 수행하는데 얼마나 많은 시간이 소요되는가?
- 독립적인 간호중재를 수행하는데 얼마나 많은 시간이 소요되는가?
- 내가 더 할 수 있을까? 내가 너무 많은 일을 하려고 하는가?
- 내가 행위를 위임하고 다른 사람과 의사소통할 때 분명하고 구체적인가?
- 대상자의 개별적인 요구와 관련해서 대상자는 나를 어떻게 평가할 것인가?
- 내일 나는 어떻게 변화해야 하는가?

알림

최선을 다하고 휴식을 취하라

많은 간호사들이 너무 소진되어 모든 것을 다할 수 없다. 틀림없이 간호사는 중요한 우선순위의 일들을 하는 것을 늦출 수 없고, 이러한 인력배치일 때 대상자의 안전과 결과가 위태로워진다는 것을 감독자에게 알려야 한다. 그러나 간호사는 하기를 원하는 모든 "사소한 것들"을 할 수 없다는 것을 알고 있다. 직장에서 집으로 오는 중에, 간호사는 "최선을 다하라 그리고 휴식을 취하라."고 스스로 상기시킨다.

—Jeanne Regn, RN,Staff Nurse

(Regn, 2004)

요 약

수행은 능동적이고 개방적인 마음, 즉 대상자의 반응과 간호사 자신의 수행정도를 끊임없이 사정하고 재사정하는 마음으로 계획을 행동으로 옮기도록 요구한다. 인간의 반응은 예측할 수 없으므로 대상자들을 조심스럽게 관찰해야 한다. - 융통성 있게 그리고 매일(심지어 매 시간) 필요하면 접근법을 변경한다. 근무시간 감소와 간호보조인력 사용의 증가로 인해 간호사가 대상자와 함께 있는 시간이 줄어들게 되었다. 모든 대상자의 정신적 그리고 신체적 상태를 관찰하고 대상자가 그들 스스로 간호하도록(교육, 동기 등을 통해) 힘을 북돋아 주기 위한 기회를 갖도록 해야 한다. 간호사는 효과적으로 위임하는 방법을 잘 알아야 한다(196-197페이지). 매일의 우선순위를 결정하고 대상자, 가족 및 동료와 긍정적인 관계를 발전시키는 방법을 알아야 한다. 대상자 간호에 대해 의사소통하는 능력을 갖도록 노력해야 한다(기록과 보고). 덤핑증후군(컴퓨터로 자료를 쏟아 붓고 그 자료를 잃어버리는 것)을 피하여야 한다. 만약에 간호사가 기록한 것에 대해 깊게 생각해 보지 않는다면-유형을 확인하고, 중요한 관념을 고려하고, 빠뜨릴 수 있는 것들을 확인하기 위하여-비판적으로 사고하는 것이 아니다.

날짜와 시간	문제와 진단	간호사정과 논평
5/8/05 08 : 00	#1 진한 분비물과 관련된 기도 개방 유지불능의 위험성 #2 부족한 수분 섭취와 관련된 체액부족의 위험성	기침을 하여 진하고 흰 가래를 뱉어냄. 대상자는 기침을 해서 가래를 잘 뱉어낼 수 있으나, 그렇게 하도록 자주 상기시킬 필요가 있음. 폐 양쪽 기저부에서 가끔씩 산재된 수포음을 들을 수 있음. 수분 섭취를 권장했고 대상자는 주스를 잘 마시고 있음. 침상 옆에 얼음을 넣은 사과주스를 놓아두었음. ____________ 박**, RN
10 : 00		30분 동안 침상에서 나와 의자에 앉아있음. 대상자는 매우 피곤하다고 말했지만, 걸음걸이는 안정되어 있음. 많은 양의 맑은 노란색 소변을 봄. 폐기능검사 전에 휴식을 취하게 함. ____________ 박**, RN
11 : 00		폐기능 검사를 하러 휠체어를 타고 특수검사실에 감. ____________ 박**, RN
12 : 30		휠체어를 타고 돌아옴. 침대로 가는 것을 도와줌. 점심을 다 먹었으며; 배가 고팠기 때문이라고 말했음. ____________ 박**, RN

그림 5-2 자원중심의 이야기 형식을 갖춘 간호사 기록의 예

날짜	초점	경과 기록지
5/8 07 : 00	상처간호	D - 대상자는 아내가 집에서 상처를 간호 해주는 것에 대해 자신의 마음을 바꿨다고 말했음. 대상자는 자신이 충분히 상처간호를 할 수 있고 스스로 하기를 원한다고 말함. A - 대상자에게 오늘 상처간호 비디오를 보도록 권함. R - 아침간호 후 비디오 시청을 요청함. R. 김**, RN

그림 5-3 DAR(자료, 행위, 반응)을 사용한 초점기록의 예

7/28/05 12 : 30	간호 : 병실 길이의 2배를 걸음. 의자에 일어나 앉기를 거부하지만 납득시킬 수 없음. 대상자의 능력을 최대화시키기 위한 계획에 참여할 필요가 있음을 논의함. 대상자는 이해한다고 말하지만 "지나치게 강요한다." 고 느끼고 있음. 휴식을 취하도록 하고 오늘 오후에 다시 시도할 예정임. 박**, RN
7/28/05 4pm	영양 : 대상자가 수면 중이며, 오심과 구토가 없다는 것을 간호사를 통해 알게 됨. 현재 금식중. TPN. 134%의 칼로리와 현재 단백질 섭취량의 118%를 권장함. 전**, RD
7/28/05 5pm	내과치료 : 상기 처방을 반복함 : TPN에 칼로리와 단백질을 증가시킬 것. 이**, MD

그림 5-4 다학문간 기록의 예

상례기록지 : 복부사정

날짜/시간	8/8 7am	8/8 7pm	8/9 7am	8/9 7pm	8/10 7am	8/10 7pm
복부둘레 징후/증상	48" 3점 통증 팽만감	52" 변화없음	48" 2점 통증 팽만감	46" 2점 통증 팽만감	44" 통증 없음 팽만감있으나 보다적음	
장음	없음	변화없음	미미함	미미함	활발함	
비위관 배액	소량 녹색	변화없음	변화없음	변화없음	변화없음	
장운동	없음	변화없음	변화없음	가스 통과	가스 통과 ↑	
간호사명 첫글자	RAL	DL	RAL	DL	RAL	

그림 5-5 상례기록의 예

정상 영아 사정 기준 척도

주의 : 머리에서 발끝까지의 사정에 대한 정상 소견이 아래 목록에 기입되어 있다. 만약 영아에 대한 사정자료가 목록에 기입된 사정기준척도에 맞다면, 네모칸 안에 V하고, 그 오른쪽 옆에 이름의 첫 글자를 기입하시오. 만약 사정결과가 목록에 기입된 정상소견과 다르다면, 네모 칸 안에 별표(*)를하고, 그 오른쪽 옆에 이름의 첫 글자를 기입하고, 간호사의 기록지에 불일치에 대해 설명을 하시오. 만약 각 영역을 신중하게 사정하여 정상 기준척도와 비교하지 않았다면 이름의 첫 글자를 기입하지 마시오.

두부 : 부드럽고 평평한 천문; 거의 봉합되어 있음; 정상적인 머리카락; 감염, 이, 병소, 벤 상처 혹은 타박상 없음. ☐

눈, 코, 인후 : PERLA. 눈의 초점이 맞음. 소리에 적절히 반응함. 귀의 끌어당김이나 분비물 없음; 고막은 진주빛이고 외이도는 깨끗함. 비공은 분비물 없으며 개방되어 있음. 구강과 인후에 병소가 없음. 촉촉하고 분홍색의 점막. 기관은 중앙부에 위치하고 목은 유연함. 구토반사 있음; 연하운동과 빠는 반사 정상임. 림프선증 없음. ☐

호흡기계 : 연령에 따른 정상 호흡수. 호흡음은 우발음이 없고, 양쪽 폐부위를 통해 폐포음이, 주기관지부위에서 기관지음이 들림. 비익호흡 혹은 퇴축은 없음. 기침 없음. ☐

심혈관계 : 연령에 따른 정상범위의 심박동수. 기외 심음 없음. 좌우 양측의 말초맥박 촉지. 청색증 없음(입술과 손톱). 부종이 없으며, 모세혈관 재충전 빠름. ☐

피부사정 : 피부는 따뜻하고 건조하며 상처가 없음. 평압 정상, 병소, 덩어리, 열상, 타박상 혹은 발진이 없음. 점막은 촉촉하고 분홍빛을 띰. ☐

위장관사정 : 복부는 부드럽고, 4 사분원 모두에서 장음 들리며, 촉진시 통증 없음. 탈장 없음. 식이 허용. 오심이나 구토 없음. 정상적인 장운동(유형, 일관성, 색). ☐

(신경학적, 정형외과적, 비뇨기학적 기준척도는 다음 페이지에서 보시오)

간호사 서명 : ______________________ 날짜 : ________________ 시간 : ____________

그림 5-6 정상 영아 사정 기준척도를 보여주는 간호데이터베이스와 예외기록(CBE)의 예

항응고요법 교육 기록

이름 : John Roch　　**연령** : 75　　**진단명** : 만성 심방세동

가정에서의 주 간호관리자 : 본인　　**약물명** : 쿠마딘(Coumadin)

	교육 실시				결과 산출
주의 : 대상자에게 정보를 기억하라고 하기 보다 오히려 정보 유인물을 참조하도록 격려하라. 교육 첫날 이 페이지의 빈 사본을 대상자에게 제공하고 퇴원시 완성된 양식의 사본을 제공하라. **기대되는 결과** : 7/11까지, 다음을 할 수 있어야 한다 :					
1. 참고하기 위해 계속 간직할 교육용 소책자를 만들고, 가정에서 이 소책자를 보관할 곳을 확인하시오.	7/7 RA	7/9 DL	______	______	7/9 DL
2. 항응고제 투여와 혈 중 항응고제농도에 대한 세심한 관찰이 매우 중요한 이유를 설명하시오.	7/7 RA	7/9 DL	______	______	7/9 DL
3. 혈액검사(PT,INR)를 처음 받기 위해 언제, 어디로 가야하는지를 말하시오.	7/7 RA	7/9 DL	______	______	7/9 DL
4. 다음에 대하여 기술하시오 : ◆약, 작용, 그리고 1회 복용량을 어떻게 결정할 것인지 ◆투약량에 영향을 미치는 약물들 (예 - 아스피린, 해열진통제, 비타민 K) ◆투약량에 영향을 미치는 음식과 피해야할 음식 ◆예사롭지 않은 출혈을 사정하는 방법 ◆손상 혹은 상처를 피하는 방법(예 - 레이저 사용) ◆출혈과 손상을 최소화시키기 위해 상처와 타박상을 치료하는 방법 ◆지속적인 두통을 보고하는 것의 중요성	7/7 RA	7/9 DL	______	______	7/9 DL
5. 다음을 보고할 필요성을 설명하시오 : ◆예사롭지 않은 출혈과 상처 ◆의사와 치과의사에게 항응고제를 복용하고 있다는 것	7/7 RA	7/9 DL	______	______	7/9 DL

6. 항응고제명을 진술하고 있는 의사의 경고카드나 장신구를 소지하시오.	7/7 RA	7/9 DL			

논평/경과기록지
7/7 수술 전에 교육을 시작함. 소책자를 잘 이용함. RA
7/9 의사의 경고카드 기다리고 있음. DL

대상자 서명_______________ 퇴원 간호사의 서명_______________

그림 5-7 대상자 교육을 보여주는 추가적인 기록의 예

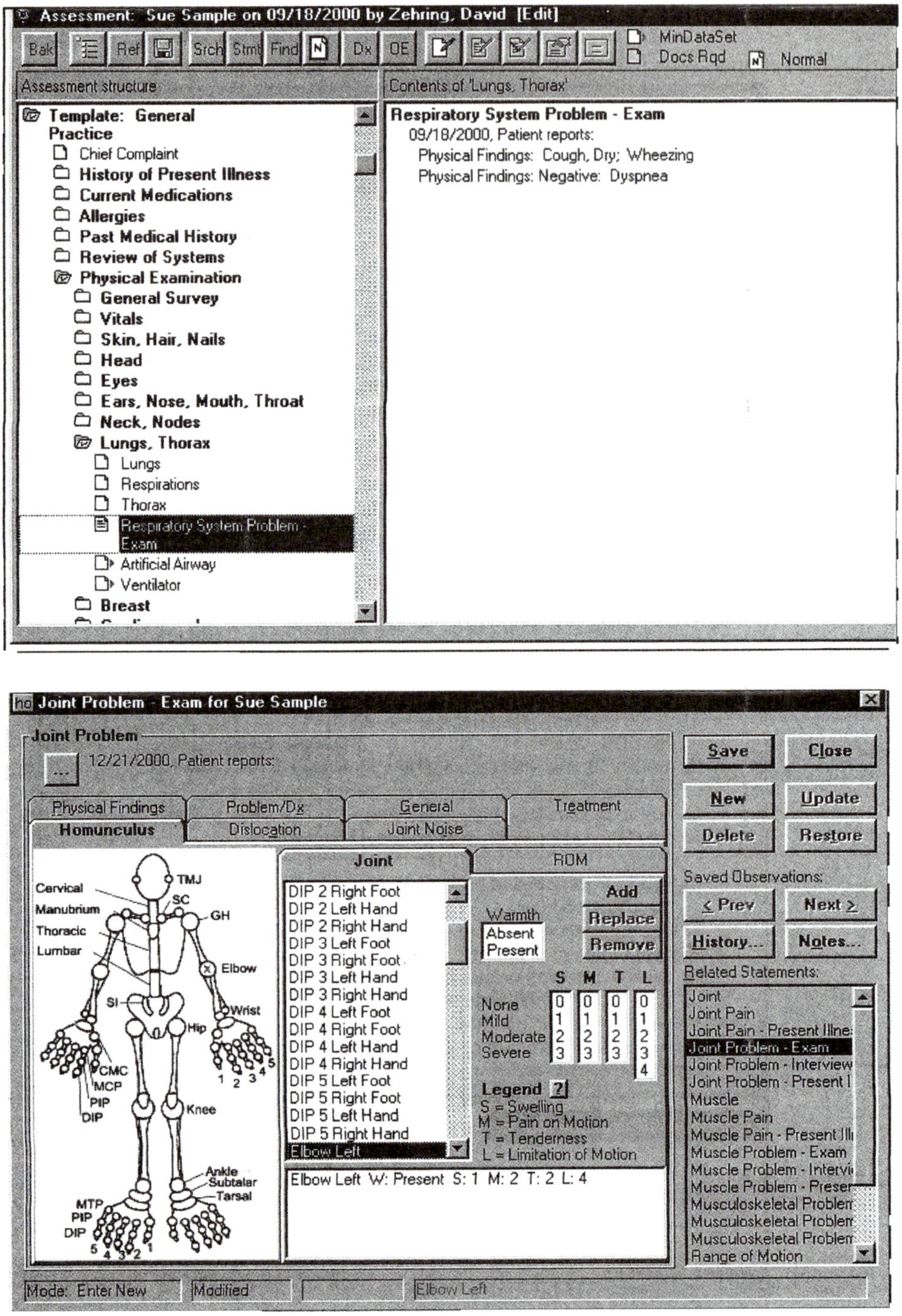

그림 5-8 전산기록스크린의 2 가지 예

(Ergo Partners,LC의 허가에 따른 CareManager software로부터 재생된 것임.www.ergopartners.com.)

CHAPTER 6

평가

비판적 사고 연습

■ 비판적 사고 연습 XIV : 결과달성 평가
결과 달성에 영향을 미치는 변수의 규명
환자 퇴원여부의 결정

■ 비판적 사고 연습 XV : 질 향상

이 장의 개요

5장에서는 수행하는 동안 초기 평가 진행의 중요성을 강조하였지만 이 장에서는 환자 개인의 간호계획에 대한 공식적인 평가를 어떻게 하는지에 초점을 맞추었다. 환자가 퇴원할 만한지 혹은 간호를 계속할 것인지 간호계획을 바꿀 것인지를 어떻게 결정하는지 강조하고 있다. 또한 질 향상(QI)의 중요성과 건강관리 체계가 어떻게 상호작용하고 환자 결과에 영향을 미치는지에 대한 감시의 필요성을 조사한다.

ANA 표준

표준 7 : **평가.** 간호사는 결과 달성에 대한 과정을 평가한다(미국간호협회 2004).

기대되는 학습 효과

본 장을 학습하고 난 후에는 다음을 할 수 있어야 한다 :

- 결과 달성을 어떻게 결정하는지 설명할 수 있다.
- 환자를 퇴원시킬 것인지 혹은 간호를 계속할 것인지 간호계획을 바꿀 것인지에 관해 결정하는 방법을 논의할 수 있다.
- 개인 간호계획의 전반적인 평가에 관한 단계를 서술할 수 있다.
- 건강관리체계가 환자결과에 어떻게 왜 영향을 미치는지 설명 할 수 있다.
- 간호의 질을 높이기 위해 결과, 과정, 구조 평가 세 가지 종류를 다 수행하는 것이 왜 중요한지 설명할 수 있다.
- 질 향상(QI)과 관련하여 간호사의 4가지 주요 책임을 제시할 수 있다.

비판적 평가 : 건강관리 전달에서의 우수성

비판적 평가-환자 간호의 여러 가지 측면에 대한 조심스럽고 신중한 평가-는 건강관리 전달에서 우수성에 대한 열쇠이다. 비판적 평가는 간호실무가 실수를 반복하게 되느냐 안전하고 효율적이고 지속적으로 점차 나아지는 간호실무가 되게 하느냐의 차이를 만들 수 있다.

흔히 개인의 간호계획을 평가하게 된다. 그러나 또한 다른 종류의 평가-질 향상QI)에서도 도움을 요청받게 된다. 질 향상 조사는 간호의 질을 향상시키기 위해 환자집단이나 간호의 특정한 면에 대해 평가하는 것이 목표이다.

이 부분에서 우선 환자 개인의 간호계획을 어떻게 평가하는지 살펴보고 그리고 나서 질 향상의 관점에서 무엇을 알아야 하는지에 대해 논의할 것이다.

간호과정에서의 평가와 다른 단계들

아래의 규칙은 평가와 계획 사이의 주요 관계를 강조한다.

> **규칙 :** 자신이 내린 간호진단이 정확하고 간호결과가 적절하다면 평가할 때 "계획에서 결정한 결과를 환자가 달성했는가?" 하는 궁극적인 질문에 답을 해야 한다.

평가는 또한 아래의 표에 제시된 것처럼 다른 모든 단계를 조사하는 것도 포함된다.

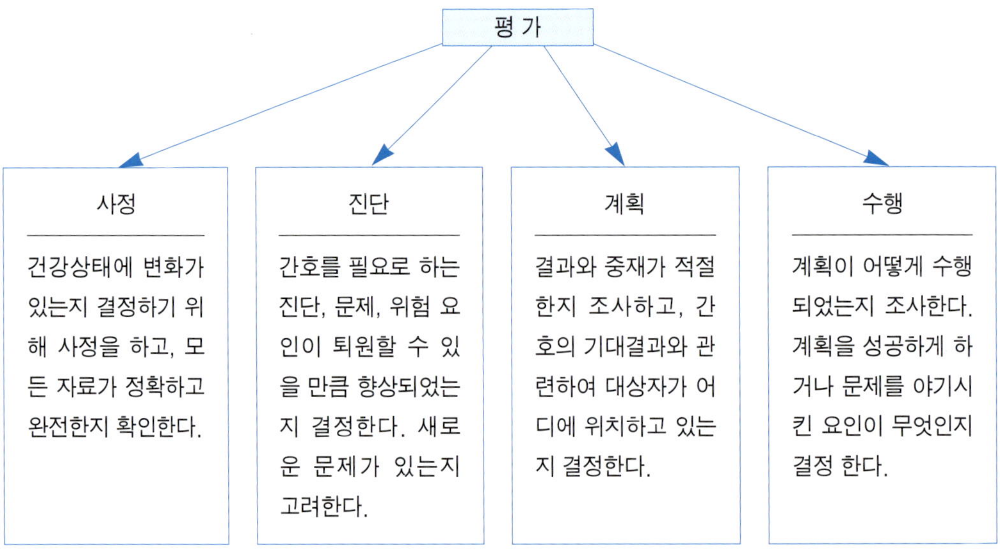

개인 간호계획의 평가

개인의 간호계획을 평가하는 맥락에서 평가는 다음을 포함한다 :

평가

- 결과 달성을 결정한다.
- 결과 달성에 영향을 미치는 변수(요인)를 규명한다.
- 환자를 퇴원시킬 것인지 혹은 간호를 계속할 것인지 간호계획을 바꿀 것인지를 결정한다.

지침 : 결과달성 결정

◆ 계획단계에서 기대결과 목록을 작성한다.

◆ 현재의 건강상태와 결과달성을 조사할 준비가 되어 있는지 결정하기 위해 환자를 사정한다.

예

박씨는 7월 3일까지 목발을 짚고 도움없이 복도 끝까지 걸을 것이다.

◆ 결과와 연관시켜서 대상자가 할 수 있는 것을 비교한다.

예

박씨는 도움없이 홀 끝까지 걸을 수 있었지만 복도 끝부분에서 비틀거렸다.

◆ 다음의 질문에 답을 함으로써 결과 달성의 정도를 결정한다 :

- 결과가 완전히 달성되었는가?
- 결과가 부분적으로 달성되었는가?
- 결과가 전혀 달성되지 않았는가?

◆ 달성 결과를 환자나 대상자의 기록지(진행기록지, 간호계획지)에 기록한다.

결과달성에 영향을 미치는 변수(요인) 확인

결과달성에 영향을 미치는 변수(요인)를 확인하는 것은 바라는 결과를 얻을 수 있는 환자의 능력에 무엇이 영향을 미쳤는가를 결정한다는 의미이다. 이것은 환자를 심층 사정하고, 환자의 진료기록부 분석하고, 아래의 질문에 답하는데 환자, 가족, 주요 돌봄 제공자를 포함시키는 것이 필요하다 :

- ◆결과와 중재는 현실적이고 이 환자에게 적절했는가?
- ◆중재는 처방된 대로 일관성있게 수행되었는가?
- ◆새로운 문제나 부작용이 일찍 발견되었고 적절한 변화가 이루어졌는가?
- ◆결과 달성과 간호계획에 관하여 대상자의 의견은 어떠한가?
- ◆어떤 요인이 진행에 방해를 하였는가?
- ◆어떤 요인이 진행을 향상시켰는가?
- ◆더 나은 결과를 얻는데 도움이 될 만한 논문을 찾는 문헌조사가 필요한가?(이것은 특히 복합적인 상황에서 중요하다.)

환자 퇴원여부의 결정

평가의 마지막 단계는 환자를 퇴원시킬 것인지 혹은 계획을 그대로 계속할 것인지 혹은 계획을 바꿀 것인지를 결정하고 좀 더 성공할 만한 새로운 방법을 반영한다 :

- ◆대상자가 결과를 달성하지 못하였고 간호를 방해하거나 향상시킨 요인을 찾지 못했다면 **계획을 그대로 계속**한다(단지 시간이 좀 더 필요하다). 바라는 결과를 기대하는 시간 틀 내에서 달성하지 못한 사람은 개별성을 나타내는 것이며 이들은 사례관리자(case manager)가 평가해야 한다는 것을 명심한다.
- ◆결과가 달성되지 않았거나 관리해야 할 새로운 문제나 위험요인이 발견되면 **계획을 바꾼다**. 바람직한 방법으로 수정한다.
- ◆대상자가 결과를 달성하고 관리되어야 할 새로운 문제나 위험요인이 없고 스스로 자신을 돌볼 수 있다면 **계획을 끝내고** 환자를 퇴원시킨다. 제시 6-1에 계획을 끝내는 단계가 있다.

제시 6-1 간호 계획을 끝내는 단계

1. 가정에서 건강관리를 어떻게 할 것인지 결정한다(퇴원 시 할 질문의 종류는 제시 4-3(162페이지 참조).
2. 말과 글로 교육을 제공한다 :
   - 치료, 투약, 활동, 식이
   - 보고해야 할 증상과 징후
   - 관련된 지역사회 자원과의 연결 방법
3. 대상자에게 교육받은 것을 반복하거나 시범을 보이게 한다(기억을 돕기 위해 노트나 안내서를 이용한다).
4. 대상자(혹은 간호제공자)가 가정에서 건강관리를 어떻게 하는지에 대해 잘 알고 있으면 계획을 끝내고 기관의 정책에 따라 환자를 퇴원시킨다.

비판적 사고 연습 XIV

결과달성 평가, 달성에 영향을 미치는 변수의 규명, 환자 퇴원여부 결정

이 부분을 완성하기 위해 220-225페이지을 읽는다. 274페이지에 답이 있다.

Part I

아래의 각 번호에 대하여 결과기준과 관찰 가능한 환자 자료 목록을 비교한다. 결과가 달성됐으면 "A"에 부분적으로 달성됐으면 "P"에 결과가 달성되지 않았으면 "N"에 동그라미 한다.

1. 결과 : 박씨는 무균술을 사용하여 인슐린 자가 주사를 시범보일 것이다.
   관찰 자료 : 주사는 잘 놓을 수 있었으나 주사 바늘을 오염시켰으며 그것을 알아차리지 못했음을 먼저 지적해야 했다.
   답 : A P N

2. 결과 : 박씨는 계단을 오르고 내리는 것을 포함하여 목발을 짚고 안전하게 걸을 것이다.
   관찰자료 : 목발을 사용하여 아무 문제없이 계단을 오르고 내리고 걸을 수 있다.
   답 : A P N

3. 결과 : 박씨는 인슐린 요구량에 증가된 운동의 효과를 연결시킬 것이다.
   관찰자료 : 증가된 운동은 인슐린 요구량에 영향을 미치지 않았다고 말한다.
   답 : A P N

4. 결과 : 박씨는 피부에 자극 증상이 없을 것이다.
   관찰자료 : 양쪽 팔꿈치가 약간 발적되었으나 상처는 없다.
   답 : A P N

계속

5. 결과 : 박씨는 감염의 증상과 징후를 나열할 것이다.
관찰자료 : 통증, 부종, 분비물을 나열한다.
답 : APN

Part II

간호계획을 끝낼 것인지, 계속할 것인지, 수정할 것인지를 어떻게 아는가(3-4문장으로 설명)?

질 향상(QI)

질 향상(QI)의 개념은 건강관리의 질은 항상 향상될 수 있다는 철학에 바탕을 둔다. 오늘 받아들일만하다고 여겨진 질이 내일은 표준이하가 될 것이다. 특히 진단, 치료방법, 컴퓨터, 의사소통체계와 같은 현대의 진보된 것으로 여겨지는 것들이 그러하다.

규칙 : 질 향상 조사는 다음 질문에 답하기 위한 것이다. "어떻게 향상된 결과를 얻을 수 있을까(장기 결과가 좋을수록 좀 더 효율적이고, 삶의 질과 환자 만족도 최대화된다)?"

대부분의 기관에는 질 향상위원회가 있으며 그 책임은 질을 조사하고 다음을 통하여 질을 향상시킨다 :

1. 현재의 간호 실무와 관련된 연구와 실무 논문을 최신의 것으로 유지한다(예 - 통증관리에 관한 최신의 논문을 확보하기 위해 인터넷 검색을 한다).
2. 임상과 연구관련 논문에서 얻은 근거에 바탕을 두고 최상의 실무를 결정하고 권고한다.
3. 환자기록의 체계적이고 집중적 평가를 수행한다. 예를 들어 다음의 사례 연구는 특정 문제에 대해 어떻게 자료를 수집하고 검토하는지 보여주며 그것은 얼마나 잘 간호관리 실무가 이루어지는지 어떻게 향상시킬 수 있는지에 대한 통찰력을 제공한다.

사례 개요

질 향상은 환자를 돕고 비용을 감소시킨다.

QI 간호사가 어떤 문제로 인해 환자가 얼마 동안 병원에 입원하고 있는지에 대해 자료를 조사하고 있었다. 그는 폐렴 환자가 그의 병원에서는 같은 진단의 환자가 대부분의 다른 병원에 입원해 있는 것보다 하루 더 길게 입원한다는 것을 알았다. 그는 이것이 문제라는 것을 알았다 :

왜 그의 병원은 환자가 퇴원할 만큼 회복하는데 하루가 더 걸릴까? 이전 2년간 폐렴으로 입원했던 모든 환자의 기록을 심도있게 연구한 결과 건강관리 전달에서 단순하지만 심각한 지연을 확인했다 : 항생제가 약국에서 제 시간에 오지 않고 있었다. 전체적으로 그의 병원에 있는 환자들은 입원하고 나서 12-24시간 후에 항생제가 투여되기 시작하고 있었다(다른 병원에서는 4시간 이내에 투여되는 것과 비교해서). 이 정보를 근거로 항생제와 다른 중요한 약이 환자에게 즉시 그리고 입원 4시간 이내에 투여되도록 하는 새 정책이 만들어졌다. 입원 기간 문제는 해결되었다.

건강관리 연구와 질 관리 기관 (Agency for Healthcare Research and Quality)

질 향상과 근거기반의 실무를 위한 최고의 자원 중 하나는 AHRQ이다. AHRQ의 임무는 건강관리에서 무엇을 하는지와 하지 않는지를 조사하고, 연구결과를 좀 더 나은 환자 간호에 맞추어 해석하고, 비판적인 건강관리 결정을 하는데 필요한 정보를 정책결정자와 다른 건강관리 지도자들에게 제공하는 것이다. AHRQ에서 온라인으로 제공하는 전반적인 정보의 종류를 검토하기 위하여 21페이지에 있는 1장의 학습 박스 1-2를 학습한다.

알림

질이란 무엇인가?

질적인 간호는 우수성, 최고의 표준을 의미한다. 질적인 간호는 특성적으로 주관적이다. 환자들은 만약 식사를 제 시간에 제공받는다면 그들은 질적인 간호를 받고 있다고 믿을 것이다. 직접 간호를 하는 간호사는 자신의 환자들이 제 시간에 투약과 치료를 받고 환자들과 개인적 상호작용 시간을 갖는다면 그들은 질적인 간호를 받고 있다고 믿을 것이다. 다른 사람들은 설정된 경로나 지침을 따르게 한다면 질적인 간호가 제공된다고 믿을 것이다.

- Rebecca B. Rice, RN, EdD, MPH(Rice, 2004)

제시 6-2 질 향상과 가치의 최대화

질을 향상시키고 가치를 최대화하기 위해 아래의 건강상태 결과에 대해 자료를 수집하고 분석하고 보고하는 것이 중요하다.

- ◆삶의 질 : 우울증이 있다하더라도 통증관리를 성공적으로 하여 안녕감을 갖는 상태.
- ◆기능적 상태 : 일을 하고, 독립적이고 좋아하는 활동을 할 수 있는 능력.
- ◆환자 만족 : 편리성, 효율성, 건강관리의 비용; 직원이 주의깊고 각 사람을 한 개인으로 대한다는 느낌
- ◆이행 측정 : 환자가 치료 계획을 잘 따르도록 도운 것.
- ◆교육적 중재의 영향 : 교육 이후 자신의 건강관리 능력.

소비자 만족 : 가치의 최대화

평가는 소비자 만족을 사정하고 건강관리 전달 가치를 최대화하는데 필요한 의견을 제공한다. 건강관리 제공자로서 간호의 질을 향상시키고 성공하기 위해서 간호사는 소비자의 요구와 바라는 것 둘 다를 고려해야 한다. 단지 "좋은" 간호를 제공하는 것으로 만족할 수 없다-가능하면 최상의 간호를 제공하기 위해 노력해야 한다. 제시 6-2에 나와 있는 소비자 만족을 평가하고 간호사의 가치를 나타내는 결과의 종류를 고려한다.

건강관리체계 : 결과에 대한 지속적인 상호작용과 영향

문제를 관리하는 전략을 규명하기 위해 건강관리 전달체계가 어떻게 조직되어 있고 환자 결과에 영향을 미치는데 그것들이 어떻게 조화를 이루는지 살펴봐야 한다. 예를 들어 226페이지의 사례연구는 어떻게 단순한 체계문제(약이 약국에서 늦게 도착하는 문제)가 폐렴환자의 결과에 큰 영향을 미치는가를 보여준다.

규칙 : 환자결과-환자가 잘 지내든 못 지내든-는 건강관리전달체계가 어떻게 서로 상호작용하느냐에 따라 크게 영향을 받는다.

예를 들어 환자는 영양과, 약국, 간호부서가 때 맞춰 필수적인 영양과 치료를 제공하기 위해 조화를 이루냐에 따라 직접적으로 영향을 받는다. 실수를 예방하고 효율성을 높이기 위해 건강관리체계가 어떻게 상호작용하고 환자결과에 영향을 주는지 조사하고 반영해야 한다.

생각해 보기

식사와 집안 돌보기는 당신의 일

정신적으로 "그것은 내 일이 아니다."라는 생각에 빠지지 마세요. 환자간호를 지연시키거나 손상시키는 문제가 있다면-그것이 충분치 않은 홑이불, 계속해서 늦게 오는 식사 이거나 또는 검사를 받기위해 환자를 이동시킬 때 기구를 제대로 가져오지 않는 수송 담당자 - 이 문제들이 처리되는 것을 확인하는 것이 당신의 일이다. 급하게 때우는(예를 들면, 계속해서 홑이불을 빌려 오거나 같은 문제로 영양과에 전화하느라 시간을 소비하는 등) "임시 방편적인 해결"을 피한다. 오히려 이러한 종류의 문제들을 상관에게 보고하여 부서의 팀장들이 주요한 문제들을 처리하기 위하여 함께 일할 수 있도록 한다.

평가의 세 가지 종류 : 결과, 과정, 구조 평가

건강관리 실무를 감시함으로써 확실하게 한다. QI 연구는 세 가지 종류의 평가를 고려한다 :

◆ **결과 평가** : 결과 혹은 간호결과를 조사한다(예를 들면 "결과가 달성되었는가?" "대상자가 간호에 만족하는가?")
◆ **과정 평가** : 간호를 어떻게 했는지 조사한다(예를 들면 "사정과 중재가 적절한 때에 이루어졌는가?"
◆ **구조 평가** : 간호가 일어나는 장소에 대해 조사한다(예를 들면 "효율적인 사례 관리를 위해 물리적 환경, 직원배치 형태, 조직의 의사소통 실무가 적절한가?")

결과, 과정, 구조 세 가지 종류의 평가를 모두 고려하는 것은 사례 관리의 전반적인 조사를 제공한다. 제시 6-3에 세 가지 종류의 조사를 위한 질문의 예가 나와 있다.

제시 6-3 세 가지 종류의 QI 조사를 위한 질문의 예

◆ **결과 평가(결과에 초점)** : 응급으로 장 수술을 받은 우리 병원 환자 중 얼마나 많은 환자가 퇴원이 지연될 만큼 심한 감염을 경험하는가?
◆ **과정 평가(간호를 어떻게 했는지에 초점)** : 응급으로 장 수술을 받은 우리 병원 환자 각각에게 처음 항생제가 투여된 것은 어느 시점이었는가?
◆ **구조 평가(현장에 초점)** : 응급으로 장 수술을 받은 우리 병원 환자 각각에게 항생제가 투여된 것은 어떤 현장이었는가(예를 들면, 응급실, 수술실, 병동)?

생각해 보기

실수를 예방하기 위한 세 가지 방법

조사결과 대부분의 실수는 건강관리 체계가 조직되는 경로 내의 기본적인 결점으로 인해 야기된다는 것을 보여주지만 환자 안전을 확보하는 책임은 우리 모두에게 있다 :

1. 실수의 위험이 있는 일을 할 때 주의를 집중한다.
2. 환자를 적절하게 보호하는 것이 실패했을 때 조직에 보고한다((예를 들면, 정책이나 절차에 사람의 실수를 감소시킬 수 있는 변화 가능성이 있다고 생각한다면 위험관리부서에 알린다).
3. 환자에게 기대하는 것을 교육하고, 실수를 예방하는데 환자들이 할 수 있는 주된 일은 자신들을 돌보는데 적극적으로 참여하는 것이라는 것을 알게 함으로써 환자의 능력을 키운다.

근무 간호사의 역할

모든 근무 간호사들은 QI(대부분 자료 수집과 결과 추적)에 참여할 책임이 있다. QI 조사가 길고 복잡해 보이지만 그것이 간호사의 일을 좀 더 효율적으로 만드는 열쇠이고 간호사의 환자로서의 다음의 경험(혹은 가족의 환자로서의 다음 경험)을 좀 더 나은 것으로 만든다는 것을 알아야 한다.

침상가 간호사로서 QI 에 가치있는 기여를 할 수 있다 :

- ◆**자신의 실무에 대해 분석적으로 생각하고 참여한다.** 간호사는 대부분의 시간을 환자와 함께 보낸다. 만약 사람 문제, 병원의 정책이나 절차 문제를 보게 되면 상관에게 보고한다.
- ◆**어떻게 기록하는가가 중요하다는 것을 기억한다.** 문서화를 통해 작성하는 기록은 건강관리 소비자와 간호사 둘 다에게 도움이 될 수 있는 연구의 근거를 제공한다. 이러한 연구를 목적으로 별도의 문서화를 요청받으면 기록에서 얻어지는 정보가 질을 향상시키는데 필수적이라는 것을 안다.
- ◆**자신의 개인적 향상에도 노력한다.** 환자의 요구를 충족시키기 위해 자신이 어떻게 좀 더 조직화되고 준비될 수 있는지 계속해서 반영한다. 자신의 한계를 극복할 수 있는 방법을 생각하고 창의적이 되도록 한다(예를 들면, 보고하는 동안 생기는 나의 문제를 극복하기 위해 196페이지에 저자가 개발한 개인 워크시트가 있다; 많은 간호사들은 어떤 정보를 기억하는데 도움이 되는 작은 노트나 참고물을 지니고 다닌다).

실수와 감염 전파의 예방

환자 안전을 최고의 우선순위로 두기 때문에 실수와 건강관리-병원감염의 위험을 감소시키는 QI 연구를 좀 더 기대할 수 있다. 감염전파를 예방하는 정책-특히 손 위생 절차-을 지키는지 조심스럽게 확인한다. 예측하지 못한 죽음이나 주요 기능의 영구적인 상실의 모든 사례는 건강관리-병원감염과 연관되어 있으며 감시 사건으로 한정하는 주요 실수로 다루어진다는 사실을 알아야 한다(제시 6-4).

생각해 보기

결과를 향상시키는 총체적 보완적 요법

질 향상은 총체적이고 보완적인 요법이 결과를 향상시킬 수 있고 투약같은 치료의 요구를 감소시킬 수 있는지 고려하는 것을 포함하여 모든 측면의 건강관리를 고려하는 것을 의미한다. 예를 들면, 음악요법은 뇌성마비 어린이의 균형을 향상시키는데, 뇌졸증 환자가 다시 걷는 것을 배우는데, 분만하는 산모가 통증을 덜 느끼게 하는데 이용되어 왔다. 음악 요법은 위축과 인식, 만성 통증과 안위-타락과 품위의 차별을 낳을 수 있다(미음악요법협회, 2004).

실수가 발생했을 때 근본적인 원인-바탕에 깔린 주 원인이나 기여 요인을 찾는다. 예를 들어, 만약 투약을 잘못했을 경우 많은 원인이 있을 수 있다(예를 들면, 지식부족, 제대로 표기가 안 된 약병, 업무과중으로 인한 스트레스, 초과근무로 인한 피로 등). 근본 원인을 이해하기 위해 깊이 파헤치고 그것들을 집중해서 다룰 방법을 찾는다.

제시 6-4 감시 사건, 실수할 뻔 한 것, 위험한 상태

◆ **감시 사건.** 예기치 않은 사고는 사망이나 심각한 신체적 심리적 손상 혹은 위험에 관한 것이 포함된다. 심각한 손상은 특히 사지나 기능의 상실을 포함한다. "혹은 위험에 관한"의 의미는 간호의 보통 과정에서의 어떤 변이를 의미한다; 만약 그것이 다시 발생한다면 심각한 해로운 결과를 초래하는 중요한 기회가 있다. 예를 들어, 절차를 어긴 것이 간호사가 절단할 다리가 맞게 표시 되어 있는지 체크하는 것을 빠뜨리게 해 다른 다리가 제거되었다. '감시하는' 이라는 용어는 - 국민을 안전하게 지키기 위해 보초를 서는 군인-감시하는 보초와의 관계 때문에 사용되었다. 감시사건은 매우 심각해서 간호를 보증하기 위하여 즉각적인 조사의 필요성을 알리고 다시 발생하지 않도록 확실하게 한다.

◆ **실수할 뻔 한 것.** 건강관리 과정 동안에 발생하는 것이 결과에 영향을 미치지는 않았지만 재발 될 경우 심각한 해로운 결과를 나타내는 기회를 수반하는 것이다. 예를 들면 어떤 의사가 다른 부위를 거의 수술할 뻔 했다가 즉시 알게 됐을 때 이것이 실수할 뻔 한것이다. 실수할 뻔 한 것은 감시 사건으로 여겨지지만 JCAHO가 감시사건정책 아래 재검토하지는 않는다.

◆ **위험한 상태.** 심각한 위해 결과의 가능성을 유의하게 증가시키는 일련의 상황(질병이나 환자가 치료를 받고 있는 상태는 예외).

비판적 사고 연습 XV

질 향상

이 부분을 완성하기 위하여 224-231페이지를 읽는다. 답은 275페이지에 있다.

1. 다섯 문장(혹은 구) 이내로 왜 QI 조사가 중요한지 설명하시오.
2. QI 조사를 수행할 때 결과, 과정, 구조를 고려하는 것이 왜 중요한가?
3. 실수를 예방하기 위한 적어도 세 가지의 방법에 초점을 맞추어 자신의 간호실무에서 실수의 위험을 감소시키는 개인적 계획을 서술하시오.
4. 감시 사건, 실수할 뻔 한 것, 위험한 상태의 차이는 무엇인가?

스스로 해 보기

1. 건강관리 연구와 질 관리 기관의 홈페이지 http://www.ahrq.gov/를 방문해 본다. 소비자(예를 들면, 금연방법과 건강계획 사정)와 임상가(예를 들면, 실무지침과 결과와 임상실무의 효과에 대한 정보 등)를 위한 많은 정보를 발견하게 될 것이다. 관심이 있는 몇 가지 주제를 선택해서 무엇을 배울 수 있는지 본다.

2. 병원과 외래 그리고 다른 임상 현장에서 환자 안전을 향상시키기 위해 AHRQ 프로그램의 한 부분인 http;//www.qualityindicators.ahrq.gov/ 에서 환자안전지표에 연결해서 검색해 본다. 의료 사고를 예방하는 방법을 개발하는 연구와 의료 사고의 실제 사례에서 교훈을 배울 수 있는 웹상의 의학저널 등이 포함되어 있다.

요 약

비판적 평가-여러 가지 환자 간호 측면에서 조심스럽고, 신중하고, 상세한 평가는 건강관리 전달의 우수성에 대한 열쇠이다. 간호과정의 맥락에서 평가는 보통 개인의 간호계획에 대한 효과를 결정하는 것을 의미한다(즉, "환자는 제 때에 효율적인 방법으로 결과를 달성하였는가?"). QI 의 맥락에서 평가는 건강관리 전달 실무의 효과를 조사하기 위하여 환자집단을 지속적으로 연구하는 것을 의미한다. 전반적인 QI 조사는 결과(간호결과가 어떠한가), 과정(어떻게 간호가 주어졌나), 구조(간호가 주어진 현장)를 평가한다. 지속적인 향상은 어떻게 건강관리전달체계가 상호작용하고 환자결과에 영향을 미치는지 조사하는 것을 필요로 한다. 간호사는 환자를 간호할 자신의 능력을 향상시키고, 다른 부서(예를 들면, 영양과와 약국)와 관련된 문제를 인식하고 보고할 책임이 있다.

이 장에 대한 자신의 지식을 평가한다. 221페이지의 학습성과를 달성할 수 있는지 체크한다.

알파벳 순서에 따라, 이부분은 the North American Nursing Diagnosis Association (NANDA)에 의해 임상실험에서 수용되고 일반적으로 이용되는 진단들의 기본정보에 쉽게 접근하도록 고안되었다. 이 부분은 세 파트로 나뉘어져 있다 :

Part 1. 흔히 사용되는 간호진단의 알파벳에 따른 순서
간호진단은 매 2년마다 정의와 분류가 갱신된다.

Part 2. NANDA의 Taxonomy II의 정의와 영역을 설명하였다.

Part 3. Quick reference guide로 NANDA의 영역에 따라 설명하였다.

Part 1. 알파벳 순서에 따른 간호진단

- 활동의 지속성 장애 (Acitivity intolerance)
- 활동의 지속성 장애 위험성 (Acitivity intolerance, Risk for)
- 기도개방유지불능 (Airway clearance, ineffective)
- 불안(Anxiety)
- 기도흡인 위험성(Aspiration, Risk for)
- 자율신경성 반사장애 (Autonomic dysre-flexia)
- 자율신경성 반사장애 위험성 (Autonomic dysreflexia, Risk for)
- 신체상장애(Body image, disturbed)
- 체온유지능력 저하의 위험성 (Body temperature, unbalanced, Risk for)
- 비효과적 모유수유 (Breastfeeding ineffective)
- 심박출량 감소 (Cardiac output, decreased)
- 보호자역할 부담감 (Caregiver role strain)
- 보호자역할 부담감의 위험성 (Caregiver role strain, Risk for)
- 의사소통장애(Communication, impaired)
- 언어소통장애 (Communication, impaired, Verbal)
- 급성 혼동(Confusion, Acute)
- 만성 혼동(Confusion, chronic)
- 변비(Constipation)
- 대장성 변비(Constipation, Colonic)
- 상상 변비(Constipation, Perceived)
- 변비 위험성(Constipation, Risk for)
- 방어적 대응(Coping, Defensive)
- 비효율적 대응(Coping, Ineffective)
- 지역사회의 비효율적 대응

(Coping, Ineffective Community)

- 지역사회 대응 증진을 위한 준비완료 (Coping, Readiness for Enhanced Community)
- 발달장애 위험성 (Development, Delayed, Risk for)
- 설사(Diarrhea)
- 비사용증후군 위험성 (Disuse Syndrome, Risk for)
- 낙상 위험성(Falls, Risk for)
- 가족의 비효율적 대응 (Family coping, compromised)
- 피로(Fatigue)
- 두려움(Fear)
- 체액부족(Fluid volume, deficient)
- 체액부족 위험성 (Fluid volume, deficient, Risk for)
- 체액과다(Fluid volume excess)
- 가스교환장애(Gas exchange, impaired)
- 슬픔(Grieving)
- 슬픔의 기대반응(Grieving, Anticipatory)
- 슬픔반응장애(Griving, Dysfuntional)
- 성장발달장애 (Growth and development, delayed)
- 건강추구행위 [Health-seeking behaviors(Specify)]
- 비효율적 건강관리 (Health maintenance, ineffective)
- 비효율적 가정관리 (Home Maintenance, Impaired)
- 절망감(Hopelessness)
- 비효율적 수유 (Infant feeding pattern, ineffective)
- 감염 위험성(Infection, Risk for)
- 신체손상 위험성(Injury, Risk for)
- 지식 부족 (Knowledge, deficient, specify)
- 기억장애(Memory, impaired)
- 운동장애(Mobility, impaired physical)
- 영양부족(Nutrition, imbalanced : Less than body requirements)
- 영양과다(Nutrition, imbalabced : More than body requirements)
- 구강점막변화 (Oral mucous membrane, impaired)
- 급성 통증(Pain, acute)
- 만성 통증(Pain, chronic)
- 부모역할갈등(parental role conflict)
- 부모-영유아/아동 애착 장애 위험성 (Parent-infant/child attachment, risk for impaired)
- 부모역할장애(Parenting, impaired)
- 부모역할장애 위험성 (Parenting,Risk for impaired)
- 수술 중 체위 손상 위험성 (Perioperative positioning injury, Risk for)
- 말초신경혈관 기능장애, 위험성 (Peripheral neurovascular dysfunction, Risk for)
- 외상 후 반응(Post-trauma response)
- 무력감(Powerlessness)
- 강간상해증후군(Rape trauma syndrome)
- 환경변화 부적응증후군 (Relocation stress syndrome)
- 자가간호결핍: 목욕/위생 (Self-care deficit, bathing/hygiene)
- 자가간호결핍: 옷입기/몸치장 (Self-care deficit, dressing/grooming)

- 자가간호결핍 : 식사
  (Self-care deficit, feeding)
- 자가간호결핍 : 배설관리
  (Self-care deficit, toileting)
- 만성적 자긍심 저하
  (Self-esteem, chronic low)
- 자긍심 저하(Self-esteem, disturbance)
- 일시적 자긍심 저하(Self-esteem, situational low)
- 자해위험성(self-mutilation, Risk for)
- 감각지각변화(시각, 청각, 근육운동감각, 미각, 촉각, 후각) [Sensory perception,disturbed (Specify : visual, auditory, kinesthetic, gustatory, tactile, olfactory)
- 성문제 호소(Sexuality patterns, ineffective)
- 피부손상(Skin integrity impaired)
- 피부손상 위험성
  (Skin integrity Risk for impaired)
- 수면장애(Sleep pattern, disturbed)
- 사회적 고립(Social isolation)
- 영적 고뇌(spiritual distress)
- 영적 안녕 증진을 위한 준비 완료
  (Spiritual well-being, readiness for enhanced)
- 질식 위험성(Suffocation, Risk for)
- 자살 위험성(Suicide, Risk for)
- 연하장애(Swallowing, impaired)
- 지역사회 치료요법의 비효율적인 이행
  (Therapeutic regimen, ineffective management of)
- 사고과정장애(Thought processes, impaired)
- 조직손상(Tissue integrity impaired)
- 조직관류변화(신장, 뇌, 심폐, 위장관, 말초) [Tissue perfusion, ineffective (Specify : renal, cerebral, cardiopulmonary, gas-trointestinal, peripheral)]
- 외상 위험성(Trauma, Risk for)
- 편측성 지각장애(Unilateral neglect)
- 배뇨장애(Urinary elimination, impaired)
- 복압성 요실금(Urinary incontinence, stress)
- 전요실금(Urinary incontinence, total)
- 긴박성 요실금(Urinary incontinesnce, urge)
- 타인으로부터 폭력 위험성
  (Violence, other directed, Risk for)
- 자신으로부터 폭력 위험성
  (Violence, self- directed, Risk for)

Part 2.
NANDA 분류Ⅱ의 영역

영역 1. 건강증진 : 안녕이나 정상 기능에 대한 의식과 안녕이나 정상 기능을 유지 · 조절하거나 증진시키기 위해 사용하는 전략

영역 2. 영양 : 섭취, 소화와 조직을 유지하고 재생하며 에너지를 생산할 목적으로 영양을 사용하는 활동

영역 3. 배설 : 신체 노폐물의 분비와 배출

영역 4. 활동/휴식 : 에너지 자원의 생산, 보존, 소비 또는 균형

영역 5. 지각/인지 : 주의, 적응, 감각, 지각, 인지와 이해를 포함하는 인간 정보처리체계

영역 6. 자아인식 : 자기에 대한 관심

영역 7. 역할관계 : 긍정적 또는 부정적 관계 또는 개인과 개인 또는 개인과 집단 간의 관계와 이런 관계들이 나타내는 의미

영역 8. 성 : 성 정체성, 성 역할, 생식

영역 9. 대응/스트레스 내성 : 생활사건/생의 과정에 대한 만족

영역 10. 생의 원리 : 행위, 관습 또는 진실이나 본능적인 가치로 간주되는 관례에 대한 행동, 사고, 행위에 기초가 되는 원칙

영역 11. 안전/보호 : 위험·신체 상해 또는 면역체계 손상이 없음, 상실로부터 보호, 안전과 안정에 대한 보호

영역 12. 안위 : 정신적, 신체적 또는 사회적 안녕감 또는 편안함

영역 13. 성장/발달 : 신체영역 조직체계의 연령에 적합한 성장과 연령에 적합한 발달 상태의 도달

NANDA 분류Ⅱ의 색인

- 능력(Ability) : 수행하거나 활동 할 수 있는 능력
- 예견된(Anticipatory) : 미리 현실화하다, 예견하다.
- 균형(Balance) : 평형상태
- 손상(Compromised) : 위협으로 약하게 만든
- 감소(Decreased) : 작게 한, 크기, 양과 단계가 감소한
- 부족(Deficient) : 양, 질 또는 단계가 부족한; 충분하지 않은; 불완전한
- 지연(Delayed) : 연기, 방해, 지체
- 소모(Depleted) : 전체 또는 부분이 비어있는, 고갈된
- 무력감(Disabling) : 능력이 없거나 부적당한, 무능력한
- 비조직적(Disorganized) : 체계적인 배열을 파괴한
- 균형이 맞지않는(Disproportionate) : 표준과 일치하지 않는
- 불안(Disturbed) : 흥분하거나 중단된, 방해가 되는
- 부전(기능장애)(Dysfunctional) : 비정상적, 불완전한 기능
- 효율적(Effective) : 의도하거나 기대한 결과를 생산하는
- 과다(Excessive) : 양이나 질이 필요하거나 원하거나 유용한 것보다 많은
- 기능적(Functional) : 정상적이고 완전하게 기능하는
- 불균형(Imbalanced) : 평형상태가 아닌
- 장애(Impaired) : 악화되고, 약해지고, 손상받고, 감소하고, 파괴되는
- 무력(Inability) : 일이나 행동의 무능력
- 증가(Increased) : 크기, 양, 단계가 커진
- 비효율적(Ineffective) : 원하는 결과를 생산하지 못하는
- 장애(Interrupted) : 연속성이나 일률성이 끊어진
- 조직적(Organized) : 체계적인 배열로 형성된
- 인지된(Perceived) : 감각에 의하여 알게 된; 의미를 할당하는
- 강화 준비(readiness for enhanced)(안녕 진단과 함께 사용하는) : 크게 만들기 위해, 질 향상을 위하여, 좀 더 바람직한 것을 달성하기 위해

Part 3. 진단목록 지침

활동의 지속성 장애(Acitivity intolerance)

개인이 필요하거나 원하는 일상생활을 견디거나 수행하는데 에너지가 부족한 상태

◆ **특성**

- 주관적 자료 : 허약 또는 피로, 불편감 또는 호흡곤란, 활동수행 능력 감소
- 객관적 자료 : 비정상적인 심박동 수, 활동에 따른 혈압 변화, 심전도상에 부정맥이나 허혈이 나타남.

◆ **관련요인**

안정 혹은 부동 상태, 전신 허약, 좌식생활, 노화과적, 질병과적(산소공급과 요구의 불균형, 급성 또는 만성 질병), 약물 부작용

◆ **임상적 주의**

활동의 지속성 장애는 종종 호흡, 심장 또는 순환 기능의 손상과 연관되어 나타난다.

◆ **비교사항**

활동의 지속성 장애 위험성, 비사용증후군 위험성, 피로

활동의 지속성 장애 위험성 (Activity intolerance, Risk for)

필요하거나 원하는 일상생활을 견디거나 수행하는데 에너지가 부족할 위험이 있는 상태

◆ **관련요인**

활도의 지속성 장애 관련요인 참조

기도개방유지불능 (Airway clearance, ineffective)

청결한 기도를 유지하기 위해 호흡기도로부터 분비물이나 폐쇄물질을 제거하지 못하는 상태

◆ **특성**

- 주관적 자료 : 호흡곤란
- 객관적 자료 : 호흡음의 감소, 기좌호흡, 비정상적인 호흡음(수포음, 나음, 천식음), 비효과적이거나 분비물이 없는 기침, 가래, 청색증, 말하기 어려움, 호흡의 수, 규칙성, 깊이의 변화, 불안정

◆ **관련요인**

환경적 요인 : 흡연, 연기 흡인, 간접 흡연
기도폐쇄 : 기도 경련, 분비물 축적, 과도한 점액, 인공 기도, 기도 내 이물질, 폐포 내 삼출물, 신체적 요인 : 신경근육 손상, 기관지 벽의 증식, 만성 폐쇄성 폐질환, 천식, 알레르기

◆ **비교**

흡입 위험성, 비효율적 호흡 양상

불안(Anxiety)

걱정(경증, 중증), 개인에게 특별하지 않거나 확실하지 않는 요인

◆ **특성**

- 주관적 자료 : 신경질, 긴장, 이완, 집중, 의사결정 불능, 자신감 부족, 불확실성, 무력감 또는 부적응성, 불면증, 신체적 불편감(예 - 설사, 두통, 흉부, 불편감), 식습관 변화
- 객관적 자료 : 불안정, 발한, 맥박 및 혈압 증가, 창백, 떨림, 불필요한 움직임, 창의력 부족, 자기비하, 눈맞춤 부족

◆ **관련요인**

중요한 가치와 인생의 목표에 대한 의식적 또는 무의식적 갈등; 자아개념, 역할 기능, 안전 또는 일상적인 상호작용의 양상에 대한 실제적 또는 인지적 위협; 상황적 또는 발달적 위기(예 - 임신, 부모되기); 다양한 스트레스원과 요구; 수면박탈; 통증에 대한 두려움, 외로움, 신체적 또는 정신적 손상; 상황에 대응이나 조절을 잘 못함; 상실감

◆ **임상적 주의**

불안은 갑작스럽게 발생하며 특히 노인에서는 저혈압, 저산소증, 패혈증 또는 심장질환이 초기 증상일 수 있다. 활력징후를 주의깊게 관찰해야 한다.

◆ **비교**

두려움

기도흡인 위험성(Aspiration, risk for)

위장관(GI)이나 구강인두의 분비물이 기도로 들어갈 위험이 있거나 고체나 액체가 기관과 기관지로 들어간 상태

◆위험요인

의식수준 저하; 기침과 구개반사 억제; 연하장애; 기관 절개관 또는 기관내관 삽관; 하부식도 괄약근 기능부전; 위 내압 증가; 위 잔여량 증가; 위장관 운동 감소; 위 공복 지연; 위장관 미성숙(영아); 위장관 튜브; 튜브영양; 약물투여; 상체를 올리지 못하는 상황; 얼굴,구강, 목, 수술 또는 손상; 철사로 고정한 턱

◆비교

기도개방유지 불능, 질식 위험성, 연하장애

자율신경성 반사장애 (Autonomic dysreflexia)

흉추 7번(T7) 이상의 척추가 손상된 사람이 유해한 자극을 신경계의 자율적인 반응으로 억제하지 못하여 생명에 위협을 받는 상태

◆특성

- 주관적 자료 : 두통(머리의 다른 부분에 광범위한 통증이 있고 신경계장애 영역을 발견하지 못함), 오한, 감각이상, 복시, 흉통, 맛을 느끼지 못함, 비강울혈
- 객관적 자료 : 흉추 7번(T7) 이상의 척추손상을 받은 사람, 발작성 고혈압(갑작스런 시기에 혈압이 수축기 혈압 140mmHg 이상 이완기 혈압 90mmHg 이상 상승), 서맥 또는 빈맥(맥박이 60회/분 이하 혹은 100회/분 이상), 피부에 발한이 있거나 붉은 반점이 있음, Horner 증후군(동공 수축, 부분적 안검하수증, 안구 함몰증, 가끔 침범 받은 측면의 얼굴에서 땀이 나지 않음), 모발운동반사(피부가 차가워지면 소름이 생김)

◆관련요인

방광이나 장의 팽창(카테터의 개존성이 유지되지 않음, 방광 감염, 변비, 분변 매복)괄약근의 경련, 급성 복부 및 대퇴 피부자극, 예방법에 대한 지식부족

◆임상적 주의

이 진단은 즉각적인 교정이나 조정이 필요하다(예 - 침대 머리 부분을 높임, 관련요인 목록에 있는 요인을 제거하거나 교정함). 만약 상태가 초기 치료에 신속하게 반응을 보이지 않는다면 약물치료와 함께 응급처치가 필요하다.

자율신경성 반사장애 위험성 (Autonomic dysreflexia, risk for)

자율신경성 반사장애의 관련요인 참조

신체상장애(Body image, disturbed)

신체상을 인지하는데 장애가 있는 상태

◆특성

- 주관적 자료 : 외모나 생활습관에서 원하지 않는 변화, 거부나 타인의 반응에 대한 두려움이나 신체에 대한 부정적인 감정, 과거 근력, 기능 또는 모습에 집중함, 남아 있는 근력, 높아진 성취감을 강조함, 변화나 상실에 몰두함, 환경적인 목표에 부합되기 위해 신체의 경계를 확장함.
- 객관적 자료 : 신체의 일부를 상실함, 구조나 기능의 변화, 신체의 부분을 보지 않음, 신체의 일부를 가리거나 과다하게 노출함(의도적 또는 비의도적으로), 기능부전 부분의 상해, 사회활동의 변화, 신체와 환경의 공간적인 관계

를 평가하는 능력의 변화

◆관련요인

임신, 만성질환, 비만과 같은 생명신체(biophysical) 요인, 사춘기 또는 노화와 관련된 신체의 변화, 신체의 부분이나 기능의 상실, 방사선이나 약물요법의 영향, 신체나 신체 부분에 대한 부정확한 해석과 같은 인지적 또는 지각적 요인

체온유지능력 저하의 위험성
(Body temperature, unbalanced, risk for)

정상 범위 내에서 체온을 유지하지 못할 위험이 있는 상태

◆위험요인

극단적인 나이, 극단적인 체중, 춥거나 더운 환경에 노출됨, 탈수, 비활동 또는 활발한 활동, 혈관수축이나 혈관확장의 원인이 되는 약물, 신진대사율의 장애, 진정, 환경의 온도에 부적합한 의복착용, 체온조절에 영향을 미칠 수 있는 질환이나 상해, 감염

◆비교

고체온, 저체온, 비효율적 체온유지

비효과적인 모유수유
(Breastfeeding ineffective)

모유수유 과정에서 어머니와 영아 또는 유아가 불만족이나 불편감을 경험하는 상태

◆특성

- 주관적 자료 : 불만족스러운 수유과정, 모유수유를 시작한 첫째 주 이후부터 지속적으로 유두 궤양이 있음.
- 객관적 자료 : 어머니 - 유방을 완전히 비우지 않음. 옥시토신(Oxytocin) 분비 증상(예 - 자궁퇴축, 유즙 분비, 반사)이 관찰되지 않음. 부적절한 우유 공급
  영아 - 어머니의 유두를 잘 물지 못함, 유방을 보고 몸을 구부리거나 운다. 유방을 지속적으로 빨지 못함. 수유 기회가 충분치 않음. 수유 후 1시간 이내에 보채거나 울며 편안한 반응이 없음, 체중감소 혹은 체중이 증가하지 않음.

◆관련요인

어머니 : 자주 인공수유로 보충함, 기초적인 모유수유에 대한 지식부족, 모유수유장애 또는 실패경험이 있음, 모유수유 중단, 유방수술 과거력, 함몰유두 또는 유두 통증, 유방 충혈, 영양이나 수분이 부족한 어머니의 식이, 배우자나 가족 지지의 부족, 어머니의 불안 또는 동요

영아 : 재태기간 34주 이하, 비정상적인 구조, 빠는 반사(sucking reflex) 부족

◆비교

모유수유장애, 비효율적 영아수유

비효율적 호흡양상
(Breathing pattern, ineffective)

사람의 흡기와 호기 양상이 적절한 환기를 유지시키지 못하는 상태

◆특성

- 주관적 자료 : 호흡곤란, 짧은 호흡
- 객관적 자료 : 호흡의 수와 깊이 변화, 맥박의 수와 리듬의 변화, 천식음(wheezing), 진탕음(fremitus), 기침, 비익 호흡(nasal flaring), 청색증, 횡격막의 수축이완 정도 감소, 3점 체위(threepoint position)를 취함, 호흡보조근육 사용, 폐활량; 강제 호기량 또는 산소포화도 감소, 호흡장애가 있거나 호흡감시를 받고 있음.

◆관련요인

신경근육 장애, 폐쇄성 폐질환, 제한적인 폐질환, 근골격계 장애, 에너지 감소, 피로, 불안, 급성 통증, 약물 부작용(호흡억제)

◆ **임상적 주의**

처방된 간호중재에 즉각적으로 반응하지 않고 비효율적 호흡양상이 지속되면 보고한다. 혼동과 심한 불안은 저산소증의 증상이기 때문에 특히 중요하다.

◆ **비교**

활동의 지속성 장애, 기도개방유지불능

심박출량 감소(Cardiac output, decreased)

심장이 신체대사요구량을 충족시킬 수 있도록 혈액을 펌프할 수 없는 상태

◆ **특성**

- 주관적 자료 : 피로, 현기증, 호흡곤란, 기좌호흡(orthopnea)
- 객관적 자료 : 혈압 저하, 심박동 증가, 부정맥, 협심증, 경정맥 확장, 피부와 점막의 청색증, 의존성 부종(dependent edema), 핍뇨, 말초 맥박 감소, 차갑고 습한 피부, 반점, 불안정

◆ **관련요인**

개발중

◆ **참고사항**

이 문제는 독립적 간호진단의 문제라기보다는 건강팀과 협력이 필요한 문제이다.

◆ **비교**

활동의 지속성 장애

보호자 역할 부담감(Caregiver role strain)

보호자가 가족을 보호하는 역할을 수행하는데 어려움을 느끼는 상태

◆ **특성**

- 주관적 자료 : 부적절한 자원, 보호하는 일을 수행하는데 어려움이 있음, 간호를 받는 대상자가 결과에 대해 걱정함, 다른 역할 책임감과의 갈등. 가족이 간호를 제공하는 것에 대해 갈등함, 스트레스, 신경질, 우울을 느낌
- 객관적 자료 : 간호의 질이 감소함, 가족 간에 불화가 커짐, 휴식없이 오랫동안 보호함.

◆ **관련요인**

대상자 : 심각하거나 장기적인 질병, 질병의 진행과정을 예측할 수 없음. 숙련된 간호시설에서 조기 퇴원함. 복잡하고 많은 간호가 필요함.

보호자 : 준비나 경험 부족, 신체적 · 정신적 건강문제가 있음, 휴식이나 여가활동시간 부족, 비슷한 역할을 위임받음.

기타 : 부적절한 물리적 환경, 가족기능부전

보호자 역할 부담감의 위험성 (Caregive role strain, Risk for)

보호자가 가족을 보호하는 역할을 수행하는데 어려움을 인지할 위험이 있는 상태

◆ **위험요인**

보호자 역할 부담감의 관련요인 참조

의사소통장애(Communication, impaired)

메시지(예 - 생각, 의견 또는 욕구)를 전하거나 받는 능력이 감소한 상태

◆ **특성**

- 주관적 자료 : 자신을 이해시키고 타인의 설명을 이해하는 것에 대해 걱정함, 말하는 것을 싫어함, 모국어로 이해하고 말하는 것이 어려움.
- 객관적 자료 : 대답에 대해 명확하게 이해하지 않고 질문을 반복함, 부적절한 이야기 또는 반응, 언어적 메시지와 비언어적 메시지가 일치하지 않음, 말을 더듬고 발음이 분명치 않으며 적절한 단어를 사용하는데 문제가 있음, 목소리가 약하거나 나오지 않음, 혼동, 한 가지 언어만 사용

◆ **관련요인**

뇌장애(표현성 실어증, 수용성 실어증)의 영향, 청각과 청력 결핍, 단어 사용 능력 감소, 언어장애, 프라이버시 부족, 사고과정 장애

◆ **참고사항**

연구를 통해 NANDA의 간호진단 목록에서 인정된 것은 언어적 의사소통 장애뿐이다. 의사소통장애는 광범위하기 때문에 언어소통장애를 포함한다.

◆ **비교**

언어소통장애

언어소통장애
(Communication, impaired verbal)

말하는 능력의 감소 또는 부재, 그러나 다른 사람의 말을 이해는 할 수 있음.

◆ **특성**

- 객관적 자료 : 말이나 말로 표현하는 것이 어려움, 말을 하지 않거나 할 수 없음.

◆ **관련요인**

신체적 장애(기관절개술, 삽관술), 해부구조결손(구순열), 실어증을 야기하는 뇌손상이나 뇌질환, 심리적 장애(정신증, 두려움), 언어장애

◆ **비교**

의사소통장애

지역사회의 비효율적 대응
(community Coping, ineffective)

적응과 문제해결을 위한 지역사회 활동양상
이 지역사회 요구를 충족시키는데 만족스럽지 못한 것

◆ **특성**

- 주관적 자료 : 지역사회가 기대를 충족시키지 못함, 변화에 대한 요구를 충족시키는 것의 어려움을 표현함, 과도한 것으로 인식된 스트레스원
- 객관적 자료 : 지역사회 참여의 결여, 의사소통 방법의 결손, 과도한 의사소통 갈등, 높은 질병률

◆ **관련요인**

사회적 지지 결여, 문제해결에 대한 부적절한 자원, 무기력

◆ **비교**

지역사회 대응증진을 위한 준비완료, 치료적 섭생, 비효과적 지역사회 관리

지역사회 대응 증진을 위한 준비 완료
(community Coping, readiness for enhanced)

적응과 문제해결을 위한 지역사회 활동의 패턴이 지역사회의 요구를 충족시키는 데 만족스러우나 현재와 미래의 문제나 스트레스원들이 관리를 통해 개선될 수 있다.

◆ **특성**

- 주관적 자료 : 지역사회가 스트레스 관리책임이 있음에 동의
- 객관적 자료 : 예측된 스트레스원에 대하여 지역사회의 효율적 대응, 활발한 계획, 문제에 직면했을 때 지역사회에 의한 적극적 문제해결, 지역사회 구성원들 간의 긍정적 의사소통, 지역사회 집합체와 더 큰 지역사회 간의 긍정적 의사소통, 레크리에이션과 휴식에 유용한 프로그램, 스트레스원을 관리할 수 있는 충분한 자원을 나타내는 특성의 결여

◆ **관련요인**

문제해결에 유용한 사회적 지지, 지역사회는 스트레스원을 관리할 수 있는 능력을 가지고 있음.

◆ **비교**

비효율적 지역사회 대응, 비효율적 지역사회 관리의 치료적 방법

급성 혼동(Confusion, acute)

일련의 광범위하고, 일시적 변화가 갑자기 시작되어 주의, 인식, 정신운동 활동, 의식수준 그리고 수면-각성주기에 장애가 나타남.

◆**특성**

- 주관적 자료 : 환각
- 객관적 자료 : 인식의 변화, 수면-각성주기의 변화, 의식수준의 변화, 정신운동 활동의 변화, 증가된 흥분과 불안정, 그릇된 인식, 목적 지향적 또는 목적적 행위를 하거나 시작하려는 동기의 결여

◆**관련요인**

60세 이상의 노인, 치매, 알코올남용, 약물남용, 섬망

◆**비교**

만성 혼동, 환경적 해석 증상, 감각지각 손상, 사고과정장애

만성 혼동(Confusion, chronic)

환경적 자극을 해석하는 능력의 감소, 기억력, 지남력과 행동장애를 나타내는 지적 사고과정 능력 감소를 특징으로 하는 불가역적이며 장기간 지속되거나 점진적인 지능과 인격의 파괴

◆**특성**

- 객관적 자료 : 조직손상의 임상적 증거, 자극에 대한 해석/반응의 손상, 점진적/장기적 인지장애, 의식수준의 무변화, 사회화 손상, 기억손상(단기, 장기), 인격 손상

◆**관련 요인**

알츠하이머 질환, 코르사코프 정신증, 다중경색성 치매, 뇌졸중, 두부 손상

◆**비교**

급성 혼동, 환경적 해석 징후, 감각지각손상, 사고과정 장애

변비(Constipation)

변 배설의 어려움이나 부적절한 배설, 심하게 단단한 대변의 통과를 동반한 장배설 상태

◆**특성**

- 주관적 자료 : 직장 압력이나 꽉찬 느낌, 두통, 복통, 요통, 식욕저하, 오심
- 객관적 자료 : 대변 빈도 감소, 단단한 굳은 대변, 대변시 긴장감, 촉진되는 직장의 덩어리

◆**관련요인**

휴식, 물이나 섬유질이 결핍된 식이, 운동부족, 프라이버시의 결여, 완화제 의존, 고통스런 배변, 임신, 약물 부작용, 신경근육 손상

◆**임상적 경고**

치료되지 않은 변비는 분변매복과 장폐색을 초래할 수 있다.

◆**비교**

만성 변비, 상상변비의 위험성

결장성 변비(Constipation, colonic)

잔류음식의 통과가 지연된 결과로 단단하고 마른 대변 특성을 나타내는 배변상태

◆**특성**

- 주관적 자료 : 배변시 통증, 복통, 직장 압력, 두통, 식욕저하
- 객관적 자료 : 배변 빈도 감소, 단단하고 마른 대변, 배변시 긴장, 복부팽만, 직장의 매스 촉진, 복부팽만

◆**관련요인**

필요량 이하의 수분 섭취, 필요량 이하의 음식섭취, 필요량 이하의 섬유소 섭취, 필요량 이하의 신체적 활동, 부동, 프라이버시의 결여, 정서적 혼동, 완화제와 관장의 만성적 사용, 스트레스, 일상생활의 변화

◆**비교**

변비, 상상변비

상상변비(Constipation, perceived)

현재는 변비가 없지만 자가진단으로 완화제, 관장, 좌약의 남용을 통해 매일 장운동을 확인하는 상태

◆관련요인

문화적 또는 가족 건강 신념, 잘못된 인식, 손상된 사고과정, 강박적 장애

◆특성

• 주관적 자료 : 완화제, 관장, 좌약 등의 과용을 통해 매일 장운동을 기대, 매일 같은 시간대의 배변을 기대

◆비교

결장성 변비

변비 위험성(Constipation, Risk for)

배변시의 어려움이나 불충분함, 또는 과도하게 단단한 대변 배출을 할 우려가 있는 상태

◆위험 요인

기능적 : 배변충동에 대한 습관적 거부나 무시, 최근의 환경 변화, 부적절한 화장실 상황(부적절한 시기, 배변시 체위, 프라이버시), 불규칙한 배변 습관, 불충분한 신체활동, 복근의 약화

심리적 : 정서적 스트레스, 정신적 혼란, 우울

신체적 : 불충분한 섬유소 섭취, 탈수, 부적절한 치아 상태나 위생, 적게 먹는 습관, 불충분한 수분 섭취, 감소된 장운동

약리학적 : 부작용으로 변비를 초래할 수 있는 약물(약물요법 체크)

기계적 : 직장 농양 또는 궤양, 수술 후 폐색, 항문열창, 거대결장, 전해질 불균형, 종양, 전립선 비대, 직장탈, 직장 탈출증, 신경적 손상, 치핵, 비만

◆비교

상상변비, 결장성 변비

방어적 대응(Coping, defensive)

긍정적 자존심에 대한 기본적인 지각된 위협을 방어하고자 하는 자기 보호 패턴에 기초하여 거짓의 긍정적 자기평가를 반복적으로 투사하는 상태

◆특성

• 객관적 자료 : 명백한 문제나 결점의 부정, 합리화, 비평에 대한 과민반응, 과장, 비난과 책임감에 대한 투사, 타인에 대한 우월감, 관계확립과 유지의 어려움, 타인에 대한 냉담한 웃음이나 조롱, 현실검증 지각의 어려움, 치료 이행과 참여의 결여

◆관련요인

직업 또는 업무 능력 상실, 재정 문제, 결혼 문제, 학교나 법적 문제의 실패, 제도화, 두려움, 노화

◆비교

비효율적 대응

비효율적 대응(Coping, ineffective)

생활에서의 요구와 역할을 충족시키는 문제 해결 능력과 적응행위의 손상

◆특성

• 주관적 자료 : 적응능력 상실 또는 도움 요청 능력 상실

• 객관적 자료 : 역할기대 또는 문제해결에 대한 무능력, 사회적 참여의 손상, 자기와 타인에 대한 파괴적 행위, 방어기전의 부적절한 사용, 일상적 의사소통 방법의 변화, 조작적 행위, 높은 질병 또는 사고율

◆관련요인

상황적 또는 성숙 위기, 지속적 스트레스, 과잉 감각, 개인적 취약성, 낮은 자존감, 부적절한 또는

유용하지 않은 지지체계, 가치나 신념의 갈등

◆**비교**

적응장애, 방어적 대응, 부정반응

발달장애 위험성 (Development, delayed, risk for)

사회적 영역이나 자기규제 행위, 또는 인지기술, 언어, 전체적 또는 미세한 운동 특성 중 한 가지 이상에서 25% 이상의 지연 위험성

◆**위험 요인**

출생 전 : 15세 이하의 어린 또는 35세 이상의 노산모, 마약사용, 감염, 유전적 또는 내분비 이상, 계획치 않은 또는 원치 않은 임신, 불충분한 산전 간호, 부적절한 영양, 문맹, 빈곤

개인적 : 미성숙, 발작, 선천적 또는 유전적 이상, 양성의 약물 스크리닝 검사, 뇌손상, 시각손상, 청각손상 또는 빈번한 중이염, 만성 질병, 기술적 의존, 발전에 대한 실패, 부적절한 영양, 입양아, 납중독, 항암제 치료, 방사선 치료, 행동장애, 마약사용

환경적 : 빈곤, 폭력, 자연재해

양육자 : 학대, 정신적 질병, 정신지체 또는 무능력

설사(Diarrhea)

묽고, 수분이 많은, 형태가 없는 대변의 빈번한 배설을 특성으로 정상 장 습관의 변화를 경험하는 상태

◆**특성**

- 주관적 자료 : 급격한 경련성 복통
- 객관적 자료 : 묽은 유동성 대변, 배변 빈도 증가, 장음 증가

◆**관련요인**

투약 또는 방사선 요법의 부작용, 위관영양, 염증성 또는 흡수장애, 감염성 과정, 음식부적응, 불안

비사용 증후군의 위험성 (Disuse syndrome, risk for)

근골격계의 비활동 결과로 신체 체계의 악화 위험성을 지닌 상태

◆**위험요인**

신경 근골격계 손상(예 - 마비, 다발성 경화증), 근골격계 이상, 기능적 부동, 기술된 부동, 심한 통증, 의식 수준 변화, 정신장애

◆**저자들의 기록**

이 진단은 중재목적이 신체적 · 정신적 통합성을 증진시키고 부동의 합병증을 예방하고자 할 때 적절하다.

◆**비교**

운동장애

낙상의 위험성(Falls, risk for)

낙상 가능성이 높음.

◆**위험요인**

성인 : 낙상 경력, 휠체어 사용, 65세 이상의 연령, 혼자 삶, 하지의 보철, 지팡이나 보행기 등의 보조기구 사용, 질병(급성 또는 만성), 기동성의 손상, 정신 상태 저하, 투약(현기증, 졸음, 피로나 허약 등을 초래하는), 알코올 사용, 밤에 진정제 사용, 억제대 사용, 낯선 환경, 어둠침침한 불빛의 방, 내팽겨진 양탄자, 잘 맞지 않는 신발, 목욕실에 미끄러짐 방지 기구가 없음.

어린이 : 2살 이하의 어린이, 1살 이하의 남자 어린이, 자동차 억제대가 없음, 게단 문이 없음, 창문 보호대가 없음, 창가에 위치한 침대, 움직이는 침대나 책상/소파 위에 놓여진 영아, 감독자의 결여

피로(Fatigue)

압도적이고 지속적인 소진감과 신체적, 정신적 업무 능력 감소

◆특성

- 주관적 자료 : 도적인 에너지 결핍, 일상적인 일을 지속하기 어려움, 일상적 과업 수행을 위해 부가적 에너지 요구, 집중력 손상, 성욕 감소, 환경에 대한 무관심이나 내성적 성향
- 객관적 자료 : 정서적 불안정 또는 흥분, 수행능력 감소, 기면 또는 무관심, 신체적 호소 증가, 사고에 취약함.

◆관련요인(원인)

대사성 에너지 생산의 감소 또는 증가, 압도적인 심리적 또는 정서적 요구, 일상생활활동 수행에 부가적 에너지 요구, 과도한 사회적 또는 역할 요구, 불편한 상태, 변화된 신체화학반응(예 - 투약, 약물 금단증상, 항암제), 빈혈

◆비교

활동의 지속성 장애, 수면장애, 자가간호 결핍

두려움(Fear)

출처가 명확한 무서운 감정

◆특성

- 주관적 자료 : 명확한 출처에 대한 염려, 심한 공포, 공황의 반응; 불면; 구갈; 식욕 저하
- 객관적 자료 : 공격, 불안정, 경계, 혈압/맥박/호흡의 증가, 발한증가, 창백, 근 긴장, 설사, 빈뇨

◆관련요인

통증, 불구, 질병에 대한 실제적 또는 지각적 위협, 신체적 또는 심리적 불편 또는 손상, 효과적인 상황 통제와 대응의 불능, 상실(목적, 영향력 있는 타인, 능력, 역할 기능 또는 독립에 대한), 지식부족

◆비교

불안

체액부족(Fluid volume, deficient)

혈관 내·외나 세포 내의 체액이 감소된 상태로 나트륨의 변화없이 체액만 감소된 탈수를 말함.

◆특성

- 주관적 자료 : 입술의 건조, 갈증, 허약감
- 객관적 자료 : third spacing을 제외한 갑작스런 체중 감소, 피부와 점막의 건조, 피부탄력성 감소, 핍뇨, 농축뇨, 체온 상승, 빈맥, 심박출량과 맥압의 감소, 섭취량보다 배설량의 증가, 헤마토크리트 상승, 의식수준 변화, 저혈압

◆관련요인

능동적인 체액 상실, 조절기전의 장애

◆임상적 주의

혼돈, 저혈압이나 부정맥 발생. 즉각적인 의사 처방 중재가 요구되는 전해질 불균형이나 저혈량을 시사할 수도 있음.

◆비교

체액부족 위험성

체액부족 위험성 (Fluid volume deficient, risk for)

혈관, 세포 내 또는 세포 간 탈수의 위험이 있는 개인의 상태

◆위험요인

체액부족의 관련요인 참조

체액과다(Fluid volume excess)

등장성 체액정체의 증가

◆특성

- 주관적 자료 : 불안, 가쁜호흡, 기좌호흡, 발목의 부종, 체중 증가
- 객관적 자료 : 안절부절, 부종, 팽팽하고 윤이

나는 피부, 삼출액, 전신부종, 체중증가, 배설량보다 섭취량이 더 많음, S_3심음의 청진, X-선 상의 폐울혈, 나음(마찰음), 호흡기 양상의 변화, 의식상태의 변화, 헤모글로빈과 헤마토크리트 감소, 혈압의 변화, 중심정맥압의 변화, 폐동맥압의 변화, 경정맥의 팽창, 양성 간경정맥반사, 핍뇨, 비중의 변화, 고질소혈증, 전해질 불균형

◆관련요인

조절기전의 손상, 수분과 나트륨섭취의 과다

가스교환장애(Gas exchange, impaired)

폐포-모세혈관의 산소와 이산화탄소 교환의 과다나 결핍

◆특성

- 주관적 자료 : 호흡곤란, 염려, 깨어있을 때 두통, 시력장애
- 객관적 자료 : 혼미, 졸음, 안절부절, 불안정, 빈호흡, 고탄산가스혈증, 저산소혈증, 빈맥, 비정상적인 동맥혈가스나 PH, 비정상적 피부색(청색증, 창백, 거무스름함), 발한, 비익 확장

◆관련요인

환기나 관류의 불균형, 폐포-모세혈관의 변화

◆임상적 주의

기도개방유지 불능이나 비효율적인 호흡양상의 위험성을 명확히 하고 다루는 것은 가스교환의 장애를 예방하기 위한 기본이다.

◆비교

활동의 지속성 장애, 기도개방 유지 불능, 비효율적인 호흡양상

슬픔(Grieving)

실제적이거나 지각된 상실에 대한 정상적인 반응으로서 상실과 슬픔의 극단적인 감정을 경험하는 개인이나 그룹의 상태(대상, 관계, 사랑했던 사람, 애완동물, 가능성, 신체일부, 신체기능이나 직업)

◆특성

- 주관적 자료 : 상실 후 첫 일년 동안 상실에 대한 다음의 반응을 보임 : 슬픔, 죄의식, 해결되지 않은 문제, 분노, 불안정한 기분, 상실 표현의 어려움, 울음을 멈추거나 집중하고 의사결정 하고 의미있는 활동이나 관계에 참여하는 것이 어려움
- 객관적 자료 : 상실 후 첫 일년 동안 상실한 대상에 대해 이상적으로 생각함, 식습관, 활동수준, 성욕, 수면양상의 변화, 과거 경험의 회상, 일상생활 기능장애, 퇴행, 불안정한 감정, 집중이나 수행해야 할 과업 수행의 감소

◆관련요인

실제적이거나 지각된 상실

◆비교

비효과적인 대응, 슬픔의 기대반응, 슬픔반응장애, 영적 고뇌

슬픔의 기대반응(Grieving, anticipatory)

예측할 수 있는 상실에 대한 반응으로 불안, 공포나 슬픔의 감정을 경험하는 개인이나 가족의 상태(대상, 관계, 사랑했던 사람, 애완동물, 가능성, 신체일부, 신체기능이나 직업)

◆특성

- 주관적 자료 : 잠재적 상실에 대한 고통, 죄의식, 분노, 슬픔(sorrow), 잠재적 상실의 부정
- 객관적 자료 : 식습관, 수면양상, 활동수준, 성욕, 의사소통 양상의 변화

◆관련요인

상실의 기대반응

◆비교

슬픔, 슬픔반응 장애, 영적 고뇌

슬픔반응 장애(Grieving, dysfunctional)

실제적이거나 지각된 상실에 대한 반응에서 상실과 슬픔이 장기화되고 과다한 감정을 경험하는 개인이나 그룹의 상태(대상, 사랑했던 사람, 애완동물, 가능성, 관계, 신체일부)

◆특성

- 주관적 자료 : 상실 후 1년 이상 비정상적인 슬픔과 관련된 증상 때문에 의미있는 활동에 참여하지 못하거나 관계를 맺지 못함(슬픔의 정의 참조).
- 객관적 자료 : 상실 후 1년 이상 비정상적인 슬픔과 관련된 증상 때문에 의미있는 활동의 참여나 관계의 장애(슬픔의 정의 참조)

◆관련요인

실제적이고 지각된 상실

◆비교

비효과적인 대응, 슬픔, 슬픔의 기대반응, 영적 고뇌

성장 발달 장애
(Growth and development, delayed)

아동의 성장과 발달이 동일 연령집단의 표준미만인 상태

◆특성

- 객관적 자료 : 같은 연령집단의 전형적인 기술(운동, 사회성이나 표현) 형성의 지연이나 어려움, 신체성장의 장애, 연령에 적절한 자가간호나 자기통제활동 형성의 장애, 이미 습득한 기술의 퇴행, 감정 변화가 없음, 무관심, 반응감소

◆관련요인

부적절한 양육(무관심, 태만, 학대, 일관성 없는 반응, 다수의 양육자), 의미 있는 사람으로부터 분리, 환경적 자극의 결핍, 신체적 질병이나 장애

건강유지능력 변화
(Health maintenance, ineffective)

건강을 유지하기 위해 도움을 구하고 건강을 관리할 수 있는 능력의 부재

◆특성

- 주관적 자료 : 건강추구행위를 결여하는 행동을 한 경험
- 객관적 자료 : 기본적인 건강행위와 관련된 지식부족, 내·외적 환경 변화에 대한 적응행위의 결여, 부분적이나 전반적인 기능양상에서 기본적인 건강 행위를 하기 위한 책임의 결여, 기본적 건강정보 추구의 결여

◆관련요인

의사소통기술 감소(쓰기, 말하기, 비언어적), 적절한 판단의 장애, 지각과 인지의 장애(전체운동이나 미세운동 기술의 전반적이고 부분적인 결여)

◆비교

비효과적인 대응, 지식부족, 치료적 섭생의 비효율적인 관리

건강추구행위
[Health-seeking behaviors(specify)]

건강한 개인이 더 높은 수준의 건강을 얻기 위해 건강습관이나 환경적 변화를 적극적으로 추구하는 상태

◆특성

- 주관적 자료 : 건강한 상태에서 건강행위증진 추구 욕구와 현재의 환경적 상황에 대한 관심
- 객관적 자료 : 지역사회 건강자원에 친숙하지 않아서 행위가 건강증진에 일관성이 없음.

◆관련요인

기본적인 건강욕구를 접할 가능성, 연령에 적절한 질병 예방 도구, 상품이나 뛰어난 건강의 성취,

현재의 건강상태나 행위의 확장을 위한 요구

비효율적인 가정관리 (Home maintenance, impaired)

개인이나 가족의 안전을 유지하고 독립적으로 성장을 증진시키는 환경을 유지할 수 없는 상태

◆특성

- 주관적 자료 : 편안한 가정간호 양식이 없음, 가정관리 보조자를 찾음, 많은 빚이나 경제적 위기, 사고경력이 있음.
- 객관적 자료 : 주변의 무질서, 요리기구, 의복이나 이불을 세탁하지 않거나 사용하지 않음, 찌든 더러움, 음식의 낭비나 비위생적인 낭비, 불쾌한 냄새, 부적절한 집안의 온도, 과중한 가족구성원(소모된, 불안한), 필요한 기구나 도움의 결여, 해충(vermin)이나 설치류(rodents)가 있음, 반복되는 위생장애, 감염, 기생충 감염, 가정의 위험요소

◆관련요인

개인이나 가족구성원의 질환이나 상해, 불충분한 조직이나 계획, 불충분한 경제력, 이용 가능한 자원과 익숙하지 않음, 손상된 인지나 감정적 기능, 지식, 역할모델이나 지지체계의 결여, 어린 아동이 있는 가정

◆비교

신체손상 위험성

절망감(Hopelessness)

제한적이거나 대안이나 선택의 여지가 없다고 여겨서 자신의 의사대로 에너지를 결집시킬 수 없는 개인의 상태

◆특성

- 주관적 자료 : 선택, 문제해결능력, 활동의 무능력, 무감동, 무관심, 식욕감소
- 객관적 자료 : 분노표출, 한숨, 자극에 대한 반응 감소, 언어 표현 감소, 대화 회피, 대화 상대자에게 눈을 감는 등의 절망을 표현, 수면 증가나 감소, 적극성의 결여, 수동적으로 돌봄을 허용

◆관련요인

지속적으로 활동이 제한된 고립, 생리적 상태의 결여나 악화, 장기적인 스트레스, 자포자기, 초월적 가치나 신에 대한 신념의 상실

◆비교

무력감, 영적 고뇌

비효율적 수유 (Infant feeding pattern, ineffective)

영아가 빨고 삼키는 반응에 조화하여 움직이거나 빠는 능력이 손상된 상태

◆특성

- 객관적 자료 : 효율적으로 빠는 것을 시작하거나 지속하지 못함, 빨기/삼키기/호흡 조절을 못함, 수유시 기침이나 질식

◆관련요인

미숙아, 신경손상이나 지연, 구강의 과민증, 장기 금식, 해부학적 기형

◆비교

기도흡인 위험성, 비효과적인 모유수유

감염 위험성(Infection, risk for)

인체에 병원체가 침범할 위험이 증가된 상태

◆위험요인

부적절한 일차 방어(피부손상, 조직 손상, 섬모활동 감소, 신체에 수분정체, 분비물의 pH변화, 연동운동 변화) 부적절한 이차방어(헤모글로빈과 백혈구 감소, 감염반응 억제) 면역반응감소, 부적절한 수동(후천적인)면역, 만성질환, 영양실조,

위험한 환경(업무, 여행), 위험한 치료(침습적인 튜브나 처치, 수술, 약물), 연령(노인/아동), 지식부족(자기보호), 고위험행동(예 - 안전하지 않은 성생활, 약물남용)

지식부족[Knowledge, dificient(specify)]

자신의 건강간호를 성공적으로 관리하기 위한 기술이나 정보가 부족한 상태

◆특성

- 주관적 자료 : 정보추구, 건강간호관리에 대한 능력의 불만족, 건강간호요구와 관련된 불완전하거나 부정확한 정보, 어렵게 수행된 기술
- 객관적 자료 : 기술을 부정확하게 시범 보임, 지시와 상반된 행위, 부적절하거나 과장된 행위(신경질, 적대감, 동요, 무감동)

◆관련요인

인지장애, 기억력 결여, 배움의 기회 부족, 정보의 그릇된 해석, 흥미나 동기 결여, 정보자원에 익숙하지 않음, 읽지 못하거나 쓰여진 정보에 접근하지 못함, 공포, 부정반응

기억장애(Memory, impaired)

정보나 행위적 기술들의 일정 부분을 기억하거나 회상할 수 없음을 개인이 경험하는 상태로 손상된 기억은 일시적으로 영구적인 병태생리나 상황적 요인에서 기인될 수 있다.

◆특성

- 주관적 자료 : 잊어버림의 경험을 말한다. 현재나 과거 사건의 회상이 어려움.
- 객관적 자료 : 관찰된 잊어버림의 경험, 행위를 수행한다면 결정의 어려움, 새로운 기술과 정보를 배우거나 유지하기 어려움, 이전에 배웠던 기술을 실행하기가 어려움, 실제의 정보회상의 어려움.

◆관련요인

급성적이나 만성적 저산소증, 빈혈, 심박출량 감소, 수분과 전해질 불균형, 신경학적 장애, 과도한 환경적 장애

◆비교

만성혼동, 사고과정장애

운동장애(Mobility, impaired physical)

독립적인 운동능력의 제한을 경험하는 개인의 상태

◆특성

- 주관적 자료 : 의도대로 움직이지 못하거나 통증이 동반됨.
- 객관적 자료 : 목적대로 움직임이 어려움(침대에서, 이동시, 보행의 문제, 이동의 범위 제한, 근력의 감소, 근육조절력 감소, 근육량의 감소)

◆관련요인

활동제한이나 강도와 인내의 감소, 통증이나 불편감, 신경근육이나 근골격계 장애, 이동제한의 강요, 의학적 프로토콜

◆참고사항

이 진단은 힘과 내성을 증가시키고, 기능을 회복하거나 악화를 예방하는 목적의 중재에 적절하다.

◆비교

활동의 지속성 장애, 비사용증후군 위험성, 자가간호결핍

영양부족(Nutrition, imnalanced : less than body requirements)

대사요구를 충족시키기에 불충분한 영양섭취를 하는 상태

◆특성

- 주관적 자료 : 식욕부진, 먹는 것에 대한 혐오감, 음식에 대한 흥미결여, 손상된 미각, 소량

의 음식섭취 직후 포만감, 질병이 있는 또는 없는 복통, 복부경련, 빈번한 하제사용, 음식을 소화할 수 없음을 지각, 정보결여, 잘못된 정보, 영양적 요구와 관련된 잘못된 생각

- 객관적 자료 : 대사요구보다 감소된 음식섭취, 표준체중보다 20% 체중미달, 혈청알부민, 근육량이나 근육긴장도, 피하지방의 감소, 결막과 점막의 창백, 과도한 탈모, 지각된 지방과 체중의 불일치

◆관련요인

식욕부진, 구내염, 연하곤란, 부적절한 의치, 유행되는 다이어트, 빈곤한 음식 선택, 음식의 확보나 준비 불능(신체적이나 재정적 제한), 섭취장애(신경성 식욕부진, 대식증), 대사요구량의 증가(화상, 감염, 암), 흡수장애(크론병, 낭포성 섬유증), 약물의 부작용

◆비교

구강점막 손상, 자가간호결핍, 음식섭취, 비효율적인 가정관리, 연하장애, 비효율적인 수유

영양과다(Nutrition, imbalanced : more than body requirements)

대사요구를 초과하는 영양섭취를 경험하는 개인의 상태

◆특성

- 주관적 자료 : 시간, 사회적 상황과 같은 외적 자극에 반응하여 수시로 음식섭취, 배고픔 외의 내적 자극(불안)에 반응하여 음식을 섭취
- 객관적 자료 : 대사요구보다 증가된 음식섭취, 표준체중보다 20% 이상 체중과다, 삼두근의 피부두께가 남자는 15mm 여자는 25mm 이상 증가, 체지방이 연령과 성에 기초한 표준보다 증가, 다른 활동을 하면서 음식섭취, 오후 늦은 시간에 집중적으로 음식섭취

◆관련요인

한쪽 또는 양쪽 부모의 비만, 영아나 아동기동안 성장곡선율을 넘어선 급속한 변화, 생후 5개월전에 고형음식 사용, 보상이나 안정의 수단으로 음식 섭취, 빈번한 임신, 임신 초기 기초체중 증가, 부적절한 운동이나 활동 양상, 좋지 않은 식습관(스넥, 불균형적인 음식, 고지방 음식), 음식의 영양적 가치에 대한 지식 결여, 역기능적 섭식 양상, 질병(갑상선 문제, 당뇨병), 약물의 부작용(스테로이드, 피임약)

◆비교

영양과다 위험성, 비효율적 대응

구강점막 변화 (Oral mucous membrane, impaired)

구강점막의 상해

◆특성

- 주관적 자료 : 구강의 통증이나 불편감
- 객관적 자료 : 설태가 덮인 혀, 구내염, 병변이나 궤양, 백반증(leukoplakia), 충혈, 부종, 치석, 수포, 출혈성 치은염, 구취증

◆관련요인

머리와 목의 방사선 치료, 구강 수술, 치주질환, 화학적 자극(알코올, 담배, 약물), 탈수, 잘 맞지 않은 의치나 부목(brace), 충치, 기관 내관이나 비위관 삽입, 24시간 이상 금식, 부적절한 구강위생, 구강호흡, 영양결핍, 감염, 타액부족이나 감소, 약물의 부작용(항암치료, 면역억제제)

◆비교

피부통합성 손상

급성 통증(Pain, acute)

현재 심한 불편감이나 불쾌감을 경험하거나 보고된 상태

◆**특성**

- 객관적 자료 : 감시 혹은 보호하려는 행위, 자신에게 집중, 좁혀진 초점(시간지각의 변화, 사회적 접촉 철회, 사고과정 장애), 산만한 행위(애도, 울음, 왔다갔다함, 다른 사람을 찾거나 지나치게 활동적이고 불안해 함) 얼굴에 나타나는 통증(눈빛이 빛나지 않고 지쳐보이고 한 곳에 고정되거나 천천히 움직이고 찡그린 얼굴 표정) 근긴장도나 자동반응의 손상(발한 혈압, 맥박의 변화, 동공확장, 호흡률의 변화)

◆**관련요인**

손상인자(생물학적, 화학적, 신체적, 정신적)계통이나 기관의 기능이나 구조적인 문제, 약물내성

◆**임상적 주의**

새로운 통증발생이나 호전되지 않는 통증 보고

◆**비교**

만성 통증

만성통증(Pain, chronic)

6개월 이상 지속되는 통증을 경험하는 상태

◆**특성**

- 주관적 자료 : 6개월 이상의 통증, 재발에 대한 두려움, 지속적인 과거활동 능력의 손상, 식욕부진, 몸무게, 행동 또는 수면형태의 변화, 우울증, 좌절, 분노, 희망 상실
- 객관적 자료 : 행위, 얼굴표정, 방어된 움직임

◆**관련요인**

만성적 신체/정신적인 무력, 우울, 기관 계통구조나 기능의 문제, 약물내성

◆**임상적 주의**

만성통증을 지닌 사람들은 일반적으로 통증과 자율반응(맥박과 혈압 증가)이 일치하지 않는다. 통증이 없는 것처럼 보일 수도 있다. 그러나 이것은 기분전환을 통하여 통증을 극복하기 위한 노력의 결과이다.

◆**비교**

급성통증

부모역할 갈등(Parental role conflict)

부모역할을 경험함에 있어 위기감에 대한 혼란과 갈등을 갖는 상태

◆**특성**

- 주관적 자료 : 자녀의 신체적 정서적 요구에 대한 제공이 부적절하거나 내키지 않는 감정, 부모역할이나 가족기능, 의사소통 또는 건강변화에 대한 걱정, 자녀와 관련된 일을 결정함에 있어 실재적 잠재적인 통제감을 상실한 상태
- 객관적 자료 : 일상적인 돌봄의 중단, 지지와 격려 등과 함께 일상적인 돌봄 활동에 참여하는 것을 내키지 않아 함.

◆**관련요인**

자녀로부터의 분리 침해 또는 내키지 않는 심적 태도(격리, 양육), 정해진 돌봄센터의 방침, 특별한 요구를 지닌 자녀를 가정에서 간호하는 것(무호흡 관찰, 상처배액, 고영양식의 요구), 결혼상태의 변화, 가정치료요법으로 인한 가족생활 방해, 돌봄자 역할 긴장

◆**비교**

돌봄자 역할 긴장, 가족의 비효율적 대응, 가족기능 장애, 부모역할 손상

부모-영유아/아동 애착 장애 위험성
(Parent-infant/child attachment, risk for impaired)

보호와 양육의 상호적인 관계 발달을 도모하는 부모와 영유아 사이의 상호작용 과정이 붕괴될 위험에 처한 상태

◆**위험요인**

개인적 욕구충족에 대한 부모의 무능력, 부모역

할과 관련된 불안, 물질남용, 미숙아, 행동조직장애로 부모와의 접촉을 효과적으로 시작하기 어려운 영유아, 분리, 물리적 장애, 프라이버시 결핍

◆**비교**

유아의 행동, 역할혼란, 부모역할 갈등

부모역할 장애(Parenting, impaired)

자녀에게 최적의 성장발달을 위한 환경을 조성하는 양육자의 능력에 장애가 있는 상태

◆**특성**

- 주관적 자료 : 자녀를 조절할 수 없음, 자녀의 성별에 대한 혹은 신체적 특성에 대한 실망감, 자녀를 향한 불만 자녀의 신체기능에 대한 혐오감, 부적절한 감정표현
- 객관적 자료 : 부모역할 포기, 자녀학대, 무시, 가출아동, 부모애착의 부재, 간호제공자와의 약속을 지키지 못하고 자녀의 요구에 관심이 없고 돌보는 행위가 부적절하고 양육방법이 부적절하거나 일관성이 없으며 아이가 잦은 사고를 당하거나 아픔, 아동의 성장 발육 지연

◆**관련요인**

부모측 : 역할모델의 결핍, 신체적 심리적인 학대, 중요한 타인의 지지결핍, 사회적 정서적 요구 불충족, 다산, 지식결핍, 돌봄 제공자 역할 긴장

부모 혹은 자녀측 : 실재적 혹은 지각된 신체적 또는 정서적인 생존 위협, 비현실적 기대감, 새가족 구성원의 등장(예:출산, 입양), 정신적/신체적 질환, 스트레스

자녀측 : 무반응이거나 부적절한 반응

◆**비교**

보호자 역할 긴장, 가족의 부적절한 대응기전, 가족기능 장애, 성장발달의 지연, 비조직적 영아 행위, 부모 역할 갈등

부모 역할장애 위험성
(Parenting, risk for impaired)

자녀에게 최적의 성장 발달을 위한 환경을 조성하는 양육자의 능력에 장애가 큰 상태

◆**위험요인**

부모역할의 장애의 관련요인 참고

◆**비교**

보호자 역할 부담감, 가족의 부적절한 대응기전, 가족작용의 중단, 성장과 발달의 지연, 부모역할의 갈등

수술중 체위성 손상 위험성
(Perioperative positioning injury, risk for)

대상자가 수술중에 취하는 체위로 인해 손상의 위험성이 있는 상태

◆**위험요인**

지남력 상실, 부동, 근허약, 마취, 쇠약, 비만, 부종

말초신경혈관 기능장애 위험성
(Peripheral neurovascular dysfunction, risk for)

사지의 혈액순환, 감각, 운동장애의 위험을 경험하는 상태

◆**위험요인**

골절, 외상, 화상, 혈관폐쇄, 부동, 정형외과적 수술, 기계적 압박(지혈대, 석고붕대, 지지대, 드레싱, 억제대)

◆**임상적 주의**

신경혈관사정 결과로부터 나온 비정상 보고로, 간호중재에 즉각적으로 반응하지 않은 경우 초래되는 회복될 수 없는 신경근육손상 예방을 위해 측정할 수 있다.

◆**비교**

부적절한 조직관류

외상후 반응(Post-trauma response)

일상생활에서 겪을 수 없는 충격적 사건으로 인해 지속적으로 고통을 겪는 상태

◆특성

• 주관적 자료 : 인지적, 정서적, 감각운동활동으로 외상 상황을 재 경험하는것(예 - 회상이 연상되는 것, 반복적인 꿈, 악몽, 외상사건에 대해 지나치게 많이 말하는 것, 살아남기 위해 취한 행동에 대한 죄책감). 심리적 정서적 무감각(현실인지 장애, 혼동, 기억상실증, 외상상황에 대해 멍해짐, 해리)

• 객관적 자료 : 생활양식의 변화, 자살시도, 약물남용 등과 같은 자해행동, 대인관계의 어려움, 외상에 대한 공포, 충동 조절 불능, 불안정, 억압된 감정의 폭발

◆관련요인

재난, 전쟁, 유행병, 강간, 고문, 치명적인 질병, 사고

◆비교

강간상해 증후군

무력감(Powerlessness)

자신의 행동 결과에 아무런 영향을 주지 못함을 느끼는 상태, 즉 현재나 앞으로 직면한 상황에 대해 조정하거나 통제할 수 없음을 느끼는 상태

◆특성

• 주관적 자료 : 상황이나 결과를 통제하거나 영향력을 미치지 못함, 지속적인 질병이나 악화로 분노, 일상생활을 표현함에 있어 무력감을 느끼는 것

• 객관적 자료 : 불안하고 공격적이며 폭력적인 행동, 계획된 간호를 수행함에 있어 협조가 부족하고 건강 관련 정보를 구하는데 있어 비협조적이다.

◆관련요인

무기력한 생활양식, 자가간호능력의 결핍, 건강관리 환경, 일상생활, 대인관계, 사전에 인생설계를 구상하거나 조절을 즐기는 것

◆비교

절망감

강간상해 증후군(Rape trauma syndrome)

피해자의 의지나 동의에 반해서 강압적이고 폭력적인 성폭행을 당한 것으로, 이러한 폭행이나 폭행시도에 의해 삶의 유형을 붕괴시키는 급성기와 재구성 과정인 장기적 과정이 있다.

◆특성

• 주관적 자료 : 정서적 반응(분노, 두려움, 수치심, 복수심, 자기비난, 신체적 폭력이나 사망의 공포) 위장장애(오심, 구토, 식욕부진) 비뇨생식기의 불편감(통증, 긴장) 근육긴장, 불면증, 악몽, 성행위나 이성관계, 생활양식의 변화, 불안, 두려움

• 객관적 자료 : 행동, 의사소통 양상, 외모, 생활양삭의 변화, 신체질환, 정신적 질환, 알코올이나 약물남용 등과 같은 과거 상태의 재발현, 침묵반응(강간 사건에 대해 얘기하지 않음)

◆관련요인

실제 성폭행을 하거나 시도하는 것

◆임상적 주의

전문가에게 상담하게 하면 보다 나은 결과를 얻을 수 있다.

자가간호결핍 : 목욕/위생 (Self-care deficit, bathing/hygiene)

자기 스스로 목욕이나 위생을 완전하게 수행할 수 없는 상태

◆특성

• 객관적 자료 : 몸을 씻는 능력 결여, 물을 떠올

릴 수 없음, 물 온도 조절이나 물 흐름을 조절 할 수 없음.

◆**관련요인**

움직임, 힘 또는 내성의 감소, 통증, 불편감, 지각/인지/신경근육 또는 근골격계 손상, 우울, 불안, 활동의 지속성 장애

◆**비교**

활동지속성장애, 운동장애

자가간호결핍 : 식사
(Self-care dificit, feeding)

자기 스스로 옷을 입고 배변을 완전하게 수행할 수 없는 상태

◆**특성**

- 객관적 자료 : 그릇에서 입까지 음식을 가져가지 못함.

◆**관련요인**

움직임, 힘 또는 내성이 감소, 통증, 불편감, 지각/인지/신경근육 또는 근골격계 손상, 우울, 불안, 활동의 지속성 장애

◆**비교**

운동장애; 활동의 지속성 장애, 영양부족

자가간호 결핍 : 옷입기/몸치장
(Self-care deficit, dressing(grooming))

자기 스스로 옷 입고 몸치장을 완전하게 수행 할 수 없는 상태

◆**특성**

- 객관적 자료 : 필요한 옷을 입거나 벗을 수 없음, 옷을 꺼내거나 제자리에 놓을 수 없음, 옷의 단추를 채우거나 만족스런 외모를 유지하지 못함.

◆**관련요인**

움직임, 힘 또는 내성이 감소, 통증, 불편감, 지각/인지/신경근육 또는 근골격계 손상, 우울, 불안, 활동의 지속성 장애

◆**비교**

활동의 지속성 장애 이동에 대한 신체적 손상

자가간호결핍 : 배설관리
(Self-care deficit, toileting)

자기 스스로 완전하게 배설 활동을 수행할 수 없는 상태

◆**특성**

- 객관적 자료 : 화장실에 가지 못함, 변기에 앉거나 서지 못함, 배뇨하기 위하여 옷을 조작하지 못함, 배설 위생처리를 하지 못함, 용변 후 청결히 처리할 수 없음, 변기를 비울 수 없음.

◆**관련요인**

움직임, 힘 또는 내성이 감소, 통증, 불편감, 지각/인지/신경근육 또는 근골격계 손상, 우울, 불안, 활동의 지속성 장애

◆**비교**

활동의 지속성 장애 이동에 대한 신체적 손상,

만성적 자긍심 저하
(Self-esteem, chronic low)

자신이나 자신의 능력에 대한 부정적 평가나 느낌이 장기적으로 지속되는 상태

◆**특징**

- 주관적 자료 : 저하된 자긍심이 장기간 또는 만성적 증상으로 나타남(자긍심 장애에서 주관적 자료를 참고)
- 객관적 자료 : 저하된 자긍심이 장기간 또는 만성적 증상으로 나타남(자긍심 저하에서 주관적 자료를 참고)

◆**관련요인**

비효과적이거나 폭력적인 관계를 가졌던 이력,

부모, 자녀, 자신의 아이에 대한 비현실적인 기대, 부적절한 지지, 억압 또는 분리, 모순된 체벌, 자극결핍, 활동의 제한, 중요한 타인을 신뢰하지 못함.

◆**비교**

일시적 자긍심 저하

자긍심 저하(Self-esteem, disturbance)

개인의 능력 또는 자신에 대한 느낌이나 평가가 부정적인 것

◆**특성**

- 주관적 자료 : 수치심과 죄의식, 미성숙한 사건처리, 자신에 대한 긍정적인 평가를 거부하고 부정적인 반응을 과장시킴, 새로운 일이나 상황에 대하여 망설임, 대인관계/직장/다른 생활사건에 있어 낮은 성공률, 의사결정의 어려움.
- 객관적 자료 : 다른 사람의 의견에 지나치게 의존적임, 눈을 마주치지 않으려 함, 자신이 없는 수동적인 비결정적 행위, 극단적으로 확인을 요함, 지나치게 일치하려고 함, 말로 자신을 부정함, 의사결정의 어려움.

◆**관련요인**

언어적/성적/신체적인 폭력, 부모 무시, 무력함에 의해 관련된다.

◆**비교**

적응장애, 비효율적 대응, 일시적 자긍심 저하, 만성적 자긍심 저하

일시적 자긍심 저하 (Self-esteem, situational low)

긍정적 자가 평가를 하던 사람이 상실이나 변화와 같은 상황에 처했을 때 일시적으로 자신에 대해 부정적 평가나 느낌을 갖는 상태

◆**특성**

- 주관적 자료 : 상실이나 변화에 대한 반응으로 자긍심의 저하 징후가 일시적으로 발생(자긍심 저하의 특성 하에 열거된 주관적 자료)
- 객관적 자료 : 상실이나 변화에 대한 반응으로 저하 징후가 일시적으로 발생(자긍심 저하의 특성 참고)

◆**관련요인**

실직, 재정 문제, 이혼, 법적 어려움, 감옥생활, 학업실패, 실직, 입원

◆**비교**

적응장애, 비효율적 대응, 일시적 자긍심 저하, 만성적 자긍심 저하

자해 위험성(self-mutilation, risk for)

자신을 죽이지 않고 의도적으로 해를 끼칠 위험이 높은 상태

◆**위험요인**

기본적인 인격장애(특별 여성은 13~25세)정신상태(청소년기 남자에게서 흔함) 정서적 장애가 있거나 심하게 매를 맞은 어린이, 심리적으로 퇴행을 보이거나 자폐어린이, 자해의 경험을 가지고 있거나 신체적/정서적/성적폭력의 경험, 정신적 · 신체적 긴장감이 증가 했을 때 부적절한 대응, 우울/거절/자기학대/분리불안/죄의식/비개인화의 느낌/변덕스러운 정서상태, 환각, 감각자극 결여, 부모 또는 정서적 박탈, 가족기능장애

감각지각 변화(시력, 청력, 운동감각, 미각, 촉각, 후각)(Sensory perception, disturbed (specify : visual, auditory, kinesthetic, gustatory, tactile olfactory))

개인이 받는 자극의 양이나 형태에 변화가 있거나 외부자극을 잘못 감지하여 자극에 대한 반응이 감소, 과장, 또는 왜곡된 상태

◆**특성**

• 주관적 자료 : 환각, 피로, 불안

• 객관적 자료 : 시간/장소/사람에 대한 지남력 상실, 측정 가능한 감소된 감각활동, 행동이나 의사소통 양상의 변화, 문제해결의 어려움, 부적절한 반응, 무표정, 불안감

◆**관련요인**

감각기관의 결핍, 감각인지, 전달, 통합의 손상, 과도하거나 불충분한 환경자극, 수면박탈, 대사장애, 약물 부작용, 급성 통증, 스트레스

◆**비교**

사고과정 장애

성문제 호소

(Sexuality Patterns, Ineffective)

개인적 경험이나 경험할 수 있는 성적 패턴의 변화

◆**특성**

• 주관적 자료 : 성적행동 · 활동의 어려움, 제한 또는 변화

• 객관적 자료 : 빈번한 성 - 관련 질문들

◆**관련요인**

건강관련 변화의 대안적 방응에 대한 지식이나 기술부족, 변화된 신체 기능이나 구조, 질병이나 의학적 치료, 사생활 보호 결여, 소중한 사람의 결여, 역활모델의 비효율성 혹은 부재, 성적지향에 관한 갈등 혹은 다양한 선택, 임신의 공포 또는 성병의 획득 · 전파의 두려움, 소중한 사람과의 악화된 관계

피부손상(Skin integrity, impaired)

피부가 손상된 상태

◆**특성**

• 주관적 자료 : 소양증, 통증, 무감각

• 객관적 자료 : 피부 표면과 피부층 파괴, 홍반, 벗겨진 피부

◆**관련요인**

외적 요인 : 고열, 습도, 화학물질, 내분비와 외분비물, 기계적 요인(마찰, 압박, 억제대) 외상, 방사선, 부동

내적 요인 : 영양상태 불균형(비만, 전신쇠약), 대사상태 변화, 혈액순환장애, 감각장애, 피부색소장애, 골격돌출, 발달적 요인, 면역결핍, 피부긴장도 감소, 분비물, 심리적 부종

◆**비교**

피부손상 위험성, 조직손상

피부손상 위험성

(Skin integrity, risk for impaired)

피부가 손상될 위험이 있는 상태

◆**위험요인**

피부손상 참조

수면장애(Sleep pattern, disturbed)

수면양상의 변화로 인해 불편감을 느끼고 일상생활에 지장이 있는 상태

◆**특성**

• 주관적 자료 : 잠들기 힘듦, 원하는 것보다 늦게 잠들거나 일찍 깨어남, 수면 중에 깸, 충분히 쉬었다고 느끼지 못함.

• 객관적 자료 : 행동이나 수행능력의 변화(안절부절못함, 불안정, 지남력 상실, 기면, 나른함) 신체적 증후, 경증의 일시적 안구진탕증, 경한 손 떨림, 안검하수증, 무표정한 얼굴, 말이 불분명함, 눈아래가 어두움, 잦은 하품, 자세의 변화, 말이 어눌하고 발음이 정확하지 않고 정확한 단어를 구사하지 못함.

◆**관련요인**

내적 감각장애 : 질병, 심리적 스트레스
외적 감각장애 : 환경적 변화, 투약 부작용, 도와주는 사람의 책임성

◆비교

불안, 피로

사회적 고립(Social isolation)

개인이 고립감을 느끼고 그 고립감을 타인에 의해 강제로 부여된 부정적이고 위협적인 것으로 인지하는 상태

◆특성

- 주관적 자료 : 만족스러운 인간적 관계나 삶에서의 의미있는 목적의 결여, 타인으로부터 거절이나 이질감을 느낌, 타인의 기대에 부응 하지 못하거나 남들 앞에서 불안정을 느낌
- 객관적 자료 : 가족이나 친지들로부터 지원을 받지 못함, 슬프고, 멍한 감정, 언어장애나 철회 행동, 시선을 피함 등과 같은 의사소통장애, 적대감이 있는 음성이나 행동, 자신만의 사고에 사로잡힘

◆관련요인

발달과업의 성취지연, 미성숙한 관심, 보통과 다른 외모, 만성 질환, 의식의 장애, 수용하기 어려운 사회적 가치나 행위, 불충분한 인적 자원, 친구 결여, 타인과 만족스러운 관계를 형성하지 못함.

◆비교

언어소통 장애, 사회적응장애

영적 고뇌(Spiritual distress)

인생의 본질과 생물학적, 사회심리적 본질의 통합과 초월에 관련되는 원칙의 혼란과 영적고뇌를 경험하는 상태

◆특성

- 주관적 자료 : 삶과 죽음의 의미 또는 믿음체계에 대한 관심, 신에 대한 분노, 고통의 의미에 대한 의문 제기, 자아존재에 대한 이해추구, 치료에 대한 윤리적, 도덕적 적용, 종교의식에 참여하지 못함, 성직자와 대화하기를 원함, 성직자들에 대해 분노함, 악몽, 수면장애
- 객관적 자료 : 행동이나 기분의 변화(분노, 자폐와 울음, 편집, 불안, 적대감, 무감동 등), 야유적인 유머사용

◆관련요인

종교적, 문화적 연계로부터 분리, 신념/가치체계의 변화(예 - 치료의 도덕적, 윤리적 의미 또는 극심한 고통의 결과)

◆비교

영적 안녕증진을 위한 준비 완료

영적 안녕증진을 위한 준비 완료 (Spiritual well-being, readiness for enhanced)

영적 안녕은 내적인 힘에서 솟아나오는 조화된 상호유대를 통한 신비에 대한 개인의 발달/표명에 대한 과정

◆특성

- 주관적 자료 : 자아인식감, 자아인식, 단일화된 힘, 내부 중심, 초월, 조화로운 상호 유대, 관계, 유대, 자아, 타인, 신, 환경과의 조화, 신비를 표명, 인생의 목적, 의미, 신비, 불확실성, 투쟁에 대한 개인적 경험

◆비교

영적 고뇌

질식 위험성(Suffocation, risk for)

(흡기가 부적절하거나 비효율적인) 질식의 위험이 있는 상태

◆위험 요인

개인적 요인 : 후각저하, 운동기능 저하, 안전교

육 결여, 안전예방 부족, 인지적 · 정서적 문제, 질병이나 손상과정

환경적 요인 : 밀폐된 차고 안에서 자동차 난방, 가스누출, 침대에서 흡연, 외부환기가 안된 상태에서 히터사용, 옷걸이

어린이를 위한 추가적 요인 : 영아의 침요위에 베개 방치, 아동이 비닐봉지를 가지고 놈, 아동이 코나 입으로 작은 물건을 집어 넣음, 못 쓰는 냉장고의 문을 제거하지 않고 방치함, 수영장이나 목욕통에 어린아이를 혼자 둠, 영아의 목에 매달아 둔 고무 젖꼭지

◆비교

흡인 위험성, 비효율적 가정관리

자살 위험성(Suicide, risk for)

스스로 생명을 위협하는 상해를 일으킬 위험이 있는 상태

◆위험요인

행동적 : 자살시도 경력, 충동성, 총 구입, 약품을 모아둠, 유언을 만들거나 바꿈, 재산을 포기함, 중요한 우울로부터 환상적인 회복, 학교생활에서 행동이나 태도의 변화, 자신을 죽이겠다고 위협함, 죽고 싶다거나 모든 것이 끝이라고 표현함.

상황적 : 혼자 살고 있음, 은퇴함, 격리, 기관수용, 경제적 불안정, 자율성이나 독립성 상실, 집에 총을 가지고 있음, 감호보호소나 여관 같은 곳에서 살고 있는 청소년 또는 청년

심리적 : 가족 또는 가계의 자살내력, 알코올이나 약물의 사용/남용, 정신질환, 아동학대 경력, 죄책감, 게이나 레스비언

인구학적 : 연령(노인, 성인초기 남성, 청년)

인종적 : 백인, 원주민, 미국인

성적 : 남성, 과부, 이혼자

신체적 : 만성질환 또는 말기질환

사회적 : 의미 있는 사람의 상실, 가족의 파괴, 슬픔, 비통, 지지체계의 부족, 외로움, 절망, 무력감, 사회적 격리, 법적 또는 훈련적 문제, 집단 자살

◆임상적 주의

자살을 시도할 위험이 있을 때에는 특별한 부탁을 한다. 약속을 받아두거나 자살하기 쉬운 특정 시간에 노출되지 않게 접촉을 시도한다("내가 출근하기 전에 당신에게 자살충동 위험이 닥쳐온다고 느끼면 언제든지 나를 부르겠다고 약속해 주세요")

연하장애(Swallowing, impaired)

수분 및 고형음식을 자기 스스로 구강에서 위로 넘기기 어려운 상태

◆특성

- 주관적 자료 : 연하곤란
- 객관적 자료 : 연하곤란이 관찰됨, 구강 내의 음식정체, 삼킬 때 기침 또는 질식, 흘림, 기타 흡인의 증거들

◆관련요인

신경 근육손상(구개반사 감소 또는 결여, 저작 또는 연하근육의 약화, 인지장애, 안면마비, 뇌졸중 발작 후 상태) 선천적 결함(구개토순, 기도식도간 누공) 기계적 폐쇄(부종, 기관절개관, 종양) 의식저하, 충혈되거나 자극받은 구강인두, 허약, 피로

◆비교

흡인 위험성

치료요법의 비효율적 이행(management of Therapeutic regimen, ineffective)

질병과 질병의 후유증 치료를 위한 일상프로그램이 되도록 조절하고 통합하는 패턴이 건강관련 목표를 충족시키기에 만족스럽지 못한 상태

◆특성

- 주관적 자료 : 질병치료와 후유증 예방을 위한 관리를 원한다고 표현함, 질병치료와 합병증 예방의 효과에 대한 하나 또는 그 이상의 효과를 조절하거나 통합하기가 어렵다고 표현, 질병과 후유증 진행의 위험요인 감소를 위해 일상적인 치료요법을 포함한 여타의 조치를 취하지 않음을 표현
- 객관적 자료 : 질병완화의 결여 또는 증상의 가속화, 치료와 예방프로그램의 목표 충족에 비효율적인 선택

◆관련요인

건강관리체계 또는 치료요법의 복합성, 건강요원이나 치료에 대한 불신, 의사결정 갈등, 부적절한 보조 자원들, 경제적 곤란, 개인이나 가족에게 과도한 요구, 가족갈등, 건강돌봄에 대한 가족패턴, 사회적 지지 부족

◆비교

의사결정갈등, 비효율적 가정관리, 지식부족, 무력감

비정상적 체온 변화 (Thermoregulation ineffective)(1986)

체온이 저체온과 고체온 사이에서 변화되는 상태

◆특성

- 객관적 자료 : 고체온이나 저체온으로 체온이 변화됨

◆관련요인

외상, 질환, 미숙아, 고령, 잦은 기온의 변화

◆비교

체온 불균형 위험성

사고과정 장애 (Thought processes, impaired)

인지적 사고, 현실 감각, 문제 해결, 판단, 이해 등과 같은 정신활동에 장애가 있는 상태

◆특성

- 주관적 자료 : 내·외적 자극에 대한 부정확한 해석, 환각, 망상, 공포, 강박증, 불안, 두려움
- 객관적 자료 : 집중력 저하, 인지부조화, 기억력 저하, 자기 중심적 사고, 수면부족, 과다 수면, 혼돈, 지남력 상실

◆관련요인

투약, 약물남용, 전해질 불균형, 우울, 치매, 양극장애, 부적절한 사회적 행동, 다양한 요구나 스트레스, 감각적 공격성

◆비교

감각 지각변화

조직 손상(Tissue integrity, imparied)

점막, 각막, 피부 또는 피하조직에 손상이 있는 상태

◆특성

- 주관적 자료 : 급성 통증
- 객관적 자료 : 조직의 파괴나 손상(각막, 점막, 피부, 피하조직)

◆관련요인

순환장애, 영양결핍, 영양과다, 체액결핍, 체액과다, 지식부족, 신체 기동성 장애, 자극성 물질(체액분비물, 배설물, 투약) 극단적인 온도(고온, 저온) 기계적 자극(압박, 마찰) 방사선(치료적 방사선 포함)

◆비교

구강점막 변화, 피부 손상

조직관류변화(신장, 뇌, 심폐, 위장계, 말초) (Tissue perfusion, ineffective)(Specify : renal, cerebral, cardiopulmonary, GI, peripheral)

모세혈관 공급부족으로 인해 세포수준에서 영양

과 산소가 감소하는 것을 개인이 경험하는 상태

◆**특성**

- 주관적 자료 : (심폐) 흉통, 호흡곤란/(뇌) 혼돈/(위장계) 복부통증, 압통/(말초) 간헐적 파행증/(신장) 신부전의 과거력
- 객관적 자료 : (심폐) 비정상적인 호흡, 부속근육 사용, 말초혈관 재충혈이 3초 이상 지연됨, 비정상적인 혈액 가스, 기관지 경련, 부정맥, 코의 벌렁거림, 흉부 견축
  (뇌) 언어장애, 동공반응 변화, 사지의 허약과 마비, 의식장애, 운동 기능의 변화, 행동 변화, 연하장애
  (위장계) 장음의 감소나 결여, 오심, 복부팽만
  (말초) 하지상승시 피부창백, 의존성 홍반, 하지 냉감, 하지의 혈압 변화, 잡음, 부종, 말초 맥박 감소, 피부 체온 변화, 감각손상
  (신장) 비정상적 혈압, 혈뇨, 핍뇨, 무뇨, BUN/크레아티닌 비율 상승, 맥박의 감소

◆**관련요인**

동정맥 흐름 방해, 고혈량, 저혈량, 환기 감소, 동맥 또는 모세혈관의 산소공급 손상, 혈액의 흐름과 환기조절이 안됨, 헤모글로빈 농축 감소, 효소 중독, 헤모글로빈의 산소 친화력 손상

◆**임상적 주의**

응급상태 여부의 평가를 위하여 상기의 문제들에 대한 발병을 즉각적으로 보고한다.

◆**비교**

활동의 지속성 장애, 심박출량 감소, 가스교환장애, 말초신경장애 위험성, 조직손상, 사고과정 장애

외상 위험성(Trauma, risk for)

상처, 화상, 골절 등 조직손상의 위험이 있는 상태

◆**위험 요인**

개인적 요인 : 허약, 시력장애, 균형장애, 온도 감각과 촉각 감각 저하, 근육 조정 장애, 안전교육 결여, 안전예방 결여, 안전기구 장비 구매와 수선을 위한 재정 부족, 인지적 또는 정서적 문제, 과거의 외상 경험

환경적 요인 : 미끄러운 바닥, 계단이나 복도에 눈이나 얼음이 있음, 고정되지 않은 양탄자, 손잡이나 미끄럼 방지시설이 없는 욕조, 불안정한 의자나 사다리의 사용, 불안켜진 방, 고정되지 않은 칸막이, 바닥이나 계단에 쓰레기가 있거나 물이 엎질어져 있음, 와상 환자의 비상벨이 부적절함, 난로 앞쪽으로 향한 주전자 손잡이; 가스 누출의 가능성, 가스 버너와 오븐의 점화가 늦어짐, 화학물질이나 가솔린을 사용하는 실험, 검사받지 않은 난로나 화기, 불길 앞에서 플라스틱 앞치마나 펄럭이는 옷을 입음, 부적절하게 저장된 가연성 물질이나 부식성 물질(성냥, 기름걸레, 양잿물), 고도의 인화성 장난감이나 의복, 과부하 된 두꺼비집, 빠른 속도로 움직이는 기계나 산업용 벨트, 또는 줄 등과 접촉, 거친 침대, 린넨 위에서 미끄러지거나 침대 억제대 안에서 몸부림침, 불량 전기 플러그, 벗겨진 전선 또는 불량 전선 기구, 산이나 알칼리와 접촉, 화약놀이나 불꽃놀이, 냉동물건과 접촉, 태양이나 방사선 치료에 노출, 깨진 접시나 유리잔 사용, 칼집없이 칼을 보관, 권총이나 탄약을 잠그지 않고 보관, 지붕에 매달린 커다란 고드름, 위험한 기계에 노출, 아동이 끝이 뾰족한 장난감을 가지고 놀음, 우범지대와 취약한 대상자; 기계적으로 안전하지 못한 자동차를 운전, 음주운전, 과속운전, 아동을 자동차 앞 좌석에 앉힘, 침요 위나 산소 가까이서 흡연, 과부하 된 전기 플러그, 난로 위에 기름 찌꺼기를 모아둠, 얇거나 닳은 냄비 손잡이 사용, 안전띠를 잘못 사용하거나 사용하지 않음, 아동을 어른 자전거에 태움,

차도 또는 교차로가 안전하지 못한 상태, 차로 가까이서 놀거나 작업함.
어린이를 위한 추가요인 : 위험한 독성이나 의약품을 쌓아둠, 비좁은 계단 출입구, 위험한 창문보호막, 손 닿는 곳에 있는 주전자 손잡이나 전깃줄, 안전하지 않은 목욕시설이나 수영 또는 놀이, 인화성이 있는 옷이나 장난감, 모서리가 날카로운 장난감이나 다칠 수 있는 소도구, 풍선, 성냥, 양초, 담배, 부적절한 차시트, 안전장치나 아이좌석에 안전벨트가 없는 자전거, 주변에 충분한 담장이나 출입구가 없는 수영시설, 익숙치 않은 애완동물(개, 고양이)

◆비교

신체손상 위험성

편측성 지각장애(Unilateral neglect)

반신마비된 쪽으로 인지가 되지 않거나 또는 반신마비된 쪽으로 물체가 사람 또는 소리를 인지 못하는 상태

◆특성

- 객관적 자료 : 마비된 쪽에 자극이 있을 때 보거나, 듣거나 느끼지 못함, 마비가 된 쪽의 팔 다리를 사용시 자유롭지 못함, 손상당한 쪽을 팔다리를 움직여 자세를 취할 때 인지하지 못함.

◆관련요인

뇌졸증의 영향, 뇌종양, 뇌손상(반맹증, 한쪽눈 실명, 인지장애)

◆비교

감각/지각장애(시력), 자가간호 결핍

복압성 요실금 (Urinary incontinence stress)

복압의 증가로 50mL 이하의 소변을 실금하는 상태

◆관련요인

노화와 관련된 골반근육과 지지 구조의 약화, 수술, 분만, 복압의 증가(비만, 임신한 자궁, 기침) 방광 배설의 무능력, 배뇨 사이의 과팽만

◆특성

- 주관적 자료 : 배뇨 긴박감, 기침시 요실금, 소변이 새어나옴.
- 객관적 자료 : 복압 증가시 소변이 새어나옴, 빈뇨(두 시간보다 더 잦은 간격의 배뇨)

전요실금(Urinary incontinence, total)

계속적이고 예측할 수 없는 요실금 상태

◆특성

- 주관적 자료 : 방광 팽만이나 요실금에 대한 인지를 못함, 회음부의 감각 저하
- 객관적 자료 : 방광 팽만과 수축 없이 예측할 수 없는 시간에 소변이 계속적으로 흐름.

◆관련요인

신경손상, 척추신경에 영향을 주는 손상이나 질병

◆비교

기능적 요실금, 신경성 요실금, 복압성 요실금, 긴박성 요실금

긴박성 요실금(Urinary incontinence urge)

갑작스럽게 강한 요의를 느낀 후 바로 불수의적으로 배뇨하는 상태

◆관련요인

방광 용적 감소(골반 염증 질환의 병력, 복부 수술, 정체도뇨관 삽입) 방광배뇨근의 경련을 야기시키는 자극(방광염) 알코올, 카페인, 수분 섭취 증가, 소변 농축 증가, 방광의 과긴장, 전립선 비대

◆특성

- 주관적 자료 : 긴박성, 잦은 배뇨, 제 때에 변기

에 도달할 수 없음.

- 객관적 자료 : 잦은 배뇨, 요의를 느낀 후 즉시 소변을 봄.

폭력 위험성(Violence, self-directed, risk for)

자신이나 타인에게 신체적 공격행동을 할 위험이 있는 상태

◆관련요인

반사회적 성격, 공격성향의 기질, 학대당하는 아이와 아내, 기질적 뇌 증후군, 측두엽 간질, 약물, 알코올, 마약의 남용, 긴장성 또는 조증 흥분, 환각, 공황상태, 격노, 자살행위

비판적 사고 연습 I

1. a. 사정은 환자의 건강상태를 결정하기 위한 조사와 면담을 포함한다. 진단에서는, 환자 정보를 분석하고 간호나 의학적 치료가 요구되는 문제를 확인한다. 계획과정에서는, 기대하는 결과들을-간호의 목적들-결정하고 치료계획을 수립하여 기록한다. 수행은 계획 세운 것을 행동으로 옮기는 것이다. 마지막으로 평가에서는 환자가 기대하는 결과를 성취하였는지, 설정한 계획을 수정해야 하는지, 종결해도 되는지를 평가해야 한다. b. 제시 1-1의 목록에서 어떤 장점이 있는지 확인해 본다.
2. 간호과정의 활용은 간호 실무표준을 설명하는데 있어서의 필수조건이다. 국내 실무표준은 간호사 면허시험문제의 기초가 되고 임상에서의 비판적 사고를 증진시킨다.
3. 진단에서 확인된 문제들은 사정단계 동안 수집된 정보를 기초로 한다.
4. 진단은 정확한 사정자료에 근거한다. 정확한 진단을 위해서는 정확한 사정을 실시해야 한다.
5. "제시 1-7"의 내용을 간호사 부서나 휴게실에 붙여놓아라; 환자의 기대감을 충족시켜줘야함의 중요성에 관해 논의하라; 환자들에게 짧은 평가 양식을 제공해서 그들의 간호에 대한 만족정도를 평가하라(간호사들이 환자들에게 평가받는다면, 환자들의 기대에 좀 더 주의를 기울이게 될 것이다).

비판적 사고 연습 II

1. 34-37페이지와 자신이 생각한 것을 비교함으로써 결정할 수 있다.
2. 40페이지 표1-8을 참조한다.

비판적 사고 연습 III

part I-1.a. 요즘 어떠세요? b. 저녁은 어떠셨어요? c. 여기 있는 것이 어떠세요? d. 어떤 느낌이신지 말씀해 주시겠어요?

2. a. 한달 동안 몹시 아팠다가 회복되셨어요. 아팠다가 회복된 것이 어떤 의미인가요? b. 환자분은 지금까지 본인은 되는 일이 없다고 생각하는 것 같아요. 지금까지 무슨 일이 있었어요? c. 옆구리

에 통증이 느껴졌다, 나아졌다 한다고 하셨죠. 더 자세히 설명해 주실 수 있어요? d. 일주일 동안 유쾌한 기분이라고 하셨죠. 유쾌하다는 것은 무엇을 의미하는 것인가요?

3. a)C, b)E, c)S, d)L, e)O, f)C, g)S, h)L, i)O, j)L, k)E
4. d 수잔에게 밥 먹이는 것이 어떤 느낌이세요? h. 방문한다면 어떠시겠어요? J. 더 많이 연습한다면 어떠시겠어요?

Part II

1. a. 환자분 옷에 흙이 많이 묻었네요. 어디서 난 것인가요? b. 환자분 머리 뒤쪽에 혹(덩어리) 같은 것이 느껴지는데 언제 어떻게 생긴 것인가요? 만지면 아픈가요? c. 호흡이 약간 빠르네요. 기분이 어떠세요? d. 눈이 빨개 보입니다. 어떻게 느껴지세요?
2. a. 어디 좀 보여주세요(그리고 한번 살펴본다). 그렇게 된 이유가 있나요? b.어디인지 나에게 좀 보여주세요(그리고 한번 그 부위를 살펴본다). 그것에 대해 어떻게 느꼈는지 좀더 자세히 말씀해 주세요. c. 이것은 감염의 일반적 증상입니다. 소변검사 좀 해봅시다(그리고 소변검사를 실시한다). d. 어디가 부은 것 같으세요? 위? 발목? 아니면 다른 부위?(부위를 조사한다). 3.c.

비판적 사고 연습 IV

Part1

1. 51세, 통증 없음, 더 나아지고 이완됨을 느낌, 지치지는 않는다고 함. 2. 검사소견 결과, 천천히 말함, 잦은 한숨, 활력징후

Part II

a. 모든 자료는 part I 의 1번과 2번에 작성되어 있다. b. 신체 상태는 호전되고 있는 것 같다. 더 편안해 한다. 지치고 피곤해 보인다.

Part III

1. 확실한 근거(Certainly valid) : 검사소견, 느린 말투, 잦은 한숨. 근거가 있음(Probably valid) : 51세 남자, 통증 없음, 더 나아짐을 느낌, 활력징후. 가능한 근거(Possibly valid) : 지치고 피곤함.
2. 나이와 생년월일을 비교한다. 안위상태를 확인하기 위해 상세히 묻는다(불편한 곳이 없는게 확실한가요?). 불편함의 비언어적 증상들을 찾아본다(가슴을 손으로 문지름 등). 신체적 정신적으로 환자가 느끼는 바를 의논하는 질적인 시간을 가진다. 활력징후를 다시 점검한다.

비판적 사고 연습 V

1. 가능한 간호문제와 의학적 문제 모두를 인식하기 위해 노력할 필요가 있다(68페이지)
2. 신체체계
   - 호흡기계 : 5, 6, 8, 10, 13, 14
   - 심혈관계 : 6

- 순환기계 : 6, 15
- 위장계 : 9
- 신경계 : 없음.
- 생식비뇨기계 : 없음. 11을 포함할 수 있음(항상 건강하였고 병원에 입원한 일이 없음. 출산도 집에서 하였음)
- 피부 : 없음.

전인적 간호모델(기능적 건강양상에 따라 자료 구성. 다른 모델 선택도 가능)

- 영양-대사 : 5, 6, 9, 10, 11, 13, 14, 15
- 배설 : 기록 없음.
- 활동-운동 : 3, 8
- 인지-지각 : 기록없음
- 수면-휴식 : 8
- 자아인지・자아개념 : 역할관계 : 2, 3, 7
- 성-생식기능 : 1, 2
- 스트레스-대처 : 10, 12
- 가치-신념 : 4

3. 간호사가 놓치는 정보를 어떻게 얻어야 하는지 생각해야 한다.

비판적 사고 연습 VI

a. a) N b)A c)N d)A e)A f)N g)A h)A i)N j)A

비판적 사고 연습 VII

1. a. 간호사가 만약 자격이 된다면(간호사의 수행능력이 증명되고 권위를 부여받았다면) 실무를 수행할 것이다. b. 표 3-2참조
2. 1)q, 2)f, 3)b, 4)a, 5)g, 6)c, 7)k, 8)m, 9)l, 10)o, 11)d, 12)j, 13)e, 14)p, 15)n, 16)h, 17)i, 18)r, 19)t, 20)s
3. a. 2,4,6은 N이다. b. 간호진단은 다음과 같다 : 2, 3, 5, 6, 9, 11, 12
4. 같은 점은 둘 다 건강문제들을 다루는데 초점이 있다는 것이고 다른 점은 PPMP모델은 잠재적인 합병증들을 예방하거나 관리하는데 있어 초기 중재를 더 강조하는 것이다.
5. 환자는 다양한 문제와 반응을 나타낸다. 교과서 또는 임상지침서에 따라 환자 반응과 과정을 실제 환자와 비교해야 한다.

비판적 사고 연습 Ⅷ

Ⅰ. 1)b, 2)a, 3)c, 4)e, 5)g, 6)h, 7)f, 8)d

Ⅱ. 1) 진단 계획 맵은 비판적 사고를 향상시킨다.

Ⅲ. Part A.1. a. 문제 : 긴박성 요실금, 원인 : 많은 양의 소변을 보유하는 능력이 없음. 증상과 징후 : 배뇨의 필요를 인식하고 즉시 배뇨함. b. 문제 : 슬픔의 기대반응, 원인 : 어머니의 임박한 죽음과 관계있음. 증상과 징후 : 임박한 죽음에 대한 극심한 슬픔을 진술 2. 만약 증상과 징후가 있으면 "위험진단(Risk diagnosis)" 이 아니라 "실재적(actual)" 인 진단이 내려지게 된다.

Part B.

1. 흡인을 하지 않고는 기관절개부위가 청결히 유지될 수 없음에 근거한 다량의 분비물과 관련된 기능개방유지불능.
2. 표준체중이 15Ib을 미달하는 자료에 근거한 식욕부진과 관련된 영양부족. 3. 우울과 자포자기의 느낌호소에 근거한 사지마비와 엄격한 물리치료 스케줄과 관련된 무력감

Part C.

1. 비효율적 대응 위험,
2. 발열과 관련된 체액부족 위험성,
3. 흡연력과 최근 전신마취와 관련된 기도개방유지불능 위험성,
4. 성기능 장애 위험성

Part D.

a) 1, 4, 7, 9는 맞다. B) 2. 법적으로 유죄가 될 수 있다.3. 한 개의 진단에 두 가지 문제가 진술되어 있다. 통증이 어느 위치인지 구체화되지 않았다. 수술에 대해 그리고 수술이 불안을 야기하는지에 대해 구체화되어 있지 않다(너무 조금 아는가? 너무 많이 아는가? 등). 5. 무신론자는 영적 고뇌를 가진다는 가치 판단을 만들어낸다. 6. 유방절제술 또는 암에 대한 반응에 초점을 두지 않는다. 8. 의학적 문제를 간호진단에 그럴 듯하게 재사용한다. 10. 문제와 관련요인은 둘 다 간호사가 처방한 중재로 다룰 수 없는 것이다.

비판적 사고 연습 Ⅸ

Part Ⅰ.

1. 잠재적 합병증 : 정맥주사와 관련된 혈전 형성, 정맥염, 일혈(extravasation), 수액과다.
2. 잠재적 합병증 : 뇌진탕과 관련된 뇌부종, 뇌출혈, 두개내압 상승.
3. 잠재적 합병증 : 심근경색과 관련된 부정맥, 저혈압, 쇼크, 울혈성 심부전, 폐수종, 재경색, 색전, 뇌졸중, 심정지,
4. 잠재적 합병증 : 비위관과 관련된 전해질 불균형, 복부 팽만, 위출혈, 잘못된 관의 위치

Part II.

다음과 같은 질문을 한다. 환자 상태의 큰 그림을 그려본다. 즉, 간호관리와 계획을 위한 간호 전문 지식을 사용하므로써 환자가 기대되는 시간에 바람직한 결과(목표)에 도달할 수 있을 것인가를 생각해본다.

Part III.

- 강점 : 정상 활력징후, 동일한 강도와 강한 말초맥박, 부드러운 복부, 양쪽 동공크기 같음.
- 간호진단 : 현기증과 관련된 신체손상 위험성, 변기를 사용할 능력이 없는 것과 관련된 배뇨양상 장애의 위험성, 병원과 주사 공포에 대한 진술에 근거한 입원과 관련된 두려움, 가족기능장애 위험.
- 잠재적 합병증 : 두개내압 증가, 출혈, 혈관주사 부위에 정맥염 또는 출혈

비판적 사고 연습 X

Part I.

1. 간호실무법, 간호협회 표준, 전문기관 표준(분만실 같은 전문 단위에 있을 경우, 건강관리 기관 인정평가 위원회 표준, 자신이 일하고 있는 기관의 특별한 지침을 살펴본다.
2. 의사소통, 직접적 간호와 기록을 증진시키고, 평가나 연구에 쓰여질 수 있는 기록을 제공하며, 간호기록으로 간호수가의 근거를 제공한다.
3. 문제(자가간호 결핍 : 옷 입기), 결과(퇴원 때까지 도움없이 스스로 옷을 입는다), 중재(대상자가 하루에 세 번 단추 잠그는 연습을 한다), 평가/경과기록(가끔 도와주어 옷의 단추를 잠그고 풀 수 있다).
4. 대상자의 우성순위에 대한 지각, 전반적인 문제의 이해, 환자의 예후와 전반적인 건강 상태, 예상되는 체류 및 접촉기간, 특별한 상황에 관련된 임상 지침이나 표준지침을 확인한다.
5. 중증 호흡곤란. 심한 호흡문제는 출혈을 제외하고 가장 우선순위가 높은 문제이다.
6. 전반적인 퇴원 결과에 대해 아는 것은 퇴원 준비를 위해 어떤 문제가 가장 우선되어야 할지 결정하는 것이 도움이 된다.

Part II.

1. 기대결과는 직접적 중재에 사용되며, 환자와 간호제공자에게 동기를 부여하고, 경과를 평가 할 수 있다.
2. 기대결과, 지표, 목표, 객관적 자료
3. 기대결과와 지표
4. a. 기대 결과가 성취에 책임이 있는 사람에게는 그 문제를 보고한다. b. 그 문제를 다루기 위해서 간호계획을 시작하고 지속한다.
5. 모든 간호사는 사례관리를 필요로 하는 대상자를 찾아내고 보고할 책임이 있다.
   (예 - 기대결과를 성취하기 위해 적절한 다른 자원을 필요로 하는 대상자).

Part Ⅲ.

1. 측정 가능한 동사는 대상자가 기대결과 성취를 향해 잘 나아가고 있는지 알 수 있는 관찰 가능한 자료들에 집중할 수 있게 해준다. 측정 가능한 동사의 예는 158페이지 참조하시오.
2. 대상 : 누가 목표를 이룰 대상인가?, 동사 : 모든 행위가 목표에 달성 할 수 있도록 실행가능한가? 조건(Condition) : 어떠한 환경에서 그 사람이 행동을 취할 것인가?, 수행기준(Performance criteria) : 얼마나 그 사람이 그 행동을 잘 행했는가?, 목표 시간(Target Time) : 언제까지 그 사람이 그 행동을 완료할 수 있으리라 예상하는가?
3. 다음은 옳지 않다. a. '안다' 는 동사는 측정될 수 없다. c. 구체적이지 않다. 식욕증진을 어떻게 측정할 수 있나? f. 시간이 표시되어 있지 않다. '이해한다' 는 동사는 측정되고 관찰될 수 없다. i. '느낀다' 는 동사는 측정될 수 없다.
4. a. 1월 15일까지 발적이나 자극없이 잇몸이 건강해 보일 것이다. b. 직장 주변에 피부 통합성 손상의 증상과 징후가 나타나지 않을 것이고 직장 주변의 청결이 유지될 것이다. c. 영어를 못하는 사람은 flash card를 사용하면 기본요구를 의사소통할 수 있고 필요하면 통역자를 통해서 의사소통할 수 있을 것이다.

Part Ⅳ. a)C, P b)A c)C d)C, P

Part Ⅴ. a. 영아의 영양과 4/5 이유식(formula feeding)에 관한 비디오자료를 본다. 4/5 이유식 소독에 관련된 단계들을 기술한다. 4/6 아기 이유식 소독하는 것을 시범 보인다. b. 퇴원하여 집에 가는 것에 대해 환자가 어떤 느낌이 드는지 정해진 일자에 담당 간호사(primary nurse)와 토의한다. c. 정해진 일자에 영양에 관한 당뇨강습에 참가한다. 환자의 혈당 수치와 음식 섭취의 관계를 담당 간호사와 토의한다. 그 날 인쇄된 식이 제한 내용을 재검토한다. d. 7/29에 인슐린 투여와 혈당 수치 검사를 실시하는 당뇨강습에 참가한다. 7/29에 인슐린 투여와 혈당 수치의 검사를 실시하는 교육 비디오 자료를 본다. 7/30에 인슐린 투여와 혈당검사를 위한 정확한 과정을 시범하는지 관찰한다. 7/31 아침 혈당 수치에 근거한 자가 인슐린 투여를 연습한다.

비판적 사고 연습 XI

Part Ⅰ.

1. 간호중재를 직접적 중재와 간접적 중재로 나누어 분류하는 것은 환자와 직접적인 접촉을 하면서 보낸 시간과 간호행위와 환자를 위해서 행하였으나 환자와 떨어져서 실행했던 시간과 활동(예 - 검사결과 분석)을 조사하는 데 도움을 준다.
2. 보다(See) : 중재와 관련하여 무엇을 사정하고 관찰해야 하는가?, 하다(do) : 무엇을 해야 하는가?, 교육하다(teach) : 무엇을 가르쳐야 하고 강화해 주어야 하는가?, 기록하다(record) : 중재와 관련하여 무엇을 기록해야 하는가?
3. 이 문제의 원인들에 대해 무엇을 할 수 있는가? 어떤 사람이 어떤 특정결과를 성취하도록 돕기 위해 무엇을 할 수 있는가?

4. 171페이지 참조

Part II.

1. 체위변경 때마다 피부 통합성을, 특히 뼈 돌출부위를 모니터한다. 2시간마다 체위변경을 하도록 계획표를 침상에 붙여두고 대상자의 참여를 최대로 계획한다. 공기침요를 지속적으로 사용한다. 적절한 비타민 C와 단백질 섭취를 장려한다. 침대 시트는 건조하고 청결하며 주름없이 팽팽하게 유지한다.
2. 수술 전 : 환자와 가족들에게 절개 부위의 지지와 함께 심호흡과 기침에 대한 지식을 확인한다. 지침서에 따라 교육하고 환자에게 교육내용을 다시 해보도록 한다. 수술 후 : 절개 통증을 모니터하고 통증이 너무 강해지기 전에 약을 먹도록 한다. 통증이 심해지기 전에 진통제를 요구하는 것이 중요함을 교육하고 체위변경, 조기 이상, 그리고 심호흡과 기침을 교육한다. 투약 후 통증 정도를 기록한다. 4시간마다 호흡음을 기록한다. 수술 당일과 수술 후 첫 번째 날은 2시간마다 심호흡과 기침을 하도록 한다.
3. 매일 장운동을 모니터한다. 운동, 식이 요법, 수분섭취와 배설과의 관계를 교육한다. 섬유소가 포함된 음식과 수분섭취를 증가시키는 계획을 세우고 점진적으로 운동을 증가시키는 계획을 세운다(예 - 엘리베이터 대신 계단 이용).

Part III.

1. 잠재적 합병증 : 혈관외유출, 정맥염, 혈전 형성, 수액 과잉정체, 감염 합병증 발견을 위한 감시. 계획 : 정맥요법 치료를 위한 병원의 지침이나 표준을 따른다. 4시간마다 활력 징후를 측정한다. 정맥천자 부위에 감염, 일혈, 정맥염, 혈전의 징후나 증상이 없는지를 4시간마다 살핀다. 대상자에게 정맥주사 부위가 불편하거나 부었을 때 보고하도록 교육한다.
2. 잠재적 합병증 : 저혈당증/고혈당증 합병증 발견을 위한 감시. 계획 : 당뇨병에 관한 병원의 지침이나 표준을 따른다. 매일의 열량 섭취를 기록한다. 4시간마다 혈당을 기록한다. 환자에게 어떤 상황에서든 머리가 어지럽거나 "이상한 느낌" 같은 증상을 보고하도록 기록한다.
3. 잠재적 합병증 : 감염, 카테터의 막힘, 출혈. 합병증 발견을 위한 감시. 계획 : 유치도뇨관 간호에 관한 병원의 지침과 표준을 따른다. 4~8시간마다 체온을 측정한다. 소변의 색깔, 냄새, 그리고 양을 관찰한다. 8시간마다 섭취와 배설을 기록한다. 배농과 출혈의 양상을 점검한다. 환자에게 카테터나 방광의 불편감에 대해 보고하도록 교육한다.

PartIV.

기대결과, 실제적 및 잠재적 문제, 중재, 평가 과정을 작성한다.

비판적 사고 연습 XII

1. a. 아니오. b. 왜냐하면 환자가 수술 후 침대에서 일어난 게 처음이었고 나는 아직 환자가 어떻게 반응할 것인지에 대해 전혀 모르고 있다(언제 위임해야 하는가? 197페이지 참조).
2. a. 보조원이 환아의 엄마가 보살피고 있는 아이를 돌보지 않았고, 그 사이 엄마는 자신이 욕실에

있는 동안 아이가 몰래 빠져나갈 것이라고는 미처 생각하지 못했기 때문에 결국 간호사에게 책임이 있다. b. 간호사는 다른 보조원에게 그 아이를 감시하도록 책임을 주거나 보조원에게 엄마가 어떠한 이유로도 아이를 혼자 두지 말도록 분명히 주의를 주었어야 한다(만약 엄마가 욕실에 들어가거나 무엇을 하러 자리를 떠야 할 경우에는 도움을 요청하도록 해야 한다).

3. a. 완전한 사정을 수행하며 환자가 간호계획에 따라 예상대로 경과진행을 하고 있는지 아닌지를 판단해야 한다. 예를 들어, 간호계획에 "흉곽 튜브는 수술 후 이틀때 제거할 것이다." 라는 표준 진료지침(critical path)이 있는데도, 환자가 아직 흉곽튜브를 하고 있다면, 간호계획과 실제와의 차이를 확인해야 할 것이다. b. 튜브제거 지연이 정당한지 혹은 대상자가 결과(outcomes)를 성취하도록 다른 행동을 취해야 하는지에 대해 추가 사정을 해야 한다. c. 환자의 진행과정에서 요구되는 추가 사정이나 중재가 생략된다면 환자에게 해를 주거나 회복에 지연을 가져 올 수 있다. d. 만약 환자가 해를 입었다면 간호사는 부주의로 고소를 당할 수 있고 만약 회복이 지연된다면 기준 이하의 간호제공으로 고소당할 수 있다.

비판적 사고 연습 XIII

1. 간호사가 무엇을 수행하였는지와 환자가 어떻게 하고 있는지에 대해 알 필요가 있는 다른 건강관리 전문가들과 간호에 대해 의사소통한다. 반응의 양상과 상황의 변화를 확인하도록 돕는다. 간호평가, 연구와 간호 질 향상을 위한 기초를 제공한다. 제공된 돌봄의 형태를 평가하기 위해 법정에서 사용될 수 있는 법적 문서가 된다. 간호기록은 간호사의 가장 좋은 친구가 될 수도 있고 최악의 적이 될 수도 있다 - 가장 최상의 방어는 실제 관찰했거나 수행한 것을 기록해야 한다는 사실이다. 간호수가 산정의 목적으로도 유용하다.
2. 오래되지 않은 정보가 더 정확할 것이다. 기록할 것을 잊어버렸음을 알아차렸을 때, 즉시 기억을 떠올려 간호기록(charting)을 해야 한다.
3. DAR : D-대상자는 "질식할 것 같은 느낌이 든다" 고 말했다. 하지만 절개 통증으로 인해서 기침하기를 꺼려한다. A-베개로 지지를 도와준다. R-기침을 하여 회색 점액성 가래를 뱉어냈다. DIE-A : D-대상자는 "질식 할 것 같은 느낌이 든다" 고 말했다. 하지만 절개 통증으로 인해서 기침하기를 꺼려한다. I-베개로 절개부위를 지지해 준다. E-기침을 하여 회색 점액성 가래를 뱉어냈다. 폐는 깨끗하다. AIR-A : A-대상자는 "질식 할 것 같은 느낌이 든다" 고 말했다. 하지만 절개 통증으로 기침하기를 꺼려한다. I-베개로 절개부위를 지지해준다. R-기침을 하여 회색 점액성 가래를 뱉어냈다. 폐는 깨끗하다. A-호흡을 방해하는 통증을 보고하는 것의 중요성을 강조하였다.
4. a. 하나의 견해(judgmental)일 뿐 지지해줄 수 있는 증거는 없다. b. 지지해 줄 증거는 없다. 의견이지 사실은 아니다.
5. 노트에 줄을 긋고 error라고 쓰고 서명한다.

비판적 사고 연습 XIV

Part I .

1)P, 2)A, 3)N. 인슐린 요구량은 운동증가에 영향을 받는다. 4)P, 5)P. 미열과 고열 모두 감염의 징후가 된다.

Part II . 대상자가 기대 결과를 달성하지 못했지만 간호를 증진시키거나 방해하는 어떠한 요소를 확인하지 못했다면 간호계획을 계속해서 진행한다. 기대되는 결과를 얻지 못했고 간호를 증진시키거나 방해하는 어떠한 요소를 확인했다면 계획을 수정한다. 대상자가 기대되는 결과를 달성했고 스스로 돌볼 수 있게 되었을 때 간호계획을 마치도록 한다.

비판적 사고 연습 XV

1. 이러한 연구에서 얻은 정보는 환자 간호의 효율성과 질을 향상시키고 간호사의 직무 만족도를 향상시키는 방법을 확인하는데 도움을 준다.
2. 평가의 3가지 유형을 고려하는 것 - 성과(결과), 과정(방법), 그리고 구조(계획) - 은 간호 관리를 전반적으로 조사하게 해준다.
3. 나는 단계를 건너뛰지 않고 주의 깊게 정책과 절차를 수행할 것이다. 또한 내가 과오를 저지르기 쉬운 것들에 대해 주의를 기울이고 그렇게 하지 않기 위한 방법을 발전시킬 것이다(내가 투약준비를 하고 있는데 다른 사람들이 나와 대화하기를 원할 때는 그들에게 기다려 달라고 요청한다). 내가 과오를 저지르기 쉬운 모든 것에 대해 보고할 것이다(예 - 부족한 인원으로 계속 일하는 것). 대상자들에게 자신의 건강관리를 수행하는데 능동적인 역할을 하도록 격려할 것이다.
4. 제시 6-4 231페이지 참조 하시오.

찾아보기

ㄱ

ㄴ

ㄷ

ㅁ

ㅂ

ㅅ

ㅇ

ㅈ

ㅊ

ㅋ

ㅌ

ㅍ

ㅎ

A

C

D

F

H

I

M

N

P

Q

S

U

기타